JN185125

大学院文化科学研究科

食健康科学

小城勝相

清水　誠

生活健康科学プログラム
自然環境科学プログラム

(新訂)食健康科学('15)
©2015 小城勝相・清水 誠

装丁・ブックデザイン:畑中 猛

はじめに

　日本社会はますます高齢化が進行しており，健康に関して大きな不安と関心が広がっている。日本人の死因を見ても生活習慣病が上位を占めることから，生活習慣，中でも食生活に関心が集まるのは当然であろう。ヒトは体重の約60％を占める水と食品を摂取することで生命を維持している。ヒトは食物連鎖の頂点に立つが，生物界で食物連鎖が成立するのは，微生物からヒトまで生物を構成する部品である糖，脂肪酸，アミノ酸などの栄養素が同じ化学構造をもつからである。遺伝子を構成する4種類の核酸もアミノ酸と糖から体内で合成できるが，生物界共通の分子である。

　ヒトは食品＝他の生き物を食べ，消化器系で部品（栄養素）に分解して吸収し，自分の体を再構成する。糖，脂肪酸，アミノ酸，ビタミン，ミネラルが生命維持に必須の栄養素，いわゆる五大栄養素である。グルコース（ブドウ糖）だけあれば生命を維持できる微生物とは違い，ヒトは最も複雑な生命維持機構をもち，同時に外界への依存度が最も高い生物である。

　ヒトは種々の組織から成り，組織は細胞から成り立つ。約60兆個といわれる個々の細胞が神経系やホルモンによって調節され，体内環境を一定に維持している。この恒常性（ホメオスタシス）の維持を成立させているのは，ホルモンと神経系による絶妙な分子機構である。

　その機能を支えるのが食品からの栄養素とエネルギーの供給である。ヒトは，細胞間の迅速な相互作用によって生命を維持している。これらの調節機構を可能にしているのはすべて化学反応である。いわば，ヒトは調節された膨大な化学反応のネットワークである。生命の理解が分子レベルで進んだ結果，多くの病気の発症機構，治療法，予防法，診断法が明らかになってきた。今後も生命科学はこの方向で発展していき，現在では治療できない多くの病気も治療法が開発されたり，予防法が開発されたりしていくことが期待される。

本講義では，まず栄養素の化学的性質を明らかにし，その体内での機能である栄養機能（一次機能）を解説する。次に，食品の二次機能である嗜好性に関わる機能について解説し，消化・吸収から代謝に至る経路について解説する。これらは，正常なヒトの機能であるが，次に病的な状態について解説する。病気・病態の中でも現代日本で最も重要な生活習慣病である糖尿病，動脈硬化，動脈硬化を進行させるメタボリックシンドロームとアレルギーを取り上げる。ヒトを初め多くの生物はエネルギーを得るために酸素による酸化反応を使うが，どのような反応によってエネルギーを得るのか，また，その過程で発生する活性酸素が老化・ガン・動脈硬化等を引き起こすとされるが，この問題について解説する。加えて，食品の三次機能についても解説する。これは1980年代から注目されるようになった機能であり，食品の非必須成分と考えられてきた成分にも生体調節作用があることが多くの研究で明らかになってきた。この中には特定保健用食品になったものもある。最後に食品のリスクと安全性に向けた取り組みについて解説する。

　以上，この講義は食と健康に関して重要かつ広汎な内容を含んでいるが，大学院科目であることから，現代の生命科学の成果，すなわち，細胞内の分子ネットワークの知見を取り入れた内容になっている。

　本書は，食と健康の分野で最先端の研究を推進しておられる先生方に執筆を依頼した。ご多忙の中，執筆していただいた先生方に深謝いたします。

　最後に本書の編集にご尽力いただいた押尾和雄氏に感謝いたします。

2014年10月
執筆者を代表して　小城　勝相

目次

はじめに　　小城勝相　　3

1　食品の機能と健康　　｜ 小城勝相　　9

1-1. はじめに　　9
1-2. 日本人の食生活の変化　　11
1-3. 健康問題を考えるマクロな科学：疫学　　13
1-4. 健康問題を考えるミクロな科学：分子レベルの生命科学　　14
1-5. 分子はどのようにできているか？　　15
1-6. 化学反応のネットワークとしての人体　　20

2　糖質の科学　　｜ 菊﨑泰枝　　27

2-1. 糖質（炭水化物）の分類と化学　　27
2-2. 糖質の機能　　39

3　脂質の科学　　｜ 菊﨑泰枝　　46

3-1. 脂質の分類と化学　　46
3-2. 油脂の特性　　53
3-3. 脂質の機能　　59

4　タンパク質の科学　　｜ 清水　誠　　63

4-1. アミノ酸，ペプチド，タンパク質の構造　　63
4-2. 食品タンパク質とその理化学的性質　　71
4-3. 栄養学的・生理学的性質　　76
4-4. 食品タンパク質の改変　　78

5 ビタミンとミネラルの科学　　小城勝相　83

    5-1. ビタミン（Vitamin）　83
    5-2. 水溶性ビタミン　83
    5-3. 脂溶性ビタミン　92
    5-4. ミネラル　94
    5-5. カルシウムの機能　96

6 食品の嗜好成分　　菊﨑泰枝　102

    6-1. おいしさを決定する因子　102
    6-2. 色素　103
    6-3. 呈味成分　110
    6-4. 香り成分　116

7 生体内酸化の科学　　小城勝相　123

    7-1. エネルギー産生反応　123
    7-2. DNA やタンパク質合成における ATP の役割　125
    7-3. ミトコンドリアでの酸素の反応　127
    7-4. 生体異物（Xenobiotics）の解毒に関与する酸化反応　129
    7-5. 微生物からの生体防御のための酸化反応　131
    7-6. 生活習慣病と酸化ストレス　132
    7-7. 老化はなぜ起こるか？　132
    7-8. 分子はどのようにできているか？　134
    7-9. 活性酸素，ラジカルとは何か？　134
    7-10. 活性酸素はなぜ危険か？　135
    7-11. 細胞における活性酸素と抗酸化系　137
    7-12. 活性酸素（ROS：Reactive Oxygen Species）の反応　138
    7-13. 活性酸素はどのような病気を引き起こすか？　140

8 消化・吸収・代謝系　　清水　誠　142

    8-1. 消化管の消化吸収機能　142

8-2. 栄養素の消化・吸収・代謝　148
　　8-3. 非栄養素の吸収と代謝　157

9　食と糖尿病　｜ 佐藤隆一郎　160

　　9-1. 糖尿病とはどんな病気か　160
　　9-2. 糖尿病の症状と診断　166
　　9-3. 糖尿病の予防　168
　　9-4. 食による糖尿病の予防　171

10　食と動脈硬化　｜ 佐藤隆一郎　176

　　10-1. 血液成分とその輸送　176
　　10-2. 動脈硬化　182
　　10-3. コレステロールとは　185
　　10-4. 脂質異常症と食によるその予防　187

11　食と肥満，メタボリックシンドローム　｜ 佐藤隆一郎　192

　　11-1. 肥満とは　192
　　11-2. 脂肪細胞の生理的役割　196
　　11-3. メタボリックシンドロームとは　202
　　11-4. 食による肥満，メタボリックシンドロームの予防　204

12　食品と免疫　｜ 下条直樹　208

　　12-1. 生体防御システムと免疫系　208
　　12-2. 免疫担当細胞　210
　　12-3. 自然免疫に関与する分子　214
　　12-4. 腸管免疫系　215
　　12-5. 新生児の腸管免疫系の発達　216
　　12-6. 食品の免疫調節機能　217

13　食品とアレルギー　　　下条直樹　225

- 13-1. 食物アレルギーの概念・定義　225
- 13-2. 統計・疫学　227
- 13-3. 病態生理　229
- 13-4. 食物アレルゲンの特徴　231
- 13-5. 食物間あるいは食物と食物以外のアレルゲンとの交差反応性　233
- 13-6. 臨床症状と病型分類　234
- 13-7. 食物アレルギーの診断　236
- 13-8. 食物アレルギーの治療　237
- 13-9. 食物アレルギーの発症予防　241
- 13-10. 食物アレルギーに対する社会的対応　242

14　機能性食品　　　清水　誠　246

- 14-1. 食品の機能性　246
- 14-2. 特定保健用食品の効能・効果　249

15　食品のリスクと安全性確保に向けた取り組み　　　清水　誠　266

- 15-1. はじめに　266
- 15-2. 食品中の危害因子　267
- 15-3. 安全性の評価と管理　277

索　引　285

1 | 食品の機能と健康

小城勝相

　日本人の食生活はどのように変化してきたのか。健康の維持・増進に関する研究を行う科学にはどのような種類があるのか，その成果を学び体の仕組みを理解するためにはどのような基礎知識が必要なのかについて述べる。さらに本講義の全体像を述べる。
《キーワード》　食事摂取基準，疫学，栄養素，分子，ネットワーク

1-1. はじめに

　ヒトは体重の約60％を占める水と食品を摂取することで生命を維持している。ヒトは食物連鎖の頂点に立つと言われる。地球上の生物界で食物連鎖が成立するのは，微生物からヒトまで生物を構成する部品である糖，脂肪酸，アミノ酸などの栄養素が同じ化学構造をもつからである。遺伝子を構成する4種類の核酸もアミノ酸と糖から体内で合成できるが，生物界共通の分子が使われている。その数や配列が違うだけである。
　ヒトは食品＝他の生き物を食べ，消化器系で部品（栄養素）に分解して吸収し，自分の体を再構成する。糖，脂肪酸，アミノ酸，ビタミン，ミネラルが生命維持に必須の栄養素である。グルコース（ブドウ糖）だけあれば生命を維持できる微生物とは違い，ヒトは最も複雑な生命維持機構をもち，同時に外界への依存度が最も高い生物である。
　ヒトは種々の組織から成り，その組織は細胞から成り立つ。約60兆個といわれる個々の細胞が神経系やホルモンによって調節され，体内環境を一定に維持している。これを恒常性（ホメオスタシス）の維持というが，これを成立させているのは，ほとんどの物質の濃度を測定する細胞が存在し，正常値からはずれたときにそれを是正する機構を備えているためである。例えば血液では酸素，炭酸ガス，水素イオン（pH），浸

透圧，カルシウムイオン，ナトリウムイオン，カリウムイオン，リン酸イオン，グルコース（血糖値），温度（体温），細胞（赤血球，白血球，血小板）の数を初めとして，存在している生理的物質のほぼすべてについて，ホルモンと神経系によって一定に維持されている．感染が起これば細菌やウイルスに対抗するため，迅速に白血球の数は増加する．

　このような機能を支えるのが食品からの栄養素とエネルギーの供給である．ヒトは，組織間の迅速な相互作用によって生命を維持している．これらを可能にしているのはすべて化学反応である．いわば，ヒトは調節された膨大な化学反応の集合体である．生命の理解が分子レベルで進んだ結果，多くの病気の発症機構，治療法，予防法が明らかになってきた．今後も生命科学はこの方向で発展していき，現在では治療できない多くの病気も治療法が開発されていくことが期待される．

　本講義では，まず食品を構成する栄養素の化学的性質を明らかにし，その体内での機能である栄養機能（一次機能）を解説する．そのあと，食品の二次機能である嗜好性に関わる機能について解説する．さらに，消化・吸収から代謝に至る経路について解説する．これらは，正常なヒトの機能であるが，次に病的な状態について解説する．病気・病態の中でも現代日本で最も重要な生活習慣病である糖尿病，動脈硬化，動脈硬化を進行させるメタボリックシンドローム，アレルギーを取り上げる．アレルギーを解説するためには自己と非自己を認識する免疫についての理解が必要なので，免疫について解説する．ヒトを初め多くの生物はエネルギーを得るために酸素による酸化反応を使っているが，どのような反応によってエネルギーを得るのか，また，その過程で発生する活性酸素が老化・ガン・動脈硬化等を引き起こすとされるが，この問題について解説する．加えて，食品の三次機能についても解説する．これは1980年代から注目されるようになった機能であり，食品の非必須成分と考えられてきた成分に生体調節作用があることが多くの研究で明らかになってきた．この中には特定保健用食品になったものもある．この新しい機能についても解説する．最後に食品のリスクと安全性に向けた取り組みについて解説する．

1-2. 日本人の食生活の変化

我国の食生活は第二次大戦後から大きく変化してきた。図 1-1 には昭和 21 年から平成 21 年までのエネルギー摂取量の推移を示す。戦後まもない昭和 21 年には 1 日 1903kcal であったものが戦後復興，高度成長期を迎えて増加し，昭和 45 年の 2210kcal を頂点として減少に転じ，平成 21 年には 1861kcal である。つまり，エネルギー摂取量は戦後すぐと比較して平成 21 年ではむしろ減少している。では，なぜメタボリックシンドロームや糖尿病が問題になるのであろうか？

図 1-2 には，同じ時代における栄養素摂取量の推移を示す。それぞれの栄養素は昭和 21 年を 100 として（動物性脂肪は昭和 27 年を 100，鉄は昭和 30 年を 100 としている），その後の変化を示してある。一見してわかるのが，動物性脂質，脂質，動物性タンパク質の大きな増加である。もちろん余分の炭水化物（糖）は体内で脂肪に変換されて蓄積されるが，図 1-2 で見ると，脂肪の増加が顕著である。メタボリックシンドロームで代表される現代日本の疾病構造は食生活の変化によるものが大きいと考えられる。

一方，メタボリックシンドロームという言葉があまりに有名になりす

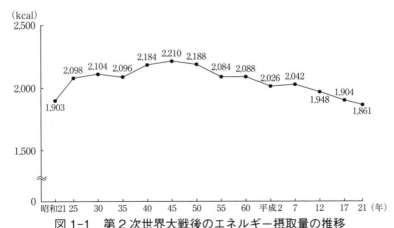

図 1-1　第 2 次世界大戦後のエネルギー摂取量の推移
(『国民健康・栄養の現状—平成 21 年厚生労働省国民健康・栄養調査報告より』(第一出版) より)

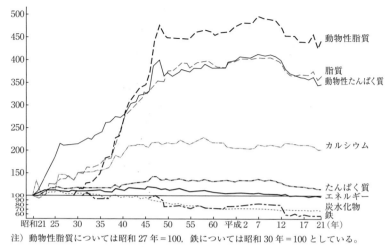

注）動物性脂質については昭和27年＝100，鉄については昭和30年＝100としている。

図1-2　第2次世界大戦後の栄養素等摂取量の推移（昭和21年＝100）
（『国民健康・栄養の現状—平成21年厚生労働省国民健康・栄養調査報告より』
（第一出版）より）

ぎて，やせておればよいという誤った考えが広がり，肉類を摂取しない人がおられる。しかし，タンパク質の欠乏は低体重から免疫機能の低下などを招くため肉や魚もバランスよく摂ることが必要である。メタボリックシンドロームの発症においては，食生活だけでなく運動不足のような生活習慣の変化も重要である。昭和21年には自動車を利用するため，ほとんど歩かないというような人は現在よりはるかに少数であった。厚生労働省生活習慣病予防の標語に，「1に運動，2に食事，しっかり禁煙，最後にクスリ」とあるように運動の重要性が指摘されている。

　全男性の肥満（BMI≧25）は，昭和55年に17.8％であったが，平成21年には30.5％に増加し，特に40-49歳の肥満は23.3％から36.2％に増加した。一方，やせ（BMI＜18.5）は同時期に7.2％から4.4％に減少した。全女性の肥満は，同時期に20.7％から20.8％とほとんど変化はないが，やせは，8.4％から11.0％に増加し，特に20-29歳では，13.1％から22.3％と若い女性のやせの増加が目立つ。つまり，平成21年には，中年男性の3人に1人が肥満で，若い女性の4人に1人がやせという状況である。食生活の変化が平均寿命や20歳男性の平均身長の伸び（昭

和22年は162.6cm，平成21年は173.5cm）などにつながり，疾病構造を変化させたことにも大きく関わっていると考えられる。

　図1-2で，カルシウムは順調に増加しているが，平成21年でも推奨量には達していない栄養素である。戦後長い間，栄養素の摂取不足が問題であった。国民の健康維持・増進のため，厚生省・厚生労働省は5年ごとに栄養摂取の目安を示してきた。1999年までは栄養不足に重点が置かれていたため，「日本人の栄養所要量」という言葉が長く使われて来た。1999年の第六次改訂でも栄養所要量という言葉は使われているが，食事摂取基準という言葉も併記され，過剰摂取による健康障害を予防する観点から「許容上限摂取量」が導入された。2005年からは，日本人の「食事摂取基準」だけになり，必要量，推奨量と共に上限量も記載されるようになり2010年版に引き継がれている。次は2015年頃に出る予定であるが，2015年4月に開始される本講義の印刷教材の執筆は2014年であり，2015年版には間に合わない。重要な変化がある可能性もあり，各自確認をお願いしたい。

1-3. 健康問題を考えるマクロな科学：疫学

　ヒトの健康問題に関する研究は大きくマクロな科学とミクロの科学に分かれる。マクロな科学の代表は疫学であり，人間集団を対象として病気の発生原因などを明らかにしていく学問である。疫学の始まりとされるのが，John Snowによる1855年の研究である。当時ロンドンではコレラが流行していた。コレラの原因がコレラ菌であることは現在では常識だが，コッホがコレラ菌を発見するのは，その30年ほど後の1884年である。Snowは，各家庭が契約している給水会社とコレラの死者の関係を調べ，コレラが水と関係していることを確認した。コレラ菌という病気を起こす本体が分からなくても，原因とされる水源の水を使わなければコレラを予防できるという発見は現在から見ても重要な意味がある。

　健康問題に寄与した近年の疫学研究の1つは，グリーンランドに暮らすイヌイットは，デンマークに移住したイヌイットに比べて心筋梗塞が

少なく，食生活の調査から，その原因が魚や魚を主食とするアザラシを食べているためであることが示されたことである。

疫学の中には介入研究というものがある。これは，18世紀英国海軍のJames Lindが水兵にオレンジとレモンを摂らせることで壊血病を予防できることを示した事例や，明治時代，海軍軍医の高木兼寛が白米中心の海軍の食事に，肉，小麦，牛乳などを導入して脚気を克服したことなど，多くの事例がある。

現在でも多くの研究が行われ，新たな発見が期待できる。上に示したように，病気の本当の原因がわからなくても有用な情報が得られる。研究の結果は統計学的に評価されるが，注意すべきなのは，Aという事象とBという事象が統計学的に有意であるとしても，実際に因果関係があるかどうかは分からないという点である。例えば，ある地域のテレビの台数とアレルギー患者の数に統計学的な相関があると仮定しよう。しかしこの場合，テレビが原因でアレルギーが発生しているとは限らない。たまたま相関があるだけかもしれないし，テレビとアレルギーが真の原因となるものと相関しているのかもしれない。興味本位の「相関」が色々なところで出ているので注意が必要であり，正しい情報を見分ける必要がある。FDA (U.S. Food and Drug Administration:http://www.fda.gov/default.htm) や世界保健機関（WHO: http://www.who.int/en/）など，信頼できる機関にアクセスすることが重要である。

1-4. 健康問題を考えるミクロな科学：分子レベルの生命科学

疫学とともに，病気の診断や治療薬の開発には分子レベルの研究が行われ，多くの成果が得られてきた。疫学の部分でも述べたが，コレラ菌の発見により水の重要性が科学的根拠をもつことが明らかになった。ビタミンCやビタミンB_1の発見もLindや高木の介入実験に科学的根拠を与えた。魚が動脈硬化を予防することも，魚にn-3系脂肪酸（第3章参照）が含まれるためであり，体内でn-3系脂肪酸から炎症を抑える分子が生成することがわかってきた。肥満が生活習慣病の危険因子で

あることはわかっていたが，その原因の1つが脂肪を蓄積した脂肪細胞から動脈硬化を進行させるサイトカイン（ホルモンのような分子）が分泌されるためであることが明らかにされている。さらに，運動が糖尿病の予防に良いことも昔から知られていたが，それは運動によりインスリン抵抗性を改善するタンパク質が筋肉内で活性化されるためであることがわかった。

このように，相関しかわからない疫学に科学的因果関係を与える能力をもつのが分子レベルの研究の特徴である。マクロとミクロ，両方の科学が補い合うことで健康に関する有用な情報が今後も明らかになることが期待される。本講義では，健康維持の機構やその破綻としての病気について，主にミクロな生命科学の立場から解説していくことになる。その準備のため，次節では分子の成り立ちについて解説する。

1-5. 分子はどのようにできているか？

ヘリウムやネオンのように原子で存在しているものもあるが，通常我々が目にする物質はすべて分子から構成されている。その分子は原子が結合して生成する。その原子は，陽子，中性子，電子というたった3種類の粒子で成り立っている。100種類を超える原子があるが，それぞれを構成する3種類の粒子の数が違うだけである。原子の中心に原子核があり，そこにはプラス電荷をもつ陽子と電荷をもたない中性子が存在する。原子核の外側には陽子と同じ量のマイナス電荷をもつ電子が陽子と同じ数だけ存在する。電子は陽子の1/1800の重さだが，電荷の絶対値は全く同じである。陽子と電子の数は同数なので，全体として原子は電荷が0である。

原子核が中央にあり，その周りを電子が回っている様子は，太陽が原子核で電子が惑星というイメージになるため，電子のある場所を軌道という。しかし，原子は太陽系と違い，1つの軌道に電子は2個まで存在できる。

水素（英語でhydrogen）の原子記号はHである。水素原子は最も小さい原子で，図1-3に示すように原子核には陽子が1個だけ存在し，電

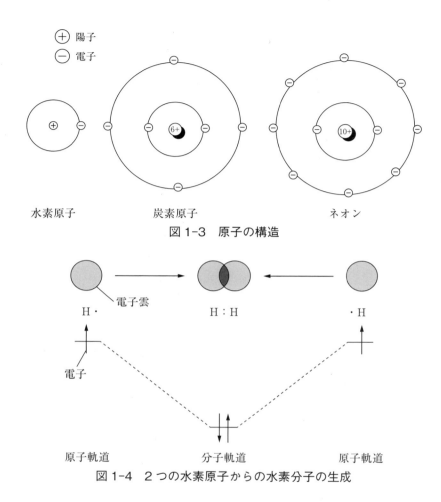

図1-3　原子の構造

図1-4　2つの水素原子からの水素分子の生成

子も陽子と同数の1つだけである。

　一番小さな分子である水素分子は2個の水素原子が結合して生成する。分子式としてはHが2つ結合するのでH_2と書く。水素原子は1つの電子をもつ（図1-4で，電子は・か矢印↑で表される）。その電子は，原子核の周りの一定の球形の中に存在する。もし電子のビデオ撮影を行うとあちこちを飛び回り雲のように映ると考えられるので電子雲とよぶ。

　2つの水素原子が接近し，合体して水素分子が生成するが，そのとき，

それぞれの水素原子の電子の軌道（原子軌道という）が混ざり合って，元の水素原子の軌道のエネルギーより低いところに水素分子の分子軌道が生成する（図 1-4 では縦方向がエネルギーを示し，水素原子の電子軌道のエネルギーより低い所に分子軌道がある）。2 階にあるものが 1 階に降りてくるようなものである。すなわち 2 つの水素原子は，そのままでいるより結合して水素分子になる方が安定である。そして安定になった分だけ周囲に熱を放出する。化学式で書くと，｜2H・→ H_2 ＋熱エネルギー｜となる。

　新しくできる分子軌道に 2 つの電子が入り，安定な水素分子を形成する（前述したように，原子や分子の場合，1 つの軌道に 2 つの電子が入る）。このとき，2 つの電子はスピンという性質（2 種類あるので，図 1-4 では上下の矢印で示した）だけが異なる状態で対になって存在する。原子軌道でも分子軌道でも 1 つの軌道には電子が 2 つ入って電子対を形成するが，それらのスピンは異ならなければならないという法則がある。スピンはコマが右に回転するか左に回転するかという連想からつけられた名称（物理量）であるが，日常感覚では理解できない電子の性質である。丁度，男女という少しだけ違うものが夫婦になるようなものだと考えればよい。

　2 つの正電荷をもつ原子核が 2 つの負電荷をもつ電子対を共有して（接着剤として）結合するので，このような結合を共有結合という。＋電荷と－電荷には引力が働くという単純な法則である。図 1-4 では H：H と表しているが，一々面倒なので，これを H—H と横線で結合を表す。2 つの水素の原子核の間隔は 0.074nm（nm はナノメーター，1 nm ＝ 10^{-9}m：10 億分の 1 メートル）である。

　本講義で出てくる分子はほとんど共有結合で形成されている。つまり，原子が電子を 1 つずつ出し合って結合している。それぞれの原子は電子の数が決まっているので結合の数も決まっている。水素は当然 1 個の電子しかないので共有結合も 1 つだけである。他の原子について見てみよう。

　有機化学の主役である炭素（C：carbon）の原子核には図 1-3 に示す

ように陽子が6個存在する（陽子と同じ質量で電荷をもたない中性子も存在するが省略した）ので，電子も6個存在する。6個のうち2個は水素と同じ一番内側（原子核に近いところ）の軌道に入る。この2個の電子は原子核に強く引かれているので，化学反応（他の原子との結合）には関与しない。残りの4つの電子は2番目の空間に存在する4つの軌道に入る。外側は広いので4つの軌道がとれ，これら4つの軌道が1つのまとまりを形成している。1つの軌道に2つの電子を収容できるので，この外側の空間には，2個×4（軌道の数）=8で，電子は8個まで入る。8個で2番目の空間が満杯になる。しかも，この外側の4つの軌道に入る電子だけが化学反応に関与する。炭素が水素と結合する場合，4個の電子それぞれが水素原子と結合を作ることができるので，合計4つの共有結合を作ることができる。電子は区別できないが，式1-1のメタンでは便宜上炭素の電子を○，水素の電子を●で示した。共有結合に使われる電子を含めると炭素は周りに8個の電子をもつことになり，水素は2個の電子をもつ。これで両原子とも満杯であり，CH_4，メタンになる。天然ガスの主成分で燃料として使われる。これで炭素の共有結合の数が4であることがわかる。

　炭素の次に大きいのが窒素（N：nitrogen）である。窒素は原子核に炭素より1個多い7個の陽子が存在する。当然電子は7個である。そのうち2個は炭素同様，一番内側に入る。式1-1のアンモニアに示すように，残り5個（○で示す）が外側の空間にある4つの軌道に入る。電子1個をもつ水素（水素の電子を●で示す）が3個やってきて窒素と結合

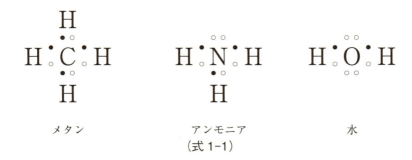

メタン　　　　　　アンモニア　　　　　　水
（式1-1）

を作ると，窒素の周りにはやはり8個の電子が存在することになり，これ以上の共有結合は作れない。だから NH_3（アンモニア）になり，窒素の共有結合の数は3である。窒素の次に大きいのが酸素（O：oxygen）である。酸素は原子核に陽子を8個もつので電子も8個であり，一番内側に2個，外側の空間に6個（○で示す）存在する。そこに電子1個をもつ水素（水素の電子は●）が2個やってきて共有結合を作ると，酸素の電子の数がやはり8個になり，これ以上の結合は作れない。式1-1に示すように，水（H_2O）になる。だから酸素の共有結合の数は2である。酸素よりあと2つ陽子が多いネオンは，図1-3に示すように10個の電子をもち，2番目の軌道のまとまり（最外殻という）すべてが満たされる。こうなると，共有結合を作れなくなるので，ネオンは常に原子のままで他の原子と結合できない。ネオンサインを見てもわかるように高電圧をかけられても安定で化学変化しない。

以上，炭素，窒素，酸素の違いは原子核の陽子の数が1つ増えていくだけである。つまり，原子の種類は陽子の数の違いで決まる。陽子と電子の数は同じであり，化学反応に関与するのは電子の方で，生体内で起こる化学反応で原子核が変化することはない。

炭素は4つの結合を形成できるので炭素が2個結合するときにも色々な可能性がある。電子対で1つの共有結合を作るので，図1-5の一番左のエタンになることもできるし，炭素と炭素の間に2重結合を作り，ポリエチレンの原料であるエチレンを作ることも，石炭から作られ戦前の化学工業の出発原料であったアセチレンのように3重結合を作ることもできる。どちらにしても炭素の結合の数は4である。2重結合は電子4

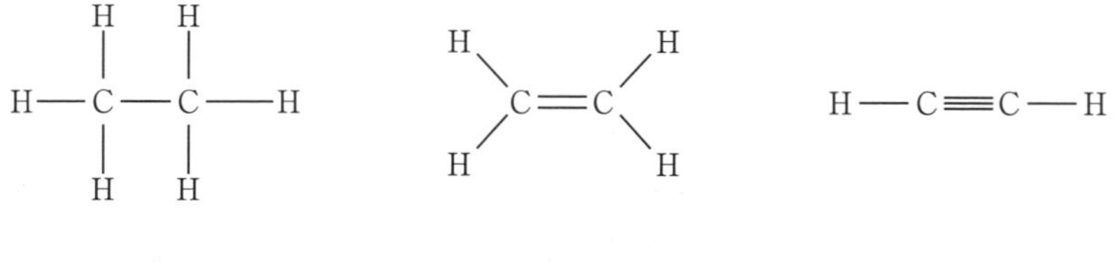

エタン　　　　　エチレン　　　　　アセチレン

図1-5　炭素と炭素の結合様式

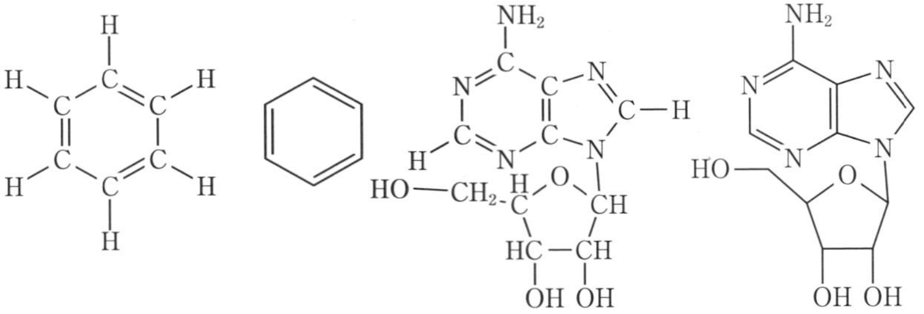

ベンゼン　　ベンゼン　　アデノシン　　　　アデノシン
図1-6　ベンゼンとアデノシンの化学式

個，3重結合は電子6個で形成される。

　炭素はさらに複雑な分子を形成できる。例えば，ベンゼン（炭素6個と水素6個から形成されるのでC_6H_6と標記する）は，図1-6の左端のように描けるが，有機化学は炭素と水素が主役なので，多角形を描けばその頂点は炭素と決まっている。また，炭素は4つの結合を作ることができるので，何も描いていなければ不足しているのは自動的に水素というルールになっている。略して描くと左から2番目のようになる。同様に図1-6の左から3番目のアデノシン（$C_{10}H_{13}N_5O_4$）も右端のように略して描くことができる。

1-6. 化学反応のネットワークとしての人体

　ヒトの体は60兆個の細胞から構成され，細胞の種類も200を超える。例えば，血液の中の細胞は骨髄で作られるが，赤血球，白血球，血小板があり，白血球の中にも好中球，好酸球，好塩基球，多形核白血球，単球，リンパ球（T細胞，B細胞など）がある。肝臓も肝細胞以外にクッパー細胞，星細胞があり，さらに血管内皮細胞も神経細胞もある。たった1個の受精卵が10ヶ月ほどの間に増殖と分化（個々の細胞が特定の細胞に変化していくこと）を繰り返し，場所も間違うことなく整然と誕生を迎える。60兆個の細胞がそれぞれ連絡を取り合って高度な秩序を維持しているのが人体である。これらの秩序はすべて分子が関与する化学反応のネットワークによって支えられている。ネットワークのどこか

に異常が起これば病気につながる。その異常を科学的に解明し，病気の原因を分子レベルで特定できれば**診断・治療・予防方法**も開発しやすい。

ネットワークの1例として，ホルモンの情報が伝達される様子を見てみよう。血糖値は，いくつかの組織の中の特定の細胞で常時測定されている。脳は主にグルコースをエネルギー源として使っているので，血糖値が下がると障害が起こるため，**空腹時にも血漿**（血液の中で細胞を除いた液体部分）**100mL 中 70-110mg に維持**されている。低血糖になったときは，肝臓に蓄えてあるグリコーゲン（デンプンのように大量のグルコースを化学結合させた貯蔵型：第2章参照）をグルコースに分解して血中に放出するのが最も簡単である。また**血糖値が高すぎても尿に貴重なグルコースが流れ出てしまうのでインスリンが分泌されて組織に取り込ませる**。

低血糖で分泌されるホルモンはいくつかあるが，中でも膵臓のα細胞から分泌されるグルカゴンについて見てみよう。グルカゴンの分泌は低血糖で促進され，高血糖やインスリンで阻害されるので，グルカゴンの分泌自体が調節されている。グルカゴンは29個のアミノ酸が結合したポリペプチド（第4章参照）である。その正常値は血漿1mLあたり40-180pgである。pg（ピコグラム）というのは，10^{-12}（1兆分の1）gであり，いかに少量で機能するかがわかる。

膵臓から分泌されるグルカゴンは血液に乗って肝臓に運ばれる。肝細胞の細胞膜にはグルカゴン受容体というタンパク質（第4章参照）が存在する。このタンパク質はpgの桁でしか存在しないグルカゴンを認識して結合する。もちろん他のホルモンや分子には結合しない。別の言葉で言うと，グルカゴン受容体はグルカゴンと**特異的**に結合する。このように，生体を構成するタンパク質（ヒトでは22,000種類くらいとされる）は大きな認識能力をもち，特定の分子だけを認識して特定の反応を起こす能力をもつ。この能力は，「**鍵と鍵穴**」に例えられる。タンパク質がいかに大きな認識能力をもつかがわかるとともに，大きな認識能力（情報量）をもつために多くのアミノ酸が結合して生成する大きな分子

である必要性も理解できる。鍵の分子をすっぽり覆うような鍵穴をもっていなくてはいけないからであり，この鍵穴が他の分子と結合しても困るからである。

　グルカゴンがグルカゴン受容体と結合すると，グルカゴン受容体は構造を変え，近くに存在するアデニル酸シクラーゼという酵素を活性化する。この酵素はアデノシントリリン酸（ATP）から環状 AMP（cyclic AMP というので cAMP と略記される）を生成する。ATP を cAMP に変換する反応を式 1-2 に示す。P はリンであり，5 つの結合を作ることができる。ATP は生命にとってエネルギーになる分子である（第 7 章参照）。トリは 3 を意味し（トリオと同じ語源），アデノシンに 3 つのリン酸が結合していることを表す。アデノシンの糖の部分の 3' と番号を付けた炭素に結合した水酸基（OH）の酸素がアデノシンから最も近いリン酸のリンを攻撃して結合し，残りの 2 つのリン酸（PPi と表示）が離れるという反応を行う。その結果，リンを含んだ部分が 6 員環（6 原子で構成された 6 角形）を形成するので環状 AMP という。矢印は電子対の動きを示し，酸素の電子対がリンを攻撃して結合しようとすると，リンは結合を 5 つしか作れないので，これまで結合していた酸素が電子対をもって離れていくという反応である。

　ここで生成した cAMP は，図 1-7 に示すように，cAMP 依存性プロテイン（protein＝タンパク質）キナーゼという酵素に結合して活性化

ATP → cAMP + PPi

（式 1-2）

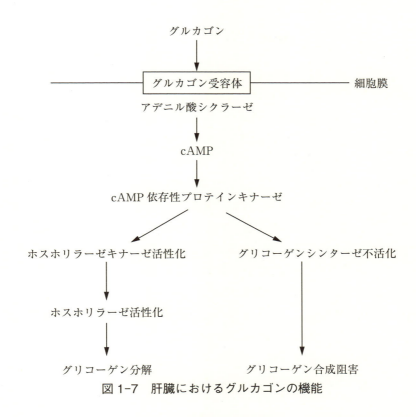

図1-7 肝臓におけるグルカゴンの機能

する。キナーゼというのはリン酸化を行う酵素（タンパク質）のことである。この酵素は触媒ユニットと調節ユニットという2種類のタンパク質が結合していて、cAMPが調節ユニットに結合すると触媒ユニットから離れていき、触媒ユニットが活性化される。つまり、この酵素はcAMPが存在しなければ調節ユニットと結合していて機能しない状態で細胞内に存在している。cAMPによって調節ユニットから離れて活性化された触媒ユニットはATPの端のリン酸を別のタンパク質に移して、タンパク質をリン酸化する。例えば、ホスホリラーゼキナーゼ（ホスホリラーゼという酵素をリン酸化する酵素）という酵素をリン酸化すると活性化が起こり、この活性化された酵素は名前の通りホスホリラーゼをリン酸化して活性化する。活性化したホスホリラーゼは、グリコーゲンを分解し、肝臓からグルコースを放出するためのグルコースを準備

する。

　同時にcAMP依存性プロテインキナーゼは，グリコーゲンシンターゼ（グリコーゲンを合成する酵素）をリン酸化してこの酵素活性を低下させる。これにより，グルコースからのグリコーゲン合成はストップする（グルコースが必要なのでグリコーゲン合成に使わないようにする）。

　全体としてみると，血糖値を上げるためのホルモンであるグルカゴンがグルカゴン受容体に結合すると，cAMPが生成し，cAMP依存性プロテインキナーゼが活性化し，グリコーゲン合成をストップさせ，同時にグリコーゲン分解を促進する。これによって生じたグルコースを血中に放出する。この反応が秒単位で起こらないと，血糖値の維持は難しい。回りくどいように見えるが，酵素による化学反応を次々に起こすことでホルモンの情報が迅速に大きく増幅されるようになっている。cAMPはグルカゴンというファースト（第一）メッセンジャーの情報を細胞内に伝える分子であることからセカンド（第二）メッセンジャーと呼ばれているが，Sutherlandによって最初に発見されたセカンドメッセンジャーである。現在では種々のホルモンなどで生成する多くのセカンドメッセンジャーが知られている。

　このように見ると，一度グルカゴンが分泌されるとずっとその情報が持続するように見えるが，情報は出た後，速やかに消えてくれないと困ったことになる。血中のグルカゴンの半減期は3-6分であり，肝臓と腎臓で分解される。グルカゴンの作用で生成するリン酸化タンパク質も細胞内にはホスホプロテインホスファターゼという酵素が存在して，リン酸を除去する。細胞内では脱リン酸化のほうが優勢なため，リン酸化がシグナルとして用いられるともいえる。また，cAMPはホスホジエステラーゼという酵素で加水分解（式1-3のように水を結合させて分解すること）されてアデノシンモノリン酸（AMP）に変換される。モノというのは1を意味し，リン酸が1つ結合していることを表す。AMPにはもはやcAMPの作用はない。

　タンパク質はこれらの分子の微妙な構造を厳密に見分けていることがわかる。逆に言うとタンパク質に微妙な分子の違いを見分ける能力があ

cAMP + H₂O → AMP

（式 1-3）

ることで多彩なシグナルネットワークを整然と調節できるのである。ホスホジエステラーゼは cAMP 依存性プロテインキナーゼによって活性化されるものがあり，セカンドメッセンジャーは自分自身を分解する反応も活性化していることがわかる。これによって，重要なシグナルは出ても長く持続することはなく，すぐに消える。このことは，時々刻々変化する生体の状態を一定に維持する上で重要である。

では，飢餓が続いてグリコーゲンが枯渇したらどうなるのか？　その場合，グルカゴンは糖新生系の一連の酵素群を活性化する。糖新生というのはアミノ酸から新たにグルコースを合成することである。体内では色々な場合に備えて栄養素を変換する機構を備えている。タンパク質は，必要時アミノ酸に分解されて糖に変換できるし，糖は脂肪にも変換できる。

研究課題

1. 参考文献などで他のホルモンのネットワークを調べてみよう。

2. 米国の文献サイト（PubMed: http://www.ncbi.nlm.nih.gov/pubmed）にアクセスして，適当なキーワードを打ち込んで，どのような研究が行われているのか調べてみよう。

参考文献

1) ㈱国立健康・栄養研究所監修『国民健康・栄養の現状―平成21年厚生労働省国民健康・栄養調査報告より』第一出版，2012.
2) 小城勝相，清水誠編著『改訂版 食と健康』放送大学教育振興会，2012.
3) 『岩波 生物学辞典第5版』岩波書店，2013.
4) 『生化学辞典 第4版』東京化学同人，2007.
5) 厚生労働省「日本人の食事摂取基準」策定検討会報告書『日本人の食事摂取基準［2010年版］』第一出版，2010.
6) D. Voet, J. G. Voet 著，田宮信雄，村松正寛，八木達彦，吉田浩，遠藤斗志也訳『ヴォート生化学 第4版』東京化学同人，2012.
7) 著編者 R. K. Murray 他，上代淑人監訳『ハーパー・生化学 原書25版』丸善出版，2001.
8) 上代淑人，佐藤孝哉監訳『シグナル伝達 第2版 生命システムの情報ネットワーク』メディカル・サイエンス・インターナショナル，2011.

2 糖質の科学

菊崎泰枝

　糖質は炭水化物とも呼ばれ，ヒトが摂取する栄養素の中で最も摂取量の多い栄養素であり，重要なエネルギー供給源である。糖質は単糖類，少糖類（オリゴ糖），多糖類に分類される。本章では，糖質の化学構造と化学的特性を解説するとともに，栄養機能をはじめとする機能性について概説する。
《キーワード》　糖質，炭水化物，単糖類，少糖類（オリゴ糖），多糖類，食物繊維，グルコース，スクロース，デンプン，糖の機能

2-1．糖質（炭水化物）の分類と化学

　葉緑体をもつ高等植物や藻類は，光合成によって二酸化炭素（CO_2）と水（H_2O）から単糖（$C_6H_{12}O_6$）と酸素（O_2）を生成する。さらに単糖から少糖類，多糖類が生合成され，葉や茎，根，種実にグルコース（ブドウ糖），スクロース（ショ糖），デンプンなどの形で貯える。ヒトは穀類，イモ類，豆類，果実類などの植物性食品が貯えた糖質を摂取してエネルギー源として利用している。

　糖質は，組成式を $Cn(H_2O)m$ で表すことのできる化合物が一般的であったことから，炭素の水和物という意味で炭水化物（carbohydrate）と呼ばれてきた。しかしながら，乳酸（$C_3H_6O_3$）や酢酸（$C_2H_4O_2$）はこの組成式に当てはまるけれども糖ではない。また構成成分として窒素や硫黄を含む糖も存在する。そのため炭水化物という名称は厳密には適切ではないと考えられるが，事実上糖質とほぼ同じ意味で習慣的に用いられている。現在は，糖質（炭水化物）は化学構造の観点から「1分子中に少なくとも1個のアルデヒド基（-CHO）またはケト基（-C=O）と2個以上の水酸基（-OH）をもつ化合物およびその誘導体や縮合体」と定義されている。

グルコースやフルクトースは単糖類に分類され，単糖類が2分子から10分子程度まで縮重合したものを少糖類，それ以上の数の単糖が縮重合した高分子化合物を多糖類と呼ぶ。まず，糖類の化学構造と化学的特徴を考えてみよう。

2-1-1. 単糖類
（1）単糖類の基本構造

糖質を加水分解したときに得られる最小単位を単糖という。最も小さい単糖は炭素数3個で構成されている糖（これを三炭糖という）である。また，分子中にアルデヒド基をもつ糖をアルドース，ケト基をもつ糖をケトースと呼ぶ。

まず三炭糖アルドースであるグリセルアルデヒドの構造（図2-1）について考えてみよう。3個の炭素のなかで最も酸化数の高い炭素をもつアルデヒド基を上にして3個の炭素を縦に並べる。2番目の炭素は不斉炭素であり，アルデヒド基，水酸基，ヒドロキシメチル基（-CH$_2$OH）と水素の4つの異なる置換基が結合しているが，水酸基が右側に位置するものをD-グリセルアルデヒドと呼ぶ。D-グリセルアルデヒドの鏡像

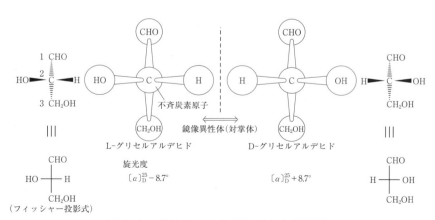

図2-1　グリセルアルデヒドの立体配置
（中谷延二，小城勝相編著『食健康科学』放送大学教育振興会，2009, p.26 一部改変）

体すなわち水酸基が左側に位置するものはL-グリセルアルデヒドと呼ばれ，2つの鏡像体は互いに異性体（対掌体）の関係にある。

　D-グリセルアルデヒドの1番目と2番目の炭素鎖の間にHCOH基が挿入されると炭素4個を有する四炭糖となる。このときフィッシャー投影式で示すと四炭糖の2位の炭素に水酸基が右側に置換したもの（D-エリトロース）と左側に置換したもの（D-トレオース）の2種の異性体ができる。D-エリトロースにさらにもう1つHCOH基が挿入されるとD-リボースとD-アラビノースの2種の五炭糖が生成するので，全部で4種のD系列の五炭糖ができる。したがってD系列の六炭糖は全部で8種存在する。D-グリセルアルデヒドの2位の炭素上の置換基配置が，四炭糖，五炭糖，六炭糖の最下部の不斉炭素上の置換基配置に反映されており，この部分構造をもつ化合物群をD系列のアルドースという。L-グリセルアルデヒドからも同様にL系列のアルドースが生じるが，自然界に存在する単糖類の大部分はD形である（図2-2）。

　D-グルコースは代表的な六炭糖アルドースである。多くの少糖類や多糖類の構成糖として天然に広く分布している。遊離の形では果実中に多く存在し，ブドウ果実には約20％含まれる。D-グルコースはブドウから発見されたのでブドウ糖と呼ばれる。D-グルコースの4位の立体異性体であるD-ガラクトースは哺乳動物の乳汁に含まれている乳糖の構成糖として知られている。ガラクトースはL形も天然に存在し，テングサ，オゴノリなどの海藻に含まれる多糖の構成糖として見出されている。一方，D-フルクトースは代表的な六炭糖ケトースで，遊離の形で果実や蜂蜜などに含まれており，スクロースの構成糖である。

（2）単糖類の環状構造

　水溶液中では，三炭糖，四炭糖は鎖状構造で存在するが，五炭糖，六炭糖はほとんどが環状構造として存在する。六炭糖アルドースであるD-グルコースを例に説明する。D-グルコースの1位のアルデヒド炭素に5位の水酸基が求核付加反応してヘミアセタールを形成し，ピラノース構造（6員環構造）をとる。このとき1位のヘミアセタール炭素は不

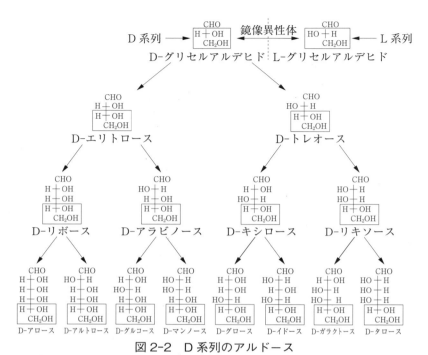

図2-2 D系列のアルドース
（中谷延二，清水誠，小城勝相編著『食と健康——食品の成分と機能』放送大学教育振興会，2006，p.25 より作成）

斉中心を形成するため，水酸基が環の下に向かっているα-D-グルコースと上に向かっているβ-D-グルコースの2種の異性体ができる（図2-3）。この新たに不斉中心を形成する1位の炭素をアノマー炭素と呼び，アノマー炭素の立体配置だけが異なるこの2種の異性体をアノマーという。ヘミアセタールの形成により新たに生成した1位の水酸基はもともとアルデヒドのカルボニル基に由来しており還元性を示すため，他の水酸基と区別してグリコシド性水酸基と呼ばれている。水溶液中ではD-グルコースは鎖状構造を介してα形とβ形に変換され平衡状態に達する。例えば20℃の水溶液中では，$\alpha:\beta=34:66$の比で平衡状態になっている。両構造の間では甘味度が異なる。α形はスクロースの甘さの0.74倍，β形が0.48倍の甘さを示す。

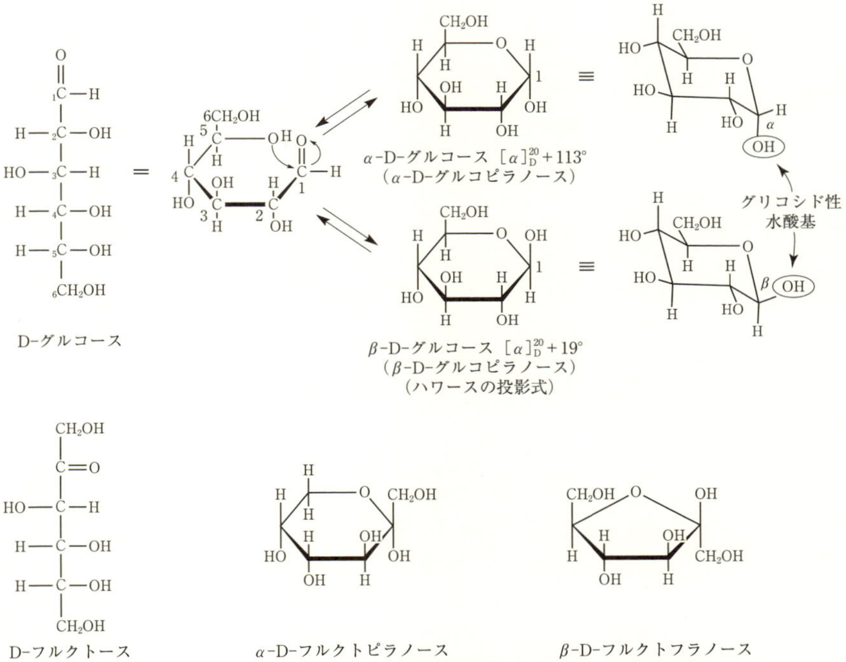

図 2-3　D-グルコース，D-フルクトースの環状構造
（中谷延二，小城勝相編著『食健康科学』放送大学教育振興会，2009，p.28 一部改変）

　D-フルクトースの場合は 2 位のカルボニル基が 6 位の水酸基とヘミアセタールを形成してピラノース構造をとる，あるいは 5 位の水酸基とヘミアセタールを形成してフラノース構造（5 員環構造）をとる。甘味度は α 形がスクロースの 0.6 倍，β 形が 1.8 倍で，甘味度に大きな差があるのが特徴である。水溶液中では温度が低くなるほど β 形の存在比率が大きくなるので甘味度が増す。フルクトースを多く含む果物は冷やす方が甘いといわれるのはこのためである。

（3）糖誘導体
　糖の構造の一部が変化して生じた糖を糖誘導体という。図 2-4 に D-グルコースの誘導体を示した。アルドースの 1 位の CHO が酸化されて

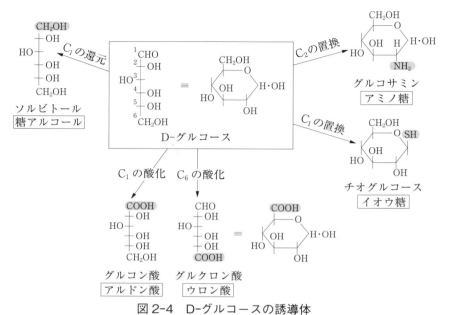

図2-4　D-グルコースの誘導体
(中谷延二，清水誠，小城勝相編著『食と健康——食品の成分と機能』
放送大学教育振興会，2006，p.27 一部改変)

COOHに変化したものをアルドン酸，6位のCH_2OHが酸化されてCOOH
に変化したものをウロン酸という。また水酸基がアミノ基（$-NH_2$）に
置換された糖をアミノ糖，チオール基（-SH）に置換された糖をイオウ
糖という。カルボニル基が還元されると糖アルコールになる。D-グル
コースの糖アルコールであるD-ソルビトールは果実や海藻に存在して
いる。また，乾燥コンブの表面に析出している白色粉末はD-マンノー
スの糖アルコールであるD-マンニトールである。糖アルコールは種類
によってスクロースの0.5〜1倍の甘味度を示す。

2-1-2. 少糖類（オリゴ糖）

　少糖類は単糖類が2個〜10個程度脱水縮合してできた糖類で，構成
単糖の数により二糖類，三糖類，四糖類...に分類される。単糖のグリ
コシド性水酸基ともう1つの単糖の水酸基との間で脱水縮合が起こりア

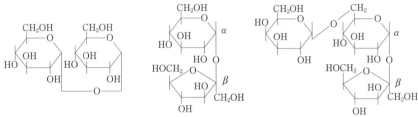

図 2-5 主な少糖類の構造

セタール構造を形成する。この反応によって形成された結合をグリコシド結合という。主な少糖類を図 2-5 に示した。

(1) 還元性二糖類

グリコシド結合が一方の単糖のグリコシド性水酸基と他方の単糖のグリコシド性水酸基以外の水酸基との間で形成された二糖類は，一方のグリコシド性水酸基が非結合型となっているため還元性を示す。代表的な還元性二糖類にマルトース（麦芽糖）がある。麦芽や水あめに含まれて

いるマルトースはα-D-グルコースの1位のグリコシド性水酸基ともう1つのα-D-グルコースの4位の水酸基がグリコシド結合したもので，この結合をα-1,4結合という。スクロースの0.3倍の甘さを示す。イソマルトースはマルトースの構造異性体で，2分子のグルコースがα-1,6結合した二糖類である。清酒，蜂蜜などに含まれている。

2分子のグルコースがβ-1,4結合した構造をもつセロビオースは植物細胞壁の主要成分であるセルロースの構成二糖類である。

ラクトース（乳糖）はガラクトースの1位のβ-グリコシド性水酸基とグルコースの4位の水酸基がグリコシド結合した二糖類である。哺乳動物の乳汁に含まれており，甘味度はスクロースの0.3倍程度である。

(2) 非還元性二糖類

双方の単糖のグリコシド性水酸基同士の間でグリコシド結合が形成された二糖類は還元力が失われる。果実や砂糖製造の原料となるサトウキビ，テンサイなどに多く含まれているスクロースは非還元性二糖類の代表である。グルコースの1位のα-グリコシド性水酸基とフルクトースの2位のβ-グリコシド性水酸基の間でグリコシド結合が形成された構造である。またグルコース2分子がα-1,1結合した二糖をトレハロースといい，カビ，酵母，きのこなどに含まれている。

(3) 食品に含まれる三糖類，四糖類

ラフィノースはガラクトース，グルコース，フルクトースからなる三糖で，サトウキビ，テンサイ，大豆などに存在している。甘味度はスクロースの0.2倍程度である。スタキオースはラフィノースにさらに1分子のガラクトースがグリコシド結合した四糖で，大豆，テンサイなどに存在する。

2-1-3. 多糖類

単糖が多数グリコシド結合した高分子化合物であり，自然界の糖質はほとんど多糖類として存在している。多糖類は1種類の単糖だけで構成

されている単純多糖（ホモグリカン），2種類以上の単糖で構成されている複合多糖（ヘテログリカン）に大別される。

(1) 単純多糖

　D-グルコースのみから成る単純多糖（グルカン）には，デンプン，グリコーゲン，セルロースなどがある。その他の単純多糖として，植物細胞壁中のヘミセルロースを構成するキシラン，マンナン，ガラクタンなどがある。キクイモの塊茎やゴボウの根などに含まれる貯蔵多糖であるイヌリンは，スクロースのフルクトース部分にフルクトースが β-2,1 結合で連なった構造をしている。エビやカニなどの甲殻類の殻に存在するキチンは数百から数千の N-アセチル-D-グルコサミンが β-1,4 結合した鎖状のアミノ多糖である。

　デンプンは α-D-グルコースのみで構成される単純多糖であり，アミロースとアミロペクチンから成る。アミロースはグルコース数百〜数千個が直鎖状に α-1,4 結合したもので，分子間の水素結合を介して6個のグルコースで一巻きするらせん構造をとっている。ヨウ素デンプン反応では，アミロースのらせんにヨウ素が入り込み青色を呈する。アミロペクチンはアミロースのところどころに短いアミロース鎖（主として重合度6〜100）が α-1,6 結合した分岐構造をしている。数千から大きいものでは数万以上のグルコース単位から成る巨大分子で房状構造をしていると考えられている（図2-6）。房状構造を形成する短鎖アミロースの大部分は二重らせん状になっており，ヨウ素デンプン反応では赤紫〜青紫色を呈する。デンプンは植物細胞内にデンプン粒として存在しており，アミロペクチンの房状構造の部分が規則的に集まった結晶性部分（ミセル）と非結晶性部分から成り立っている。デンプン粒の大きさや形状は植物によって異なる。米のデンプン粒の平均粒径は $5\mu m$ と小さく，サツマイモ，トウモロコシ，小麦は $10〜20\mu m$ であり，ジャガイモの場合は $30〜40\mu m$ と比較的大きい。デンプン粒中のアミロースとアミロペクチンの割合はデンプンの種類によって異なる。例えばうるち米のデンプンは約20%のアミロースと80%のアミロペクチンで構成されて

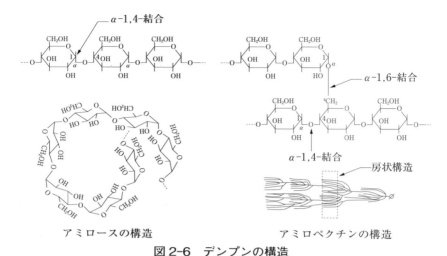

図2-6 デンプンの構造
（中谷延二, 清水誠, 小城勝相編著『食と健康——食品の成分と機能』放送大学教育振興会, 2006, p.30 一部改変）

いるが, もち米デンプンはアミロペクチンのみでできている。

　生デンプンはミセル構造をもつため水に溶けにくく消化性も悪いが, 生デンプンに水を加えて加熱すると, ミセル中のグルコース同士の水素結合が緩やかになり, 水分子が浸透してデンプン分子に水和し膨潤する。さらに加熱を続けるとミセル構造が崩壊されてデンプンは糊状になる。これをデンプンの**糊化**（α化）という。アミロースとアミロペクチンの含量比率は**糊化**デンプンの物性に大きく影響を与え, もち米がうるち米に比べて**糊化**により強い粘りが生じるのはアミロペクチンの含量がうるち米より高いことに起因する。

　αデンプンを放置すると, 再び一部ミセル構造を形成して固くなる。この現象をデンプンの**老化**（β化）という。デンプンの老化は, 温度0〜5℃, 水分30〜60％, pH4〜5のとき起こりやすくなる。

　グリコーゲンは動物体内の肝臓や筋肉などに貯えられるα-D-グルコースのみで構成される**多糖**である。アミロペクチンよりさらにα-1,6結合による枝分かれが多く, 枝分かれした直鎖部分のグルコースの重合度はアミロペクチンより小さくて12〜18程度である。ヨウ素反応では

赤褐色を呈する。水に可溶である。

　セルロースは D-グルコースが直鎖状に β-1,4 グリコシド結合した分子量数千〜数十万の水に不溶の多糖で，植物細胞壁の主成分である（図2-7）。

（2）複合多糖

　グルコマンナンはコンニャクの根茎に存在する多糖で，マンノースとグルコースが 2 : 1〜3 : 2 の比で β-1,4 結合している（図2-7）。水を吸収すると膨潤しコロイド状の液体となり，さらに消石灰などのアルカリを加えて加熱するとゲル化して弾力のあるコンニャクができる。

　寒天は紅藻類のテングサ，オゴノリなどの細胞間質に存在する成分を抽出したもので約 70％の多糖を含んでいる。多糖はアガロース（70％）とアガロペクチン（30％）から成る。アガロースは D-ガラクトースと 3,6-アンヒドロ-L-ガラクトースが β-1,4 結合した二糖のアガロビオースが構成単位となり，アガロビオース同士が α-1,3 結合してできる多糖である（図2-7）。アガロペクチンはアガロビオースの一部が硫酸などと結合した酸性多糖である。1〜2％の寒天熱水溶液を冷却すると 32〜39℃でゲル化する性質があり，羊羹やゼリーなどの食品に利用されている。

　カラギーナンも紅藻類から得られる多糖である。D-ガラクトースの 4 位の水酸基が硫酸エステルとなった単糖と 3,6-アンヒドロ-L-ガラクトースが β-1,4 結合した二糖を構成単位とし，この二糖同士が β-1,3 結合した多糖を κ-カラギーナンという。寒天より離水しにくく透明感があり，食感がゼラチンに近いことからゼリー製品のゲル化剤として広く利用されている。

　ペクチンは果実，野菜，穀類などの細胞膜や細胞間質に存在する多糖である。D-ガラクツロン酸が α-1,4 結合して重合したものをペクチン酸といい，セルロースやヘミセルロースなどと結合して水に不溶なプロトペクチンの形で存在している。ペクチン酸の一部のカルボキシル基（-COOH）がメチルエステル（-COOCH$_3$）になった水溶性多糖をペク

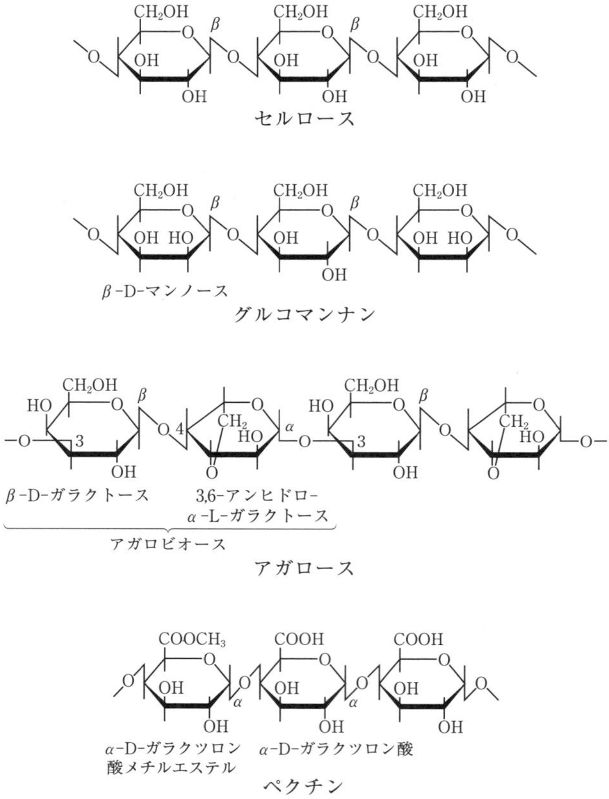

図2-7 主な多糖類の構造

チンという（図2-7）。エステル化の程度の違いにより高メトキシルペクチンと低メトキシルペクチンがある。高メトキシルペクチンはpH3付近で60〜70％のショ糖の存在下加熱するとゲル化する性質があり，ジャムやマーマレードの製造に利用されている。

　アルギン酸はコンブやワカメなどの褐藻類から得られる多糖で，β-D-マンヌロン酸とα-L-グルロン酸がランダムに1,4-グリコシド結合した多糖である。カルボキシル基がナトリウムと塩になると水溶性となり，増粘剤として利用される。また，カルシウムイオンを添加すると2個のカルボキシル基との間でキレート結合が形成されるため，高分子鎖

間で新たな架橋ができてゲル化する。この性質を利用して人工イクラが製造される。

2-2. 糖質の機能

2-2-1. 糖質の栄養機能

　我々日本人は摂取総エネルギー量の50～60％を糖質から獲得している。糖質の主な供給源は米，麦などの穀類，イモ類，豆類，果実類であり，これらの植物性食品に含まれるデンプン，スクロース，マルトース，グルコース，フルクトースが主なエネルギー源となる。一方，動物性食品にはグリコーゲンやラクトースが含まれている。このなかでデンプンが主要エネルギー源である。

（1）糖質の消化・吸収
　デンプンは唾液や膵液中の酵素アミラーゼによってα-1,4結合が切断され，マルトースとα-限界デキストリンに分解される。その後，小腸でマルトースはマルターゼ，α-限界デキストリンはα-1,6結合を切断できるイソマルターゼの作用を受け，最終的にグルコースにまで加水分解される。また，小腸ではスクロースがスクラーゼの作用によりグルコースとフルクトースに，ラクトースはラクターゼによりグルコースとガラクトースに加水分解される。消化によって生じたこれらの単糖類は小腸の上皮細胞に取り込まれ（吸収機構の詳細は第8章参照），門脈を経て肝臓に運ばれる。
　雑穀や豆類に含まれるデンプンの一部に小腸まででは消化吸収されないものがある。これを難消化性デンプン（レジスタントスターチ）と呼んでいる。レジスタントスターチは大腸で腸内細菌により短鎖脂肪酸に変換されて吸収される。

（2）糖質の代謝
　肝臓では，グルコースはまずグルコキナーゼの作用によりリン酸化されてグルコース6-リン酸に変換される。その一部はグリコーゲンに合

成されて肝臓に貯蔵され，またNADPH（第5章参照）や核酸の原料となる五炭糖のリボースを供給するためペントースリン酸経路に入るが，大部分は解糖系を経てピルビン酸に代謝され，アセチルコエンザイムA（アセチルCoA）（第5章参照）に変換後クエン酸回路に入ってATPを生産しエネルギーを産生する。アセチルCoAからは脂肪酸も合成される（第3章参照）。肝臓に運ばれたガラクトースはグルコース-6-リン酸に変換されグルコース代謝経路に入る。フルクトースは解糖系の中間体であるグリセルアルデヒド-3-リン酸に変換された後解糖系に入り，エネルギー産生や脂肪酸合成に利用される。

肝臓に取り込まれたグルコースの一部は循環血液中に出て血糖として各組織に運ばれる。脂肪組織ではグルコースは脂肪に，筋肉ではグリコーゲンに変換されて貯蔵され，必要に応じてエネルギー源として利用される（糖質代謝の制御機構の詳細は第1章に記載されている）。

上述したように，解糖系を経て生成されたピルビン酸は，細胞のミトコンドリアマトリックス内で好気的条件下アセチルCoAに変換され，クエン酸回路（TCA回路，Krebs回路ともいう）の9段階から成る環状の反応系で代謝される（図2-8）。この経路の中で生成するNADHとFADH$_2$（第5章参照）は，ミトコンドリア内膜中に存在する電子伝達系で酸素と反応しNADとFADに酸化される。その過程で1分子のNADHからは3分子のATPが，FADH$_2$からは2分子のATPが産生される。この一連の反応を酸化的リン酸化と呼んでいる。解糖系，クエン酸回路，電子伝達系における一連の反応を通してグルコース1分子が炭酸ガスと水に分解される過程で，合計38分子のATPが生産される。

2-2-2. 糖質の生体調節機能

糖質にはエネルギー源としての栄養機能以外，種々の生体調節機能があることが知られている。また，食品に豊富に含まれるデンプンやスクロースなどを原料とする様々な機能性をもつ糖が開発され，食品素材として食品の機能性の強化に活用されている。

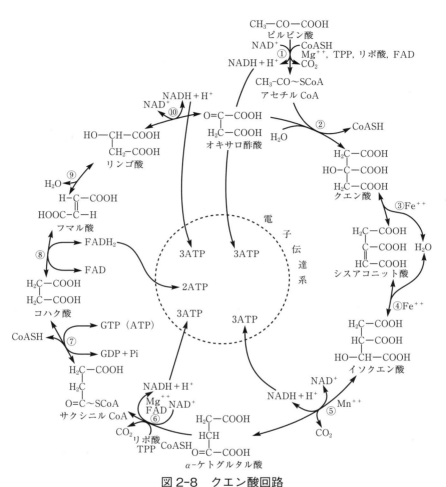

図 2-8　クエン酸回路
(中谷延二，小城勝相編著『食健康科学』放送大学教育振興会，2009，p.42 一部改変)

（1）食物繊維

ヒトの消化酵素で消化されない食物中の難消化性成分の総体を食物繊維（dietary fiber）といい，水に不溶な食物繊維と水溶性食物繊維に大別される（表 2-1）。水不溶性食物繊維のリグニンはフェニルプロパノイドの重合体で糖質ではないが，それ以外の食物繊維はほとんどが多糖

表 2-1　主な食物繊維

水不溶性食物繊維	水溶性食物繊維
セルロース	難消化性デキストリン
ヘミセルロース　　（キシラン・マンナン・ガラクタン）	グルコマンナン
	ペクチン
キチン	イヌリン
プロトペクチン	寒天
リグニン（フェニルプロパノイド重合体）	カラギーナン
	アルギン酸ナトリウム

類である（難消化性のオリゴ糖を食物繊維に含める場合がある）。

　食物繊維には，コレステロールの吸収を抑制，排泄を促進して血中コレステロールの上昇を抑制する働き，糖の吸収を緩慢にして血糖値の急激な上昇を抑制する働き，大腸内の発がん物質を吸着，排泄して大腸がんを予防する働きなど多岐にわたる機能性がある。これらの機能は，高分子化合物がもつゲル形成能，粘性，保水性，膨潤性，吸着性，イオン交換能などが関与している。

　食物繊維には腸内菌叢の改善作用もある。腸内環境を改善する因子にはプロバイオティクスとプレバイオティクスがある。プロバイオティクスは，乳酸菌やビフィズス菌のように生体にとって有益な生きた微生物を含む食品を意味する。一方，プレバイオティクスとは，生体にとって有益な腸内細菌を選択的に増殖させて有害菌を抑制し腸内環境の改善を促進する働きのある食品素材のことである。グアーガム，小麦ふすまなどに含まれる食物繊維がプレバイオティクスとして特定保健用食品に利用されている。大豆オリゴ糖のラフィノースやスタキオースにもビフィズス菌増殖効果が知られている。

　食物繊維のもつ機能性は生活習慣病予防につながることから，「日本人の食事摂取基準［2015 年版］」では成人（18〜69 歳）の 1 日の摂取目標量を，男性で 20g 以上，女性で 18g 以上としている。

（2）糖アルコール

前述したように，糖アルコールは食品にも含まれているが，工業的にはデンプンをマルトースやグルコースに加水分解後，水素添加によって製造される。綿実，バガス（サトウキビの搾汁後残渣）などから得られるキシランをキシロースに加水分解後還元するとキシリトール（甘味度はスクロースと同程度）が得られる。糖アルコールは低エネルギー，低う蝕性甘味料として利用されており，摂取後の血糖値上昇も認められないことから糖尿病患者にも利用されている。

（3）機能性オリゴ糖

糖質が我々にとって身近な存在であるとともに，糖質の分解や合成に関わる酵素に関しても人類は多大な関心を寄せ，多数の酵素の発見，構造や機能の解明，実用化が進められてきた。現在では，これらの酵素を利用して各種機能性オリゴ糖が開発されている。デンプン，スクロース，ラクトースを起源として生産されているオリゴ糖とそれに関与する酵素，機能性，用途を表2-2にまとめた。

（4）機能性多糖

天然に存在する多糖を加工して新しい機能を付与した多糖も生産されている。

デンプンを酸，酵素などで分解して低分子化した多糖をデキストリンという。分子量分布が広く低分子のデキストリンほど水溶性は高くなり，粘性が低くなる。乳化剤，接着剤などに利用される。糊化デンプンを α-アミラーゼ処理し分解されなかった残渣は「難消化性デキストリン」と呼ばれ，特定保健用食品の「おなかの調子を整えたい方に適する食品」「血糖値が気になる方に適する食品」として利用されている。

セルロースの水酸基を部分的にカルボキシメチル基（$-CH_2COOH$）でエーテル化したカルボキシメチルセルロース（CMC）は安定剤や増粘剤としてアイスクリームなどに利用されている。

キチンをアルカリ加水分解すると大部分のアセチル基が除去され，酸

表 2-2 酵素転移反応による機能性オリゴ糖の生成

機能性オリゴ糖	原料糖質	関与酵素	甘味度	特性・機能性
トレハロース G-(α-1,1)-G	デンプン	マルトオリゴシルトレハロースシンターゼ、トレハロース加水分解酵素	0.45	デンプン老化抑制、タンパク質変性抑制、褐変抑制、保水性
イソマルトオリゴ糖 G-(α-1,6)-[G]n ; n = 1～数個	デンプン	β-アミラーゼ、α-グルコシダーゼ	0.4～0.5	耐熱性、耐酸性、プレバイオティクス、低う蝕性
シクロデキストリン G-(α-1,4)-[G]n ; n = 5, 6, 7	デンプン	シクロデキストリングルカノトランスフェラーゼ（CGTase）	ー	酸化防止、脂溶性成分・揮発性成分の包接、乳化、色の安定化
イソマルツロース G-(α-1,6)-F	スクロース	α-グルコシルトランスフェラーゼ	0.42	耐酸性、耐熱性、低う蝕性、血糖値上昇抑制
フルクトオリゴ糖 G-(α-1,2)-[F]n ; n = 1～数個	スクロース	β-フルクトフラノシダーゼ	0.3～0.6	プレバイオティクス、低エネルギー、血糖値上昇抑制
カップリングシュガー G-(α-1,4)-[G]n-(α-1,2)-F ; n = 0～数個	デンプン スクロース	グルコシルトランスフェラーゼ	0.5～0.6	保水性、低着色性（メイラード反応）、低う蝕性
ガラクトオリゴ糖 主な成分：Gal-(β-1,4)-[Gal]n-(β-1,4)-G ; n = 1～3	ラクトース	β-ガラクトシダーゼ	0.25	耐酸性、耐熱性、プレバイオティクス、低う蝕性、ミネラル吸収促進
乳果オリゴ糖 Gal-(β-1,4)-G-(α-1,2)-F	スクロース ラクトース	β-フルクトフラノシダーゼ	0.5～0.7	プレバイオティクス、低う蝕性

G：グルコース、Gal：ガラクトース、F：フルクトース

性水溶液に可溶なキトサンができる。キトサンにはコレステロール抑制作用があり，特定保健用食品の「コレステロールが気になる方に適する食品」に利用されている。また，抗菌性を示し日持向上剤にも利用されている。

研究課題

1. 糖質の代謝機構の詳細を「生化学」の教科書や関連の専門書で調べてみよう。
2. 各種機能性糖質の製造法，機能，用途を詳しく調べてみよう。

参考文献

1) 中谷延二，小城勝相編『食健康科学』放送大学教育振興会，2009.
2) 不破英次，小巻利章，檜作進，貝沼圭二編『澱粉科学の事典』朝倉書店，2003.
3) 社団法人日本栄養・食糧学会編『栄養・食糧学データハンドブック』同文書院，2006.
4) R. K. Murray, D. A. Bender, K. M. Botham, P. J. Kennelly, V. W. Rodwell, P. A. Weil（清水孝雄監訳）『ハーパー・生化学（原書29版）』丸善，2013.
5) 久保田紀久枝，森光康次郎編『食品学－食品成分と機能性－第2版』東京化学同人，2008.

3 脂質の科学

菊﨑泰枝

　脂質（lipid）は動植物に広く分布する生体成分であり，水に難溶で有機溶媒に溶解する特徴をもつ．脂質には中性脂肪，リン脂質，糖脂質などがある．食品中の脂質は我々にとって重要なエネルギー源となる栄養素である．本章では，脂質の化学構造と化学的特性を解説するとともに，栄養機能をはじめとする機能性について概説する．
《キーワード》　脂質，脂肪酸，中性脂肪，リン脂質，ステロール，油脂，油脂の酸化，脂質の機能

3-1．脂質の分類と化学

　水に難溶でヘキサン，エーテル，クロロホルム，アセトンなどの有機溶媒に可溶なものを総称して脂質という．単純脂質，複合脂質，誘導脂質，その他の脂質に大別される（表3-1）．文部科学省科学技術・学術審議会資源調査分科会が公表している日常的に我々が摂取する食品の成

表 3-1　脂質の種類

種　　　　類		構　成　成　分
単純脂質	アシルグリセロール	脂肪酸・グリセロール
	ロウ（ワックス）	脂肪酸・一価長鎖（高級）アルコール
	ステロールエステル	脂肪酸・ステロール
	セラミド	脂肪酸・スフィンゴシン
複合脂質　リン脂質	グリセロリン脂質	脂肪酸・グリセロール・リン酸・塩基
	スフィンゴリン脂質	脂肪酸・スフィンゴシン・リン酸・塩基
複合脂質　糖脂質	グリセロ糖脂質	脂肪酸・グリセロール・糖
	スフィンゴ糖脂質	脂肪酸・スフィンゴシン・糖
誘導脂質		脂肪酸，ステロール，脂肪族アルコール
その他の脂質		脂溶性ビタミン，脂溶性色素，炭化水素，香気成分

分に関するデータに食品成分表（日本食品標準成分表の略）がある。食品成分表に記載されている成分項目の「脂質」は，食品のエーテルあるいはクロロホルム－メタノール混液抽出物を指しており，その成分値は表3-1の脂質成分の総量に相当する。

3-1-1. 脂肪酸

　脂肪酸（fatty acid）は脂質の主要構成成分で，脂質を加水分解することによって生じる有機酸である。炭素が鎖状に結合している脂肪族炭化水素の一方の末端がカルボキシル基（COOH）に置換した構造を有し，一般にR-COOHで表される。

（1）脂肪酸の生合成

　脂肪酸は偶数の炭素から構成されており，炭素数が2～6個程度の脂肪酸は短鎖脂肪酸（低級脂肪酸），8～12個程度のものは中鎖脂肪酸，それ以上のものは長鎖脂肪酸（高級脂肪酸）といわれている。なぜ脂肪酸は偶数の炭素鎖からできているのであろうか？

　炭素2個からなる酢酸に補酵素のコエンザイムA（CoA）（第5章参照）が結合し，アセチルCoAとなる（図3-1）。これに二酸化炭素が反応して炭素数1個が増加したマロニルCoAができる。このマロニルCoAとアセチルCoAの脱炭酸を伴う縮合によって，炭素4個からなるアセトアセチルCoAが生成する。つづいてβ位のカルボニル基がNADPHによって還元され，脱水反応を経てα, β-不飽和カルボニル化合物ができる。さらに水素付加が起こり，ブチルCoAを経て炭素4個の酪酸が生成される。ブチルCoAにマロニルCoAが反応すると同様に炭素6個のヘキシルCoAとなる。このように炭素2個ずつ増加した脂肪酸が生成されるため，脂肪酸は偶数の炭素から構成されている。

（2）脂肪酸の種類と化学的特徴

　脂肪酸の炭化水素鎖のすべてが単結合のものを飽和脂肪酸，二重結合をもつものを不飽和脂肪酸という。さらに二重結合を1個もつものを一

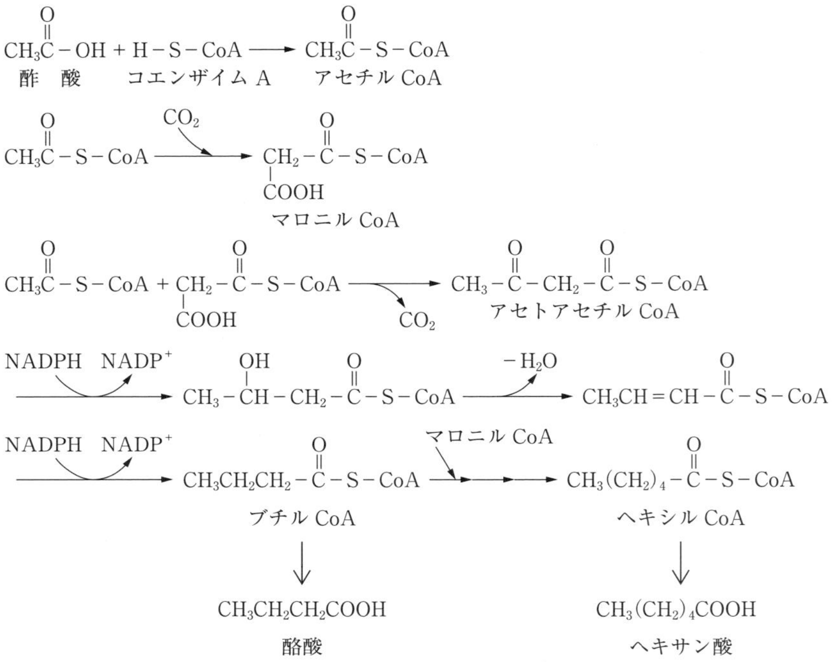

$$CH_3\overset{O}{\underset{\|}{C}}-OH + H-S-CoA \longrightarrow CH_3\overset{O}{\underset{\|}{C}}-S-CoA$$
　　酢　酸　　　コエンザイム A　　アセチル CoA

$$CH_3\overset{O}{\underset{\|}{C}}-S-CoA \xrightarrow{CO_2} \underset{COOH}{CH_2}-\overset{O}{\underset{\|}{C}}-S-CoA$$
　　　　　　　　　　　　　　マロニル CoA

$$CH_3\overset{O}{\underset{\|}{C}}-S-CoA + \underset{COOH}{CH_2}-\overset{O}{\underset{\|}{C}}-S-CoA \xrightarrow{CO_2} CH_3-\overset{O}{\underset{\|}{C}}-CH_2-\overset{O}{\underset{\|}{C}}-S-CoA$$
　　　　　　　　　　　　　　　　　　　　アセトアセチル CoA

$$\xrightarrow[NADP^+]{NADPH} CH_3-\underset{OH}{\overset{}{C}H}-CH_2-\overset{O}{\underset{\|}{C}}-S-CoA \xrightarrow{-H_2O} CH_3CH=CH-\overset{O}{\underset{\|}{C}}-S-CoA$$

$$\xrightarrow[NADP^+]{NADPH} CH_3CH_2CH_2-\overset{O}{\underset{\|}{C}}-S-CoA \xrightarrow{マロニル CoA} CH_3(CH_2)_4-\overset{O}{\underset{\|}{C}}-S-CoA$$
　　　　　　　ブチル CoA　　　　　　　　　　　　　ヘキシル CoA
　　　　　　　　↓　　　　　　　　　　　　　　　　　↓
　　　　　$CH_3CH_2CH_2COOH$　　　　　　　　$CH_3(CH_2)_4COOH$
　　　　　　　　酪酸　　　　　　　　　　　　　　　ヘキサン酸

図 3-1　脂肪酸の生合成経路

価不飽和脂肪酸（モノエン酸），2個以上もつものを多価不飽和脂肪酸（ポリエン酸）という。天然の脂肪酸の二重結合はほとんどがシス形である。

　脂肪酸は慣用名で呼ばれることが多いが，簡略化した表示法もある。例えば炭素18個から成る飽和脂肪酸のステアリン酸は，$C_{18:0}$ と表示され，C の後の小さい数字は炭素数，：（コロン）の後の数字は二重結合の数を示す。したがって，オレイン酸は $C_{18:1}$，リノール酸は $C_{18:2}$ と表記される。

　IUPAC（International Union of Pure and Applied Chemistry：国際純正および応用化学連合）の規則に従った命名法では脂肪酸のカルボキシル基の炭素の番号を1として，末端のメチル基に向かって順次炭素に番号をつける。例えばリノール酸は二重結合が C9 位と C12 位にあるので，二重結合の位置を明示する場合は $C_{18:2,\Delta 9,12}$ と表記する。一方で，

不飽和脂肪酸に関しては生化学や栄養学の分野で用いる表現法（代謝系列）がある。n 個の炭素数をもつ不飽和脂肪酸の末端メチル基を n-1 とする。カルボキシル基に向かって順次 n-2, n-3... と番号をつけていき，末端メチル基から数えて何番目にはじめの二重結合が現れるかによって不飽和脂肪酸を分類する。リノール酸の場合は，はじめの二重結合が n-6 位に存在するので n-6 系列の脂肪酸となる。（図 3-2）。

　飽和脂肪酸の融点は炭素数が多くなるほど高くなる。これは，炭素数が長くなるほど脂肪酸分子同士の接触表面積が大きくなってそのため分子間引力も大きくなり，分子間引力を弱めて固体から液体に変換するためにより大きなエネルギーが必要となるからである。一般食品に多く含まれている炭素数 14〜20 個の飽和脂肪酸は常温では固体である。一方，同じ炭素数 18 個のステアリン酸，オレイン酸，リノール酸を比べると，二重結合数が増加するにしたがって融点が低くなる。二重結合がシス形のため脂肪酸分子が直鎖状になれずにねじれが生じ，分子同士の接触面が小さくなるためである。食品に含まれている不飽和脂肪酸は常温では液体である（表 3-2）。

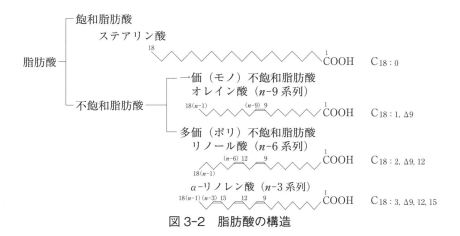

図 3-2　脂肪酸の構造

表 3-2 食品に含まれる主な脂肪酸

飽和脂肪酸	炭素数	融点(℃)	不飽和脂肪酸	炭素数：二重結合数（系列）	融点(℃)
酪酸	4	-7.9	オレイン酸	18：1 (n-9)	13.4
オクタン酸	8	16.7	リノール酸	18：2 (n-6)	-5.1
デカン酸	10	31.6	α-リノレン酸	18：3 (n-3)	-10.7
ラウリン酸	12	44.2	γ-リノレン酸	18：3 (n-6)	-11.1
ミリスチン酸	14	53.9	アラキドン酸	20：4 (n-6)	-49.5
パルミチン酸	16	63.1	イコサペンタエン酸	20：5 (n-3)	-54.1
ステアリン酸	18	69.6	ドコサヘキサエン酸	22：6 (n-3)	-44.3

（小城勝相，清水誠編著『改訂版　食と健康』放送大学教育振興会，2012，p.46）

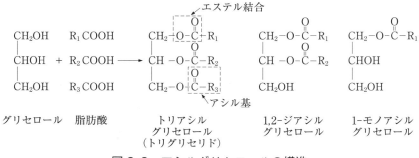

図 3-3 アシルグリセロールの構造

3-1-2. 単純脂質

　脂肪酸とアルコールのエステルを単純脂質という。エステルのアルコール部分が3個の水酸基をもつグリセロール（グリセリン）であるアシルグリセロールが最も基本的な単純脂質である。グリセロールの3個の水酸基が3分子の脂肪酸とエステル結合してトリアシルグリセロール（トリグリセリド）となる。一般に中性脂肪（脂肪）あるいは油脂といわれるものは，トリアシルグリセロールが主成分である。2分子の脂肪酸と結合したものはジアシルグリセロール（ジグリセリド），1分子の脂肪酸と結合したものはモノアシルグリセロール（モノグリセリド）である（図3-3）。

ロウは，高級脂肪酸と炭素数16〜30個の一価高級アルコールのエステルであり，加水分解を受けにくい安定な化合物である。動物由来の鯨ロウ，蜜ロウ，羊毛ロウおよび植物由来の木ロウなどがあり，羊毛や羽毛，植物の葉や果実の表皮を覆い水の浸入などを防ぐ働きがある。

3-1-3. 複合脂質

脂肪酸とアルコール以外にリン酸を含むリン脂質（phospholipid），糖を含む糖脂質（glycolipid）に大別される。単純脂質のトリアシルグリセロールの3位が脂肪酸エステルのかわりにリン酸エステルとなっている。さらにこのリン酸にコリン，エタノールアミンなどの塩基やセリン，イノシトール，グリセロールなどのアルコールがエステル結合した化合物をグリセロリン脂質と呼ぶ。卵黄や大豆に多く含まれているホスファチジルコリン（レシチン）はグリセロリン脂質の一種である。ス

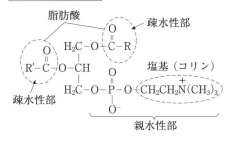
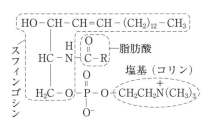

図 3-4 複合脂質の構造
（小城勝相，清水誠編著『改訂版 食と健康』放送大学教育振興会，2012，p.48）

フィンゴリン脂質は，セラミド（スフィンゴシンに脂肪酸がアミド結合したN-アシル誘導体）の水酸基がリン酸エステルになり，さらに塩基やアルコールがリン酸基に結合したものであり，動物性食品に含まれている（図3-4）。

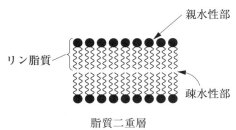

図3-5　生体膜モデル

リン脂質は分子内に親水性部と疎水性部を合わせもつため界面活性作用（乳化作用）を有する。卵黄に含まれるレシチンの乳化性を利用した食品にマヨネーズがある。

グリセロリン脂質は生体膜構成物質のほぼ40％を占め，図3-5のように，疎水性部を内側に，そして親水性部を外側に配向した二層構造を形成している。すなわち，生体膜は，膜の表面に親水領域をもち，二重層の中間は疎水性領域となっており，膜を通した物質の移動を調節する生理学的に重要な役割を担っている。

糖脂質は，トリアシルグリセロールの3位が脂肪酸エステルのかわりに糖がグリコシド結合したグリセロ糖脂質とセラミドの水酸基に糖が結合したスフィンゴ糖脂質がある。グリセロ糖脂質は主に穀類に，スフィンゴ糖脂質は動物の脳や神経組織に存在している（図3-4）。

3-1-4. 誘導脂質

主として単純脂質の加水分解により生成されてくる脂肪酸，高級アルコール，ステロールなどを誘導脂質という。ステロールは，ステロイド骨格の3位に水酸基，17位に炭化水素側鎖が結合しており，二重結合の数や位置，側鎖の構造の違いによって多くの種類がある。動物性食品に含まれるステロールはほとんどコレステロールで，生体膜の構成成分として，さらに胆汁酸，ステロイドホルモン，ビタミンD_3の前駆体として重要な物質である。植物にはシトステロール，スチグマステロールなどが存在し，シイタケにはビタミンD_2の前駆体であるエルゴステ

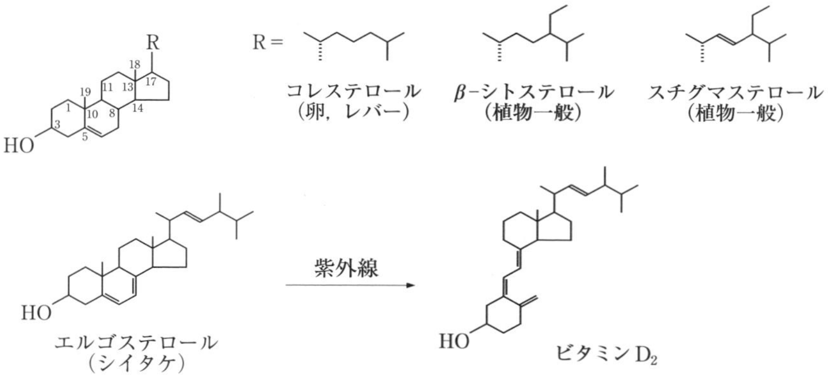

図 3-6　おもなステロールの構造

ロールが含まれる（図 3-6）。

3-2. 油脂の特性

3-2-1. 食品に含まれる油脂

　食品に含まれる脂質は，トリアシルグリセロールを主成分とする中性脂肪（油脂）が大部分を占め，その**物理化学的性質は脂肪酸組成に左右される**。例えば構成脂肪酸のなかで不飽和脂肪酸の占める割合が多い植物油や魚油は常温では液体の油（oil）である。一方，長鎖飽和脂肪酸の占める割合が多い牛脂や豚脂などは常温で固体の脂（fat）となる。表3-3 に脂質含有量の比較的高い食品の脂肪酸組成を例示した。

3-2-2. 油脂の特数

　油脂の一般試験で油脂の化学的性質を示す主な特数としてケン化価，ヨウ素価がある。油脂をアルカリで**加水分解することをケン化**（saponification）といい，ケン化により油脂はグリセロールとセッケン（脂肪酸のアルカリ塩）になる。ケン化価とは油脂1gをケン化するのに要する水酸化カリウムの mg 数であり，構成脂肪酸の平均分子量の指標となる。長鎖脂肪酸の多い魚油ではケン化価は低くなり，短鎖脂肪酸の多い乳脂などでは高くなる。ヨウ素価は油脂100gに付加するハロゲ

表3-3 食品中に含まれる脂質含有量と脂肪酸組成の例

食品名	脂質(g)	可食部100g当たり TG当量(g)	脂肪酸 飽和(g)	脂肪酸 不飽和 M(g)	脂肪酸 不飽和 P(g)	脂肪酸組成（脂肪酸g/総脂肪酸100g）炭素数：二重結合数 8:0	10:0	12:0	14:0	16:0	18:0	18:1 n-9	18:2 n-6	18:3 n-3	20:4 n-6	20:5 n-3	22:6 n-3
サフラワー油（高リノール酸）	100.0	96.6	9.26	12.94	70.19	―	0	0	0.1	6.8	2.4	13.5	75.7	0.2	0	0	0
大豆油	100.0	97.0	14.87	22.12	55.78	―	0	0	0.1	10.6	4.3	23.5	53.5	6.6	0	0	0
ごま油	100.0	98.1	15.04	37.59	41.19	―	0	0	0	9.4	5.8	39.8	43.6	0.3	0	0	0
オリーブ油	100.0	98.9	13.29	74.04	7.24	―	0	0	0	10.4	3.1	77.3	7.0	0.6	0	0	0
ソフトタイプマーガリン	81.6	80.2	21.86	31.19	23.57	0.3	0.2	2.2	1.2	17.8	5.8	39.8	29.1	1.4	0	0	0
無塩バター	83.0	77.0	52.43	18.52	2.05	1.4	2.9	3.6	11.9	32.8	10.0	21.8	2.1	0.5	0.1	0	0
ラード（豚脂）	100.0	97.0	39.29	43.56	9.81	―	0.1	0.2	1.7	25.1	14.4	43.2	9.6	0.5	0.1	0	0
牛脂	99.8	93.8	41.05	45.01	3.61	―	0	0.1	2.5	26.1	15.7	45.5	3.7	0.2	0	0	0
まいわし（生）	13.9	10.9	3.84	2.80	3.81	―	Tr	0.1	6.7	22.4	5.0	15.1	1.3	0.9	1.5	11.2	12.6
大豆（乾）	19.0	17.4	2.59	3.66	10.41	―	―	―	0.1	11.5	3.3	21.6	51.8	10.7	―	―	―
ミルクチョコレート	34.1	32.8	19.88	10.38	1.08	0.2	0.4	0.5	1.6	25.7	32.7	32.5	3.2	0.3	0	0	0

（注）TG当量：トリアシルグリセロール当量，M：一価不飽和脂肪酸，P：多価不飽和脂肪酸
無塩バター：総脂肪酸100g中，酪酸（4:0）3.7g，ヘキサン酸（6:0）2.3gを含む
ミルクチョコレート：総脂肪酸100g中，酪酸（4:0）0.4g，ヘキサン酸（6:0）0.2gを含む
（出所）可食部100g当たりの脂質，TG当量，脂肪酸：日本食品標準成分表2010
脂肪酸組成：五訂増補日本食品標準成分表 脂肪酸成分表編（2005）（文部科学省ホームページより）

ン量をヨウ素の g 数で表した値である。ヨウ素は反応性の高い二重結合に付加する。すなわち，ヨウ素価は構成脂肪酸の不飽和度を反映しており，ヨウ素価が高いほど不飽和脂肪酸を多く含むことを意味する。植物油のなかでヨウ素価が 130 以上のものを乾性油（薄い膜にして空気中に放置すると短時間で酸化されて重合，固化することがこの名の由来），100〜130 のものを半乾性油，100 以下のものを不乾性油という。サフラワー油は乾性油，大豆油，ゴマ油，コーン油は半乾性油，なたね油，オリーブ油などは不乾性油に属する。

3-2-3. 油脂の加工

　食品に含まれる油脂は種々の加工により新たな物理・化学的性質や機能性をもつ油脂として利用されている。

　液体状の植物油中の不飽和脂肪酸の二重結合上の炭素に水素原子を付加して飽和型の脂肪酸に変化させると融点が高くなり，常温で固体または半固体状態になる。これを硬化油といい，マーガリンやショートニングの製造に利用される。最近，硬化油の製造の過程で生成するトランス形の不飽和脂肪酸が問題視されている。トランス脂肪酸は LDL-コレステロールを増加させ，HDL-コレステロールを減少させる作用があり，大量に摂取し続けると動脈硬化，心疾患発症のリスクを増す恐れがあるといわれている。日本では現在消費者庁を中心に表示の制度化に向けての検討がなされている。

　油脂は融点の異なるトリアシルグリセロールの複雑な混合物であるため，ドレッシング油のような低温で使用する油の場合，低温に置いたときに一部のトリアシルグリセロールが凝固して油が濁るのを防ぐ必要がある。油を冷却し融点の高いトリアシルグリセロールを固体脂として分別する操作をウィンタリングという。

　油脂を結晶化する場合，条件により異なった結晶構造が出現する。同じトリアシルグリセロールでも結晶構造が異なると融点も変わってくる。適度な温度で長時間練りながら結晶構造を整える操作をテンパリングといい，チョコレート製造に利用されている。テンパリングにより

チョコレートに体温付近で溶ける物性を付与することができる。

　化学的またはリパーゼを用いた酵素的手段によりトリアシルグリセロールの構成脂肪酸を異なる脂肪酸とエステル交換させて融点の異なる油脂に変換することができる。例えばパルミチン酸を多く含むパーム油をステアリン酸とエステル交換させるとココアバター様の脂肪ができ，チョコレートなどの製造に利用されている。

　植物油を酵素処理して製造されるジアシルグリセロールは体内に吸収されにくく体に脂肪がつきにくい性質があり，「高濃度にジアシルグリセロールを含む食品」が特定保健用食品として認められていた。しかし製造中の脱臭工程における副次的産物で発ガン性の懸念されているグリシドール脂肪酸エステルの濃度が一般の食用油に比べて高かったことから，2009年に特定保健用食品としての認可が一旦取り下げられ，現在安全性向上に向けての取り組みが行われている。

3-2-4. 油脂の酸化
（1）油脂の酸化機構

　油脂は空気中の酸素によって容易に酸化されるという性質がある。油脂の酸化により不快臭（オフフレーバー）を発し，味，色，性状の劣化，栄養価の低下，毒性成分の生成など品質の低下をまねく。油脂のこのような変化を酸敗という。酸敗は，自動酸化（autoxidation），油脂に混在するクロロフィルなどの色素が可視光線を吸収して励起し三重項酸素（$^3O_2$）を反応性の高い一重項酸素（$^1O_2$）に変え，一重項酸素が不飽和脂肪酸の二重結合に付加することによって起こる光増感酸化，脂肪酸酸化酵素による酵素的酸化，高温加熱時に起こる熱酸化反応が原因で起こる。これらの油脂の酸化を促進する因子として，脂肪酸の不飽和度，酸素（空気），温度，光，金属，色素，酵素などが挙げられる。油脂が空気中の酸素に接触して起こる自動酸化の機構について，リノール酸を例に考えてみよう。

　二重結合の隣にあるメチレン基（活性メチレン基という）は反応性が高く，リノール酸の場合は11位のメチレン基が二つの二重結合によっ

てさらに活性化されており，紫外線や可視光線，油脂中に微量に含まれる金属やラジカルの作用で，活性メチレン基から水素ラジカルが引き抜かれる。11位の炭素は電子が1個残った脂質ラジカルとなって，9位，10位間の二重結合の電子が11位の電子と結合を作り，新たに10,11-トランスの共役二重結合を形成して，ラジカルが9位に移動する。同様の反応が12位，13位間の二重結合との間でも起こり，ラジカルは13位に移動する。この9位または13位のラジカルに酸素分子が結合したペルオキシラジカルは，他のリノール酸の活性メチレン基から水素ラジカルを引き抜いて自らは9位，13位のヒドロペルオキシド（過酸化脂質）となり，それと同時に新たな脂質ラジカルを生成する。新たに生成した脂質ラジカルは同様の反応を繰り返して結果的にヒドロペルオキシドが蓄積される（ラジカル連鎖反応）。反応が進みリノール酸が減少してくるとラジカル同士が結合して安定な非ラジカル生成物が生じ，ラジカル連鎖反応は停止に向かう。蓄積されたヒドロペルオキシドは酸化的に分解され低分子のカルボン酸，アルコール，アルデヒド，エポキシドなどが生成するが，一方で重合体も生成する。これらが不快臭や着色の原因となる（図3-7）。

　不飽和脂肪酸の酸化反応が開始されると，最初はゆるやかに酸化反応が進行（誘導期）し，誘導期を過ぎると連鎖反応によりヒドロペルオキシドの蓄積が急激に進行する。時間が経過すると連鎖反応は停止し，一方でヒドロペルオキシドの酸化分解が起こるため，ヒドロペルオキシドが減少し，その分解生成物や重合物の量が増加してくる。また，脂肪酸の不飽和度が高くなるにつれ，はじめの水素ラジカル引き抜き速度と過酸化速度が高まることが知られている。例えばオレイン酸の酸素吸収速度を1とした場合，過酸化速度はリノール酸で23倍，リノレン酸で44倍に高くなる。

　油脂の酸化状態を表す指標として，遊離脂肪酸の量を示す酸価，カルボニル化合物の含量を示すカルボニル価，油脂の酸化によって生成する過酸化物量を表す過酸化物価などの指数がある。

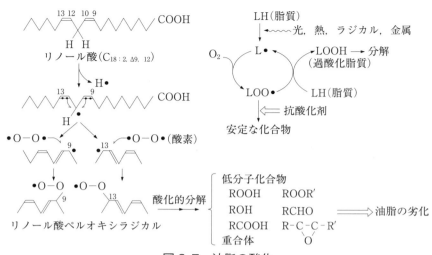

図 3-7 油脂の酸化
(中谷延二, 清水誠, 小城勝相編著『食と健康――食品の成分と機能』
放送大学教育振興会, 2006, p.48)

(2) 油脂の酸化防止

油脂の酸化を防止するためには,酸化を促進する因子を取り除くことが有効である。例えば脱酸素剤の使用や真空包装によって酸素との接触を避ける,低温にして酸化速度を遅くする,暗所に保存して光をさえぎる,キレート剤で金属イオンを捕捉するなどの方法がある。また,抗酸化剤の使用も有効な手段の一つである。つぎに抗酸化機構について考えてみよう。

酸化反応過程で生じた脂質ペルオキシラジカルが新たに脂肪酸から水素ラジカルを引き抜く反応を抑制できればラジカル連鎖反応を阻止することができる。そのためには,脂質ペルオキシラジカルに脂肪酸よりも水素ラジカルを供与する能力の強い物質を添加しヒドロペルオキシドに変換すればよい。この水素ラジカルを供与できる物質を抗酸化剤といい,一般にフェノール性水酸基を分子内にもっている。

抗酸化剤をAHで表す。脂質ペルオキシラジカル(LOO・)はAHから水素ラジカルを受け取ってLOOHになる。

$$\text{LOO·} + \text{AH} \rightarrow \text{LOOH} + \text{A·}$$
　　ペルオキシラジカル　　抗酸化剤　　　　　　　　抗酸化剤ラジカル

　この反応に伴い生成したA·はさらにもう1分子のLOO·を捕捉してA-OOLを形成して安定化することができる。抗酸化剤の構造によっては，A·は複雑な酸化還元反応を経て抗酸化能を回復し，さらにLOO·を捕捉することもできる。

　抗酸化剤がなくなると，油脂の酸化連鎖反応が進行する。また酸化が進んでしまった油に加えても元の油脂に戻すことはできない。抗酸化剤の役割は酸化初期の誘導期の延長であり，より長く誘導期を延長させる物質がより強い抗酸化剤といえる。

　ラジカル捕捉型の天然の抗酸化剤にはトコフェロール（ビタミンE）がある。また，野菜，果物に広く含まれているクロロゲン酸などのコーヒー酸誘導体，ケルセチンなどのフラボノイド，茶に含まれているカテキン類は強い抗酸化性を示す。ハーブ・スパイスにも強い抗酸化性を示すフェノール性化合物が含まれており，食品の抗酸化剤として実用化されているものもある。一方，カロテノイドには光増感酸化の原因である一重項酸素の消去能がある。クエン酸やリンゴ酸などの有機酸やケルセチンなどのフラボノイドには，酸化反応の引き金となる金属のキレート効果が知られている。

3-3. 脂質の機能

3-3-1. 脂質の消化・吸収

　食事から摂取する脂質の約90％がトリアシルグリセロールで，日本人は平均して50～55g/日摂取している。また，リン脂質は2～5g/日程度，コレステロールおよび植物ステロールは，いずれも200～300mg/日程度を摂取している。これらは胃内で混合，乳化状態で小腸に流入し，胆汁酸によりさらに乳化される。トリアシルグリセロールは膵臓から分泌されたリパーゼによって1,3位の脂肪酸が加水分解され，2分子の遊離脂肪酸と1分子の2-モノアシルグリセロールを生じる。一方，リン脂質は膵液中のホスホリパーゼA_2により2位の脂肪酸が加水分解

され，また脂肪酸とエステルを形成していたステロールは膵液中のエステラーゼにより加水分解される（消化）。これらの加水分解物は胆汁酸混合ミセルを形成し，小腸微絨毛膜から吸収されて小腸細胞内に取り込まれる（吸収機構の詳細は第8章参照）。小腸細胞内に取り込まれた脂肪酸と2-モノアシルグリセロールはトリアシルグリセロールに再合成され，リン脂質も再合成される。吸収されたコレステロールの約90％は脂肪酸エステルとなる。これらはアポタンパク質と結合してキロミクロンを形成してリンパ管に入り，胸管を経て頸静脈から血液中に取り込まれる。キロミクロンは各組織に運ばれ，エネルギー源や生理活性物質の素材となる。中鎖〜短鎖脂肪酸はトリアシルグリセロールの再合成には利用されず直接門脈に入り，肝臓を経由して各組織に運ばれる。

3-3-2. 脂肪酸の機能
（1）脂肪酸のエネルギー産生

吸収された脂肪酸は脳，神経以外のすべての細胞のミトコンドリア内でエネルギーを産生する。ミトコンドリア内では脂肪酸の生合成とほぼ逆のステップ（β酸化経路）で，脂肪酸がアセチルCoAユニットに分解され，最終的にはクエン回路に入り，二酸化炭素と水に転換される。この代謝過程で生産されたATPによりエネルギーが産生される。

（2）脂肪酸の機能

不飽和脂肪酸のリノール酸とα-リノレン酸は動物体内で合成することができないため必須脂肪酸とされている。生理活性物質の前駆体として重要であるアラキドン酸はリノール酸から生体内合成され，イコサペンタエン酸（IPA）とドコサヘキサエン酸（DHA）も生体内でα-リノレン酸から合成されるが，経口摂取の方が利用効率が良いため，これらを広義の必須脂肪酸とする場合もある。必須脂肪酸の欠乏は成長不良，皮膚障害，末梢神経障害などを引き起こす。

n-6系およびn-3系脂肪酸からプロスタグランジン，トロンボキサン，ロイコトリエンなどのイコサノイドと総称される種々の生理活性物

質が生成される。これらのイコサノイドは生理作用が拮抗しあうものや作用の強さに違いがあるものなどがあり，お互いの生理現象を調節している。このバランスの崩れは高血圧，動脈硬化症などの発症の原因となると考えられている。また，IPA，DHA には血中脂質低下作用，記憶・学習能力の向上，抗アレルギー作用，発がん抑制作用なども知られている。

　共役二重結合を分子内にもつ共役脂肪酸の発がん抑制作用が近年注目を集めている。また，乳製品に含まれている共役リノール酸には体脂肪減少作用が認められている。

3-3-3. スフィンゴ脂質の機能

　スフィンゴ脂質は細胞膜構成成分であり，細胞膜上でコレステロールと会合して脂質ラフトと呼ばれるドメインを形成し，シグナル伝達に関与するタンパク質が集積する。スフィンゴ脂質は細胞増殖，細胞分化，アポトーシスの制御に関与することが知られているほか，発がん抑制作用，糖尿病の発症にも関わっていることが最近の研究で明らかになってきた。

3-3-4. ステロールの機能

　コレステロールは体内での合成と食事からの摂取で必要量はまかなわれており，食事からの摂取量が多いと体内での合成量が抑制される。このようにコレステロールの供給量は体内で調節され全体の平衡が保たれているが，習慣的な過剰摂取や代謝異常による血中コレステロール値の上昇は動脈硬化の原因となる。一方，植物性ステロールには β-シトステロールやスチグマステロールなどがあり，コレステロールの吸収を阻害し，血中コレステロール低下作用を示すほか，前立腺肥大による排尿障害改善作用が知られている。

研究課題

1. 食品成分表に記載されている成分項目に「トリアシルグリセロール当量」という項目がある。「トリアシルグリセロール当量」がどのような根拠で算出されるのかを調べてみよう。また，「脂質」と「トリアシルグリセロール当量」の両方が記載される意義を考えてみよう（参考：表3-3）。

2. イコサノイド（プロスタグランジン，トロンボキサン，ロイコトリエン）の生成機構と機能性について，入手可能な「脂質生化学」「分子栄養学」関連の専門書や教科書を使って調べてみよう。

参考文献

1) 中谷延二，小城勝相編『食健康科学』放送大学教育振興会，2009．
2) 社団法人日本栄養・食糧学会編『栄養・食糧学データハンドブック』同文書院，2006．
3) 久保田紀久枝，森光康次郎編『食品学－食品成分と機能性－第2版』東京化学同人，2008．

4 │ タンパク質の科学

清水　誠

　3大栄養素の一つであるタンパク質は英語でProteinというが，この語源はPtōteuõというギリシャ語で，それは「第1のもの」を意味する．つまり人類はタンパク質が我々にとって必須のものであることを古代から理解していたわけである．我々の身体を形成しているすべてのものがタンパク質を構成成分としており，生命活動を司る酵素，サイトカイン，抗体等もタンパク質である．それを維持するためにタンパク質を食べなければならないのも我々の宿命である．ここではタンパク質とはどのようなものかを多様な視点から学んでいこう．

《キーワード》 アミノ酸，ペプチド，翻訳後修飾，タンパク質栄養，加工特性

4-1. アミノ酸，ペプチド，タンパク質の構造

4-1-1. アミノ酸の構造と特性

　タンパク質はアミノ酸がペプチド結合して作られた鎖状の物質（ポリペプチド）である．アミノ酸のアミノ基と別のアミノ酸のカルボキシル基が反応して，水が1分子取れた結果できるのがペプチド結合である（図4-1）．自然界に存在するポリペプチドの長さはアミノ酸数十個程度から，場合によっては万の単位にわたる．ポリペプチド鎖を構成するアミノ酸の種類は20種類あり，それがDNA（遺伝子）の中に書き込まれた配列情報に従って連結されてタンパク質となる．このアミノ酸の並び方のことを「アミノ酸配列」，あるいは「タンパク質の一次構造」と呼ぶ．すべてのタンパク質はそれぞれ固有のアミノ酸配列を有しており，例えば人体には約10万種類の異なった配列をもつタンパク質が存在すると言われている．

　アミノ酸の性質を決めているのは，その構造の中央に位置する炭素

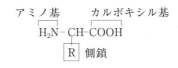
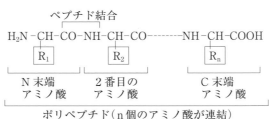

図 4-1　アミノ酸の構造とペプチド結合による
　　　　ポリペプチドの形成

（α炭素）に結合している置換基（側鎖とよばれる＝Rと表示）である（図 4-1）。図 4-2 にこの 20 種類のアミノ酸とその構造を示した。なお，アミノ酸の 3 文字あるいは 1 文字での表記法について併せて示した。側鎖にどのような構造体が結合しているかによってアミノ酸の物理的・化学的・生物学的性質は大きく異なることから，アミノ酸は側鎖の種類によって分類されることが多い。以下に例を示す。

① 側鎖に炭化水素鎖をもつもの（脂肪族アミノ酸）やベンゼン環をもつもの（芳香族アミノ酸）は水に溶けにくく油に溶けやすい性質（疎水性）を示すので，疎水性アミノ酸と分類される。

② 側鎖にヒドロキシ基（-OH），アミノ基（-NH$_2$），カルボキシル基（-COOH），アミド基（-CONH$_2$）などをもつアミノ酸は水に溶けやすく油に溶けにくい性質（親水性）を示すので，親水性アミノ酸と分類される。

③ 側鎖にアミノ基をもつものは水中では陽電荷をもつので塩基性アミノ酸，カルボキシル基をもつものは陰電荷をもつので酸性アミノ酸，それ以外のものは中性アミノ酸というように，荷電性をもとに分類することもある。

④ 側鎖に硫黄原子を含むものは，含硫アミノ酸と呼ばれ，他のアミノ

アミノ酸	構造
脂肪族アミノ酸	
グリシン（Gly）(G)	H-CH(NH₂)-COOH
アラニン（Ala）(A)	H₃C-
※バリン（Val）(V)	(H₃C)₂CH-
※ロイシン（Leu）(L)	(H₃C)₂CH-CH₂-
※イソロイシン（Ile）(I)	H₃C-CH₂-CH(CH₃)-
ヒドロキシアミノ酸	
セリン（Ser）(S)	HO-CH₂-
※トレオニン（Thr）(T)	H₃C-CH(OH)-
塩基性アミノ酸	
※リシン（Lys）(K)	NH₂-CH₂-(CH₂)₃-
アルギニン（Arg）(R)	NH=C(NH₂)-NH-(CH₂)₃-
※ヒスチジン（His）(H)	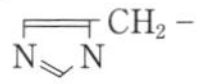 (imidazole)-CH₂-
酸性アミノ酸およびその酸アミド	
アスパラギン酸（Asp）(D)	HOOC-CH₂-
アスパラギン（Asn）(N)	H₂N-C(=O)-CH₂-
グルタミン酸（Glu）(E)	HOOC-(CH₂)₂-
グルタミン（Gln）(Q)	H₂N-C(=O)-(CH₂)₂-
芳香族アミノ酸	
※フェニルアラニン（Phe）(F)	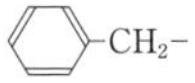 (C₆H₅)-CH₂-
チロシン（Tyr）(Y)	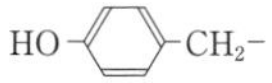 HO-(C₆H₄)-CH₂-
※トリプトファン（Trp）(W)	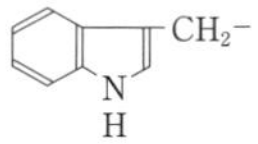 (indole)-CH₂-
含硫アミノ酸	
※メチオニン（Met）(M)	CH₃-S-(CH₂)₂-
システイン（Cys）(C)	HS-CH₂-
イミノ酸	
プロリン（Pro）(P)	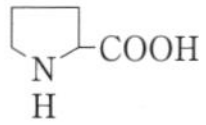 (pyrrolidine)-COOH

（　）：略号の左は3文字表記，右は1文字表記，※：必須アミノ酸

図 4-2　タンパク質合成に寄与するアミノ酸の構造と表記法
　　　　（グリシンとプロリン以外は側鎖（R）の部分のみを示す。）
（中谷延二，清水誠，小城勝相編著『食と健康――食品の成分と機能』
放送大学教育振興会，2006，p.53 一部改変）

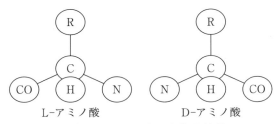

図4-3 アミノ酸の立体異性体
（CO→R→Nが時計回りに配置しているのがL型）

酸と区別される。

アミノ酸のα炭素には，水素，アミノ基，カルボキシル基，および側鎖の4つの異なる原子または原子団が結合しているので，この炭素は不斉炭素となり，結合の仕方によってD型，L型の2種類の立体異性体が存在する（図4-3）。自然界に存在するタンパク質を構成するアミノ酸はL型であるが，D型のアミノ酸も存在し，D型のアミノ酸を代謝する酵素も見出されている。D-セリンやD-アスパラギン酸は脳神経系の調節に関わっていることも報告され，D型のアミノ酸も生物にとって重要なものであることが明らかにされた。タンパク質の構成成分とならない他のアミノ酸としては，オルニチン，シトルリン，βアラニン，γアミノ酪酸（GABA）などが知られている。カルボキシル基のかわりに硫酸基をもつタウリン，アミノ基のかわりに第3級アミンをもつカルニチンなどもアミノ酸の一種とされている。

4-1-2. タンパク質の生成と構造

遺伝子（DNA）上の塩基配列がmRNAに転写され，さらにそれが翻訳されてポリペプチド鎖（タンパク質）が合成される。このようにタンパク質は遺伝子情報に従ってアミノ酸がペプチド結合し鎖状に繋がったものなので，構成するアミノ酸の配列はタンパク質によってそれぞれ異なっている。どのような性質のアミノ酸がどのような順番で存在するかによって，それぞれのタンパク質の化学的性質，生物学的性質も当然変わってくることになる。タンパク質を構成するアミノ酸は20種類ある

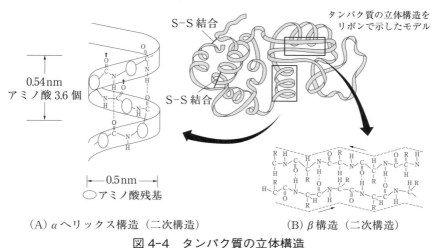

(A) αヘリックス構造（二次構造）　　（B) β構造（二次構造）
図 4-4　タンパク質の立体構造
（中谷延二，清水誠，小城勝相編著『食と健康——食品の成分と機能』放送大学教育振興会，2006，p.57 一部改変）

ので，2つ繋がれば400種類の，3つ繋がれば8000種類の異なったペプチドが生成する。タンパク質はアミノ酸が数十～千個以上も繋がったものなので，理論上は天文学的な数のタンパク質が存在することになる。

　タンパク質は，単なる紐状のポリペプチド鎖ではなく，それぞれ固有の3次元的な構造（立体構造と呼ぶ）をとる（図4-4）。ポリペプチド鎖が作る立体構造の最も基本的な要素は，αヘリックスと呼ばれるらせん構造とβ構造と呼ばれるシート状の構造であり，これらは二次構造と呼ばれる。細胞内の小胞体で合成され，二次構造が形成されたポリペプチド鎖は，さらに折りたたまれてそれぞれのタンパク質に固有の立体構造（三次構造）をとる。細胞質など親水的な環境中に存在するタンパク質は，疎水性アミノ酸が多い部分を分子の内側に，親水性アミノ酸が多い部分を分子の外側に来るようにして，水中でエネルギー的に安定な構造をとる。また，アミノ酸の側鎖同士の間に形成されるイオン結合，水素結合，S-S結合（ジスルフィド結合）なども，疎水結合とともに三次構造の構築に関わっている（図4-5）。細胞膜に存在する膜タンパク質と呼ばれるものでは，細胞膜を構成する脂質と接触する面に疎水性アミ

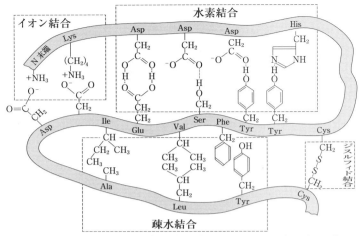

図 4-5　タンパク質の三次構造形成に関わる分子内の相互作用
(中谷延二, 清水誠, 小城勝相編著『食と健康——食品の成分と機能』
放送大学教育振興会, 2006, p.57)

ノ酸が集中するような立体構造をとる。LDL や HDL のような血液中のリポタンパク質を構成するタンパク質は, 脂質で構成された粒子の表面に疎水性表面で接触するように結合し, 親水性のアミノ酸を水相に向けるような形で存在している。タンパク質によっては, 三次構造をとった分子がさらにいくつか集まって会合体 (サブユニット構造) を形成することがある。このようなものを四次構造と呼ぶ。タンパク質はこのような様々な立体構造をとることによって固有の機能を発揮するようになるわけである。

　タンパク質が機能をもつように正確に折りたたまれるには, 分子シャペロンと呼ばれる介添え役の装置 (タンパク質) が必要になる。分子シャペロンの代表としては HSP70 や HSP60 が知られている。前者はリボゾームで合成中のタンパク質に結合してその凝集・不溶化を抑え, 後者は正しく折りたたまれなかったタンパク質を内部に取り込んで折りたたみをやり直す。このような立体構造作成機構は存在するものの, タンパク質の立体構造を決定しているのは究極的にはアミノ酸配列であり, またそれぞれのアミノ酸の化学的性質であると考えてよいだろう。

4-1-3. タンパク質の翻訳後修飾

　遺伝子の情報をもとに合成されたポリペプチド鎖が，そのままタンパク質の最終的な構造や機能を決めるわけではない。タンパク質は合成された後もいろいろと修飾をされていき，それがタンパク質に様々な機能を付与することが知られている。表4-1にその例を示す。

① 糖鎖による修飾

　タンパク質の中のアスパラギン残基（Asn）には，N-グリコシド型と呼ばれる糖鎖が結合する。糖鎖が付加されるのは，アミノ酸配列の中に「-Asn-X-Ser（またはThr）-」という配列（Xはどのアミノ酸でもよい）がある場合で，オリゴ糖転移酵素がその配列を認識してAsnの側鎖に糖鎖を付加する。一方，セリン残基やトレオニン（スレオニン）残基の側鎖にはO-グリコシド型と呼ばれる糖鎖が結合するが，この場合は特定の配列は必要ない。セリンやトレオニン残基がタンパク質分子の表面に露出していて，糖転移酵素の接近に支障のない立体構造であれば，これらの残基には糖鎖が付加される可能性がある。糖鎖の結合したタンパク質を糖タンパク質（glycoprotein）と呼ぶ。糖鎖の付加はタンパク質の親水性を高めるだけでなく，タンパク質の生物活性や物理化学

表4-1　タンパク質が受ける様々な修飾

修飾の内容	修飾部位（例）	修飾タンパク質に付与される機能（例）
糖鎖の付加	Asnの側鎖（N-グリコシド型糖鎖） Ser, Thrの側鎖（O-グリコシド型糖鎖）	タンパク質の安定化，情報伝達 溶解性の向上，溶液の粘性上昇
リン酸の付加	Ser, Thrの側鎖 Tyrの側鎖	カルシウムイオンの結合 細胞内のシグナル伝達に関与
S-S結合の形成	Cysの側鎖	タンパク質の立体構造形成
金属の結合	His, Cysの側鎖	金属酵素の活性中心など
ヘムの結合	Hisの側鎖	酸素の結合（ヘモグロビンなど）
脂質の結合	タンパク質分子の疎水性表面	脂質の運搬（リポタンパク質など）
プレニル化	C末端のCys	細胞膜への結合
メチル化	Lys, Argの側鎖	遺伝子発現調節（ヒストンの場合）
アセチル化	N末端のαアミノ酸	タンパク質安定化，立体構造形成

的性質も変化させる。

② リン酸による修飾

「-Ser(Thr)-X-Glu(あるいはリン酸化された Ser)-」という配列があると，最初のセリン（トレオニン）残基のところにリン酸が付加（リン酸化）される。チロシン残基の側鎖もリン酸化される場合がある。リン酸化はタンパク質の活性化を誘導し，細胞内での各種情報伝達経路の ON/OFF などにおいて重要な役割を果たしている。また，リン酸基にはカルシウムイオンを結合する性質があり，これも生物体内での各種反応の制御に関わることがある。

③ S-S 結合

システインの側鎖のスルフヒドリル基（-SH）は，酸化状態では他の -SH と反応して S-S 結合を形成する。分子内でのこの反応は立体構造を変化させ，また分子間での反応はタンパク質分子同士を共有結合で連結することにより，安定な重合体形成を誘導する。

④ 金属との結合

金属と結合することにより機能を発現しているタンパク質は多い。血中のヘモグロビンや筋肉中のミオグロビンは，ヘムと呼ばれるポルフィリン環の中に2価鉄が配位した色素物質と結合しており，ヘムを介して酸素を結合する。タンパク質中のヒスチジン（イミダゾール基をもつ）やシステイン（SH 基をもつ）は，鉄をはじめ，各種の金属と結合する性質をもっており，活性発現に金属が必要な酵素（金属酵素）にとってこれらの残基は重要である。金属イオンの結合にはアミノ基，カルボキシル基，ペプチド結合のカルボニル基なども関わる。

⑤ その他の結合

プレニル基とは，炭素数5のイソプレン単位で構成される構造単位の総称であるが，タンパク質の中にはシステインを介してプレニル化されているものがあることが知られている。アシル化されて炭化水素鎖と共有結合しているタンパク質もある。これらのタンパク質は細胞膜などの疎水的環境に配位し，細胞におけるシグナル伝達機能などに関わっているものと考えられている。さらに，ニトロ化，アセチル化，アミド化，

メチル化など様々な化学修飾を受けたタンパク質が見出されている。これらはタンパク質やペプチドの安定化などの役割を果たす。遺伝子に結合しているヒストンタンパク質のメチル化・脱メチル化は，遺伝子発現のエピゲノム制御メカニズムの一つであり，極めて重要なタンパク質修飾であることが明らかになっている。

4-1-4. ペプチド

タンパク質が分解酵素の作用を受けた場合には，ポリペプチドの断片であるペプチド（オリゴペプチド）が生成する。ペプチドには，もとのタンパク質にもあるいはその構成アミノ酸にも見出すことのできない特殊な性質や機能があることが明らかになっている。例えば，生体内には多くのペプチドホルモンと呼ばれる生理活性ペプチドがある。脳下垂体から分泌されるオキシトシン，心臓から分泌されるナトリウム利尿ペプチド（ANP），胃から分泌されるグレリン，膵臓のグルカゴンなどは，いずれもアミノ酸数が30以下のペプチドホルモンである。一般にペプチドホルモンは前駆体ポリペプチドとして合成され，それが体内の酵素によって分解されることによって活性を示すペプチドになる。生体内にはこれらのペプチドホルモンに対する受容体があり，様々な生理機能を誘導することが明らかになっている。

4-2. 食品タンパク質とその理化学的性質

4-2-1. 主要な食品素材に含まれるタンパク質

我々が日常的に摂取している食料には様々なタンパク質が含まれているが，特にタンパク質含量が多い食料としては，卵，乳，肉，豆類，穀類などがある。それらに含まれる主要なタンパク質の例を表4-2に示した。

① 鶏卵タンパク質

オボアルブミンは卵白に含まれるタンパク質の50％以上を占める主要タンパク質で，糖鎖をもつ。ほかにも卵白中にはオボムコイドやオボムチンのような糖含量の高い糖タンパク質があり，これらは卵白独特の

表4-2 代表的な食品タンパク質とその特性

食品素材	タンパク質名	特徴
鶏卵	オボアルブミン	卵白の主要タンパク質，熱凝固性
	オボムコイド	卵白の糖タンパク質，タンパク分解酵素を阻害
	リゾチーム	卵白中の抗菌タンパク質
	免疫グロブリン IgY	卵黄中に含まれ，感染防御に関与
牛乳	カゼイン（$\alpha_{s1}, \alpha_{s2}, \beta, \kappa$）	牛乳の主要タンパク質，チーズの原料リン酸化タンパク質，ミセルを形成
	β-ラクトグロブリン	乳清タンパク質，レチノール結合性
	α-ラクトアルブミン	乳清タンパク質，乳糖合成に関与
	ラクトフェリン	鉄結合性の糖タンパク質，抗炎症作用
畜肉	アクチン，ミオシン	筋原線維タンパク質　筋肉の収縮
	ミオグロビン	ヘム鉄結合タンパク質　肉の赤色の原因
	コラーゲン	三重らせん構造の繊維状タンパク質，皮膚や軟骨の成分
大豆	グリシニン	ゲル形成性，貯蔵タンパク質，
小麦	グリアジン	パン生地の形成，生地の粘性に関与
	グルテニン	パン生地の形成，生地の弾性に関与
米	オリゼニン	コメグルテリン，貯蔵タンパク質

粘弾性やゲル化性を生み出す。卵黄タンパク質の主要成分はLDLやVLDLなどのリポタンパク質であり，これらは親鶏の血液から移行する。また同様に血液から移行するタンパク質として免疫グロブリン（IgGタイプの抗体タンパク質。鶏卵のものはIgYと呼ばれる）がある。

② 牛乳タンパク質

牛乳の主要なタンパク質であるカゼインには$\alpha_{s1}, \alpha_{s2}, \beta, \kappa$の4種類がある。$\beta$-カゼインの一次構造の中には図4-6に示したようなアミノ酸配列がある。ここにはタンパク質がリン酸化されるためのコンセンサス配列（本章4-1-3②を参照）が存在するので，この領域に存在する4つのセリン残基にはリン酸が結合する。セリン残基の側鎖にリン酸が結合したものをフォスフォセリン（phospho-Ser）と呼ぶが，フォスフォセリン側鎖のリン酸基やグルタミン酸の側鎖のカルボキシル基はマイナスに荷電しているために，プラスに荷電しているカルシウムイオンと結合する性質をもつ。このリン酸化ペプチド領域を介してカゼインは

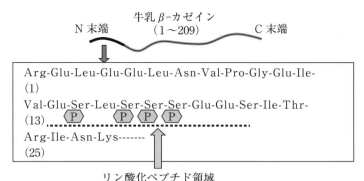

図4-6 牛乳β-カゼイン中にあるリン酸化部位
（$α_s$-カゼイン中にも同様の配列がある）

カルシウムと結合し，さらにカルシウムを介してカゼイン同士が結合することになる（カルシウム架橋）。こうしてカゼインはカゼインミセルと呼ばれる大きな会合体（粒子）を形成する。牛乳が白く濁っているのはカゼインミセルが光散乱を起こすためである。

③ 肉・結合組織などのタンパク質

アクチンやミオシンは筋肉組織を作っている筋細胞に含まれる繊維状のタンパク質（筋原線維タンパク質）で，筋肉の収縮に関わる。コラーゲンは皮や軟骨に含まれるタンパク質で，プロリン，グリシンの含有比率が高いポリペプチド鎖がらせん状に3本組み合わされた特異な構造をしている。プロリンの一部はヒドロキシ化されており，このヒドロキシプロリンの存在もコラーゲンの各種特性に関わっている。

④ 小麦タンパク質

グルテニンは小麦の主要なタンパク質で，グルタミンやプロリンが豊富に含まれている。また，システイン含量も高く，分子内・分子間に多くのS-S結合を形成する性質をもっている。小麦をはじめとする植物種子の貯蔵タンパク質は，そのアミノ酸配列に極めて多くの変異（多型性）が存在する。ドウ形成性などの小麦粉の特性は品種によって大きく異なるが，小麦の主要タンパク質の配列に大きな多様性が存在すること

がその理由の一つと考えられる。

4-2-2. 食品タンパク質の加工特性

　生体内のタンパク質は，細胞や組織の構築，多様な生理機能の発現といった役割を担うために本来の立体構造を維持していなければならない。しかし，食品成分としてのタンパク質には，通常そのような生物機能は期待されていない。そのかわり，食品タンパク質には，我々の体内でのタンパク質生合成に必要な原料（アミノ酸）の供給源やエネルギー源としての役割が期待される。また，食品原料中に含まれる多くのタンパク質は各種の加工学的特性（物性機能）を有しており，多彩でおいしい食品の製造・調理に欠かせないという側面をもつ。

　食品加工や調理のプロセスではしばしば加熱操作が用いられるが，ほとんどのタンパク質は加熱によって変性する。変性とはタンパク質が本来もっている立体構造が破壊され，その生物機能も消失することである。加熱以外にも，凍結融解，超高圧，酸，アルカリ，有機溶媒，激しい撹拌などの処理によってタンパク質は変性する。変性したタンパク質では，分子内に存在していた疎水性領域が分子表面に出てくるために，それらの部分が疎水的相互作用したり，分子間でS-S結合を形成したりする結果，タンパク質分子の凝集，不溶化などの変化が起こる（図4-7）。一方で，二次構造や三次構造が破壊され，立体構造が失われた変性タンパク質は消化酵素で分解されやすくなるので，変性は栄養学的には好都合な変化と言える。また，変性によって新しい物性，加工学的特性が生まれることも多いので，食品科学的な立場から言うと，タンパク質の変性は望ましい変化の一つということになる。

　食品タンパク質の加工特性とそれを利用した食品群の例を以下に挙げよう。

① 凝集性

　牛乳のカゼインは，キモシンという酵素によってペプチド結合の一か所（κ-カゼインのN末端から105-106番目のPhe-Met）が切断されることにより急速に凝集するという性質をもっている。この凝集物のこと

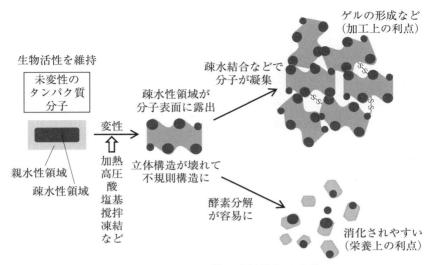

図 4-7　タンパク質の変性過程の変化

をカードという。カードの製造に当たって原料乳に加えた乳酸菌（スターターという）やキモシン，さらにはその後に加えたカビなどの微生物によってカード内のタンパク質等の分解や代謝が進んだものがチーズである。

② 凝固性

卵白を加熱するとオボアルブミンなどのタンパク質が変性して凝固する。大豆の熱水抽出物（豆乳）にカルシウムなどを入れると変性した大豆タンパク質が凝固するが，これが豆腐である。豆乳を加熱すると，タンパク質が変性して気液界面に膜ができる。これを掬いあげたものが湯葉である。

③ ドウ形成性

小麦粉を捏ねると，グルテニンやグリアジンのようなタンパク質が相互作用を起こし，グルテンとも呼ばれる特有の粘弾性をもつ生地（ドウ）ができる。これを発酵させ焼いたものがパンとなる。

④ ゲル形成性

コラーゲンは水中で加熱すると変性してゼラチンになる。ゼラチン溶

液を冷却するとコラーゲン分子がからみあった特有のゲルが形成される。卵を加熱すると白身や黄身が固まる。特に白身は滑らかで強い弾性をもつゲル状の凝固を示す。このようなゲル形成は，生卵を超高圧処理した場合にも起こることが知られている。また，生卵を強いアルカリ性の液に浸漬しておいても卵白・卵黄のゲル化が観察される。アルカリ変性によって起こった卵白のゲル化では，タンパク質の分解によって生じた硫化水素などの作用により黒褐色の透明な美しいゲルができる。これが中華料理で登場するピータン（皮蛋）である。

⑤ 乳化性

牛乳を均質化（ホモゲナイザーのような機械で激しく撹拌すること）すると乳脂肪球が微細化されるが，その時，新たに形成された脂肪球の表面に牛乳タンパク質が変性して吸着し（界面変性），一種の乳化剤となって乳化状態を安定化させる。マヨネーズの場合には，均質化した植物油の油滴表面に卵黄のリポタンパク質などが吸着し，油滴の合一や凝集を抑制して安定なエマルション状態が作られる。

⑥ 起泡性

卵白溶液を泡立つように激しく撹拌すると，卵白タンパク質が空気と溶液の界面で変性して膜を作り，安定な気泡を形成する。これがメレンゲである。アイスクリームは脂肪が分散した状態で凍ったエマルションであるが，同時に空気が大量に含まれている起泡性食品でもある。撹拌によってクリーム中に分散された気泡の表面に高い起泡性を有する牛乳タンパク質が吸着している。

このように，タンパク質の変性は多彩な加工食品を生み出すために必要な特性となっている。

4-3. 栄養学的・生理学的性質

4-3-1. タンパク質の栄養価

タンパク質の栄養価は構成するアミノ酸の種類と量に依存する。アミノ酸には，体内で他のアミノ酸から合成されたり，糖の代謝物とアミノ基から合成されるために食物を介して取り込む必要がないアミノ酸（非

必須アミノ酸＝可欠アミノ酸ともいう）と，体内では合成できないので食物を介して取り込まなければならないアミノ酸（必須アミノ酸＝不可欠アミノ酸ともいう）がある。ヒトの場合の必須アミノ酸は，メチオニン，トレオニン，フェニルアラニン，トリプトファン，バリン，イソロイシン，ロイシン，リシン，ヒスチジンの9種類である。これ以外のアミノ酸も生理的条件や病態によって摂取が必要になる場合があるが，基本的には上記の必須アミノ酸を必要量摂取できるように食事を考える必要がある。

　食品タンパク質の栄養価の測定法には，摂取した時の窒素の出納に着目する「生物価」，「正味タンパク質利用率」，摂取後の体重増加量を見る「タンパク質効率」といった生物学的な方法と，タンパク質のアミノ酸組成から推定する方法「アミノ酸スコア」がある。アミノ酸スコアは，理想的なアミノ酸組成（WHO/FAO/UNUのような国際機関が提唱した必要量のパターン）と比較した場合にもっとも不足している必須アミノ酸（第1制限アミノ酸）の割合である。例えば，成人にとって理想的なアミノ酸組成をもつタンパク質では，1グラム中に45mgのリシンが含まれているとしよう。牛乳タンパク質にはそれをはるかに上回るリシンが含まれている。しかし精米タンパク質には1グラム中29mgのリシンしか含まれておらず，これが第1制限アミノ酸と判定された場合には，他の必須アミノ酸がいかに多量に含まれていても，精米タンパク質のアミノ酸スコアは $29/45 \times 100 = 64$（％）という数値になってしまう（図4-8）。一般に，乳，卵，肉類のタンパク質のアミノ酸の栄養価は高いが，植物由来のタンパク質では，上記のようにリシンなど一部の必須アミノ酸の含量が理想的パターンに比べて低いことが知られている。

4-3-2. タンパク質・ペプチド・アミノ酸の生理機能

　食品タンパク質の中には，それが本来もっている生理的機能を，経口摂取した場合でもそのまま利用できる場合がある。例えば，母乳中の抗体は，母乳を摂取した乳児の消化管内で病原菌による感染を予防したり，アレルゲンの侵入を抑制したりする作用がある。また，乳に含まれ

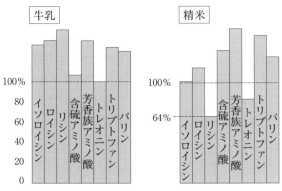

図 4-8　アミノ酸スコアに基づく食品タンパク質の栄養価バランスの比較

る鉄結合タンパク質ラクトフェリンにも感染防御や免疫調節作用が見出されている。小麦中にはαアミラーゼ阻害タンパク質があり，これを食べると腸管内でのデンプン等の消化が遅れるために，食後血糖値の上昇が抑制される。しかし，多くの食品タンパク質は，調理加工のプロセスや消化管内での分解によって変性し消化されて，タンパク質としての本来の機能は失われる。

　一方，このようなタンパク質の消化分解の過程で生成するオリゴペプチド（アミノ酸が数個程度つながったペプチド）にはいろいろな興味深い生理活性があることが近年明らかになった。これらのペプチドの機能性については第 14 章（14-2-3-1）を参照してほしい。

　タンパク質が完全に分解されて生じるアミノ酸についても，単なるタンパク質合成の原料という意味とは別に，シグナル栄養素としての働きが注目されている。アミノ酸の生理機能としては，免疫増強，炎症抑制，疲労回復，神経調節など多様な生理機能が報告されており（表 4-3），サプリメントとしての利用も拡大している。

4-4. 食品タンパク質の改変

　食品製造過程では，タンパク質を酵素で処理することにより，その特性を改変することがしばしば行われる。また，遺伝子組み換え技術が進

表4-3 アミノ酸が生理機能に関わる例

アミノ酸	期待される生理機能	予想されるメカニズム
アルギニン	免疫力の増強	NO産生の原料
グルタミン	腸管機能の向上	腸管細胞のエネルギー源
トリプトファン	神経性症状の改善	セロトニンやキヌレニンの原料
グリシン	統合失調症，睡眠改善	NMDA受容体のアゴニスト作用
システイン	ラジカル消去	グルタチオンの原料
分枝鎖アミノ酸	筋肉タンパク質合成促進 筋損傷軽減	mTOR活性化を介したタンパク合成促進

注) NO：一酸化窒素，セロトニン・キヌレニン：神経伝達を制御する物質，NMDA：神経細胞死などに関わるグルタミン酸受容体の一種，グルタチオン：抗酸化作用を持つペプチド性物質，mTOR：ラパマイシン標的タンパク質（チロシンリン酸化系のシグナル伝達に関わるタンパク質）

み，タンパク質を人為的に改変し，その特性や機能性を変化させることが可能になった。食品タンパク質について，このような改変の例を紹介したい。

4-4-1. 酵素的改変

　酵素処理によるタンパク質の分解が引き起こす食品製造・加工上の有意義な変化について，例を挙げて簡単に説明しよう（図4-9）。

① プロテアーゼによるタンパク質の低分子化

　タンパク質分解酵素で分解することによって，タンパク質の分散性や溶解性を高めてその利用性を向上させたり，逆に凝集を誘導するなど，様々な物性機能を変化させることができる。前者としては，中性pH付近では不溶の肉タンパク質をプロテアーゼ処理してペプチド混合物にすることにより，様々な加工食品の素材として用いることが可能になるといった例がある。後者としては，4-2-2で述べたチーズ製造におけるキモシン（レンニン）の利用がある。カゼインの一か所のペプチド結合の分解によって乳タンパク質の凝集が一気に進むことはプロテアーゼによるタンパク質分解の食品製造・加工上の重要性を示す好例である。また，酵素による分解によって，生理機能性をもつペプチドが生成するこ

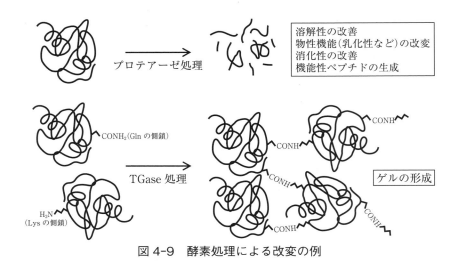

図 4-9　酵素処理による改変の例

ともあり，そのような機能性素材としてのペプチド製造にも酵素処理は有力な手法となる。

② トランスグルタミナーゼによるタンパク質の高分子化

　タンパク質（ポリペプチド）間を結合させることによってタンパク質の利用性を高めることも可能である。トランスグルタミナーゼ（TGase）は血液の凝固に関わる酵素であるが，これを魚肉製品の改変に用いた例がある。TGase は脱アミノ反応を介してタンパク質中のリシン残基の側鎖とグルタミン残基の側鎖を結合させる性質をもっている。この結合が形成されることによりタンパク質は高分子化し，凝固してゲルを形成する。凝固力の弱い低品質の魚肉すり身を TGase で処理することにより，高品質のすり身を用いた時と同じように良好な物性をもったゲル製品（カマボコなど）の製造が可能になる。

4-4-2. 遺伝子工学的改変

　遺伝子組み換え作物（GMO）やそこから分離された成分の産業利用には，制度的な問題，消費者の受容の問題など，いくつかの解決しなければならない課題もある。しかし以下に述べるような遺伝子改変はすで

に技術的には可能になっている。

① 栄養強化のための改変

　一般的に，穀類のタンパク質にはリシン，メチオニン等の必須アミノ酸が少ない。そこで主要食用植物であるイネなどについて，その種子タンパク質の遺伝子中に必須アミノ酸の塩基配列を数か所挿入するといった操作を行い，必須アミノ酸含量を高めたタンパク質を含む品種を作成した例が報告されている。また，植物タンパク質の中では比較的栄養価が高いダイズのタンパク質の遺伝子をイネに導入し，大豆タンパク質を含むコメを作製した例もある。

② 生理機能性を付与するための改変

　花粉症などのアレルギー疾患を予防するためには，生体がもつ経口免疫寛容[注]のような仕組みを利用して，花粉アレルゲンに対する生体側の応答性を減弱させることが有効と考えられている。この目的で，花粉アレルゲンに対する免疫寛容を誘導するための一種の経口ワクチン療法が開発された。この療法においては，花粉のアレルゲンタンパク質（あるいはその一部）を継続的に経口摂取する必要がある。そこで，コメの中に花粉アレルゲンタンパク質が含まれるように，遺伝子改変したイネが開発されている。

（注）経口的に摂取された異物（例えば食品中のタンパク質）に対しては，それを異物（アレルゲン）と認識して過剰に応答しないように調節する仕組みが腸管免疫系には備わっている。この調節機構のことを経口免疫寛容と呼ぶ。詳しくは第12章を参照のこと。

研究課題

1. タンパク質の構成アミノ酸ではないアミノ酸の構造を調べ，それらがなぜタンパク質の構成アミノ酸にならないのか考えてみよう。

参考文献

1) 上野川修一，田之倉 優編『食品の科学』東京化学同人，2005.
2) 日本アミノ酸学会訳『タンパク質・アミノ酸の必要量』(WHO／FAO／UNU 合同専門協議会報告) 医歯薬出版，2009.
3) ニュートン別冊『人体は'なに'で作られているのか：分子レベルの万能素材－タンパク質』ニュートンプレス，2013.
4) 上野川修一，清水誠，鈴木英毅，髙瀬光徳，堂迫俊一，元島英雅編『ミルクの事典』朝倉書店，2009.

5 ビタミンとミネラルの科学

小城勝相

　ビタミンとミネラルは体内では合成できず，食物から摂取する必要のある栄養素である。ビタミンは，すべて微量成分で生命の維持に不可欠な役割をもつ。ミネラルは1日あたり100mg以上摂取すべきマクロミネラルと必要量がそれ以下のミクロミネラルに分類できる。体内に1kgも存在するカルシウムから，極微量しか存在しないセレン，コバルトまで多彩である。これらの化学と機能を解説する。特にカルシウムの機能と骨の健康について解説する。
《**キーワード**》　ビタミン，ミネラル，カルシウム，鉄，コバルト，セレン

5-1. ビタミン（Vitamin）

　1911年にC. FunkがビタミンB_1を発見し，生命に必須のアミン（Vital amine）という意味でビタミン（Vitamine）と命名した。その後ビタミンはアミンとはかぎらないことから最後のeが除去された。従来，ビタミンは水溶性（水に溶解しやすいもの）と，脂溶性（油脂に溶解しやすいもの）に分類されるので，それに従って説明する。

5-2. 水溶性ビタミン

　水溶性ビタミンはすべて酵素（タンパク質）と共同して，化学反応を起こす。このような性質をもつ物質を補酵素や補因子という。

5-2-1. ビタミンB_1

　欠乏症が脚気である。脚気は進行すると心不全を起こすが現在では幸いにも患者はほとんどいない。ビタミンB_1（B_1と略記）が関わる酵素反応を説明する。B_1は化学名をチアミンという（図5-1）。腸で吸収されたあと，体内でチアミンキナーゼ（キナーゼはリン酸化を行う酵素）

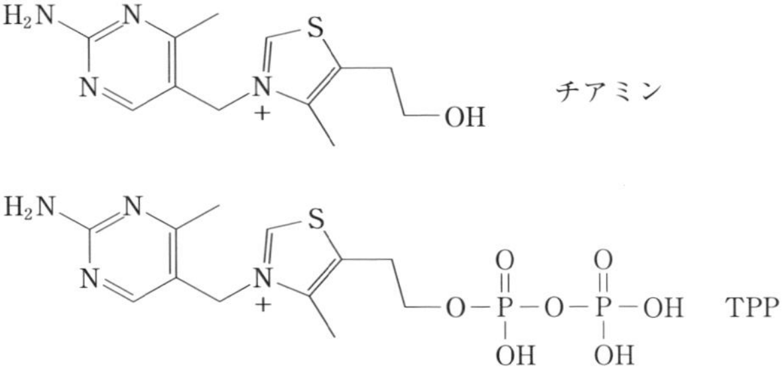

図5-1　ビタミンB_1

により水酸基に2つのリン酸が結合したチアミン二リン酸｛TDP：Thiamine diphosphate（diは化学では2の意味)｝，別名チアミンピロリン酸（TPP：Thiamine pyrophosphate）に変換される（図5-1）。体内ではB_1はこの形で補酵素（酵素タンパク質と可逆的に結合して酵素機能を発現させる分子）として機能する。

　B_1を補酵素とする酵素はエネルギー産生に関わる糖代謝や分岐アミノ酸代謝に関係する。厚生労働省策定，「日本人の食事摂取基準　2010年版」（参考文献1：摂取基準の詳細は本文献を参照）によると，B_1の成人・小児の推奨量は，チアミン塩酸塩として0.54mg/1,000kcalと，消費エネルギー基準で示されている。すべてのビタミンで妊婦や授乳婦では付加量が必要で，乳児では異なる基準が採用される（詳細は参考文献1）。

　B_1を補酵素とする酵素の代表例として，ピルビン酸をアセチルCoA（後述）に変換するピルビン酸デヒドロゲナーゼを取り上げる。この酵素は他の水溶性ビタミンを補酵素とする酵素と大きな複合体を形成して働く。ここで必要なビタミン類を説明する。

　図5-2にニコチンアミドアデニンジヌクレオチド（NAD^+：nicotinamide adenine dinucleotide）を示す。NAD^+を構成するリボース，アデニン，ピリジンの構造も示した。ジヌクレオチドとは核酸塩基がリボースに結合した分子に2つのリン酸が結合したものである。NAD^+のニコチン酸アミド（別名ニコチンアミド）の窒素を含む6員環（ピリジン）

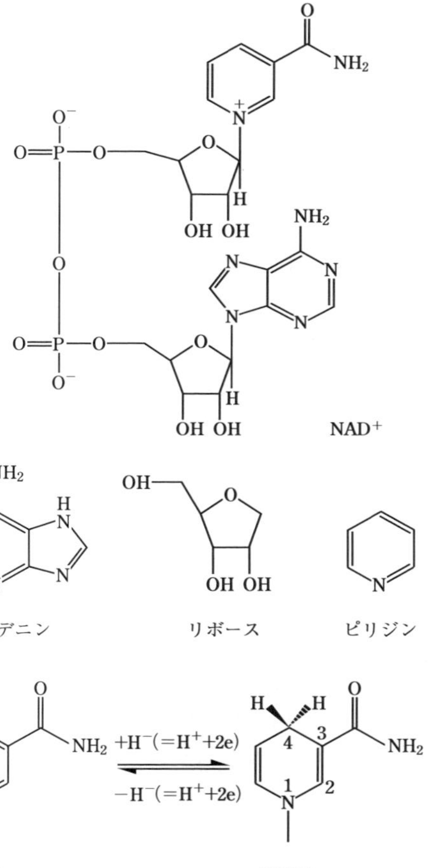

図 5-2 ナイアシン関連分子

の4と番号がつけられた炭素（4位の炭素）にヒドリド｛水素陰イオンH^-：H^+に電子（e：electron）2個が結合したもの｝が結合したものが還元型で，NADH（プラスのかわりにHが入る）という。この2つの物質は互いに変換され酸化還元反応を行う。

　ニコチンアミドを含む補酵素のことを総称してナイアシンという。ナイアシンはトリプトファンから体内でも合成できる（摂取量の1/60程度）ので，日本では欠乏症はまれである。皮膚炎，下痢，神経障害を伴

うペラグラという欠乏症が知られているが，トリプトファンやナイアシン欠乏を引き起こす要因（栄養失調，アルコール中毒，トウモロコシを主食としている等）が関与している。

補酵素 A（CoA：Coenzyme A）（図 5-3）は NAD^+ 同様アデノシンにリン酸が 2 つ結合し，それにパントテン酸とシステアミンが結合した分子である。CoA のシステアミンの末端の -SH（チオール基）の H のかわりにアセチル基（$-COCH_3$：Ac と略記）が結合したものがアセチル CoA である。CoA は末端の -SH が機能上重要なので，CoA-SH と表記することもある。アセチル CoA は CoA-S-Ac と標記する。

リポ酸（lipoic acid）（図 5-4）は腸内細菌が合成するためヒトでの欠乏症は知られておらず食事摂取基準もない。リポ酸も S-S のジスルフィド結合をもつ酸化型（右辺）と両方が -SH になった還元型（左辺）が

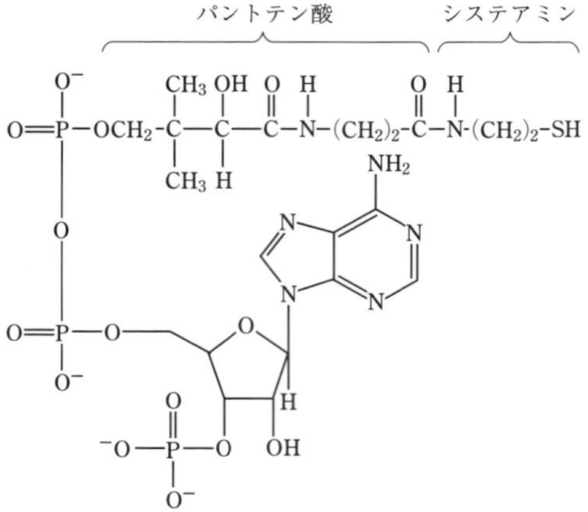

図 5-3 補酵素 A（CoA）

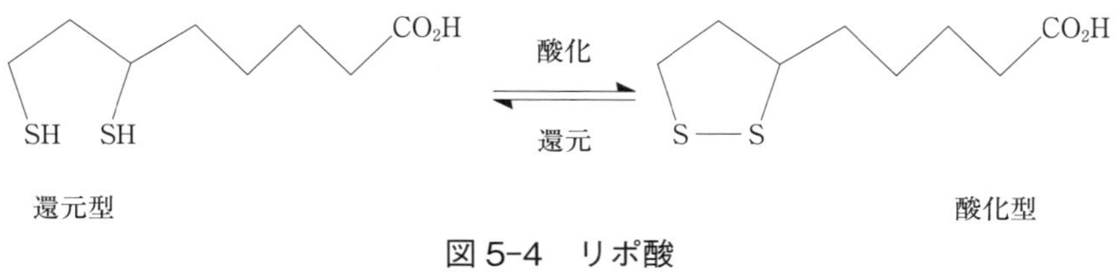

図 5-4 リポ酸

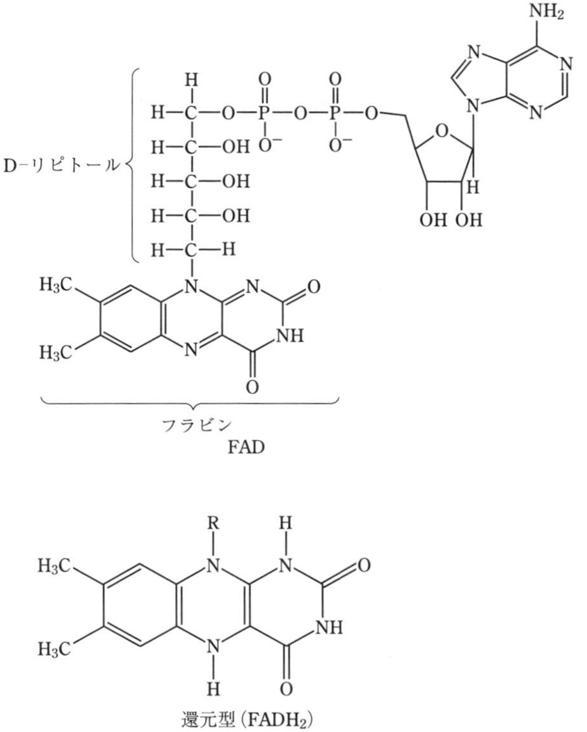

図 5-5 ビタミン B_2

存在する。

　ビタミン B_2（フラビン：flavin）（図 5-5）として FAD（フラビンアデニンジヌクレオチド）を示した。FAD も酸化還元系を構成し，酸化型と酸化型フラビンに水素分子が付加した還元型（$FADH_2$）がある。

　ピルビン酸デヒドロゲナーゼは上記 5 種類の水溶性ビタミンが共同作業する 3 つの酵素が集まっている。反応としてはピルビン酸と NAD^+ から CoA-S-Ac と NADH を生成する式 5-1 の反応を触媒する。

$$\text{ピルビン酸} + NAD^+ + CoA \rightarrow \text{アセチル} CoA + NADH + H^+ + CO_2$$
（式 5-1）

　生成する CoA-S-Ac は，クエン酸回路で NADH を生成し，これがミ

トコンドリアで酸化されてエネルギーであるアデノシン-三リン酸（ATP：第7章参照）を生成するので，糖からエネルギーを生み出す必須の反応である。CoA-S-Acは脂肪酸やコレステロールの原料にもなる重要な物質である。

この反応を図5-6で説明する。酵素Ⅰ（ピルビン酸デヒドロゲナーゼ）に結合したTPPの反応点のチアゾールにはアンモニウムと硫黄（S）にはさまれた2位の炭素がある。隣の置換基の影響でこの炭素に結合し

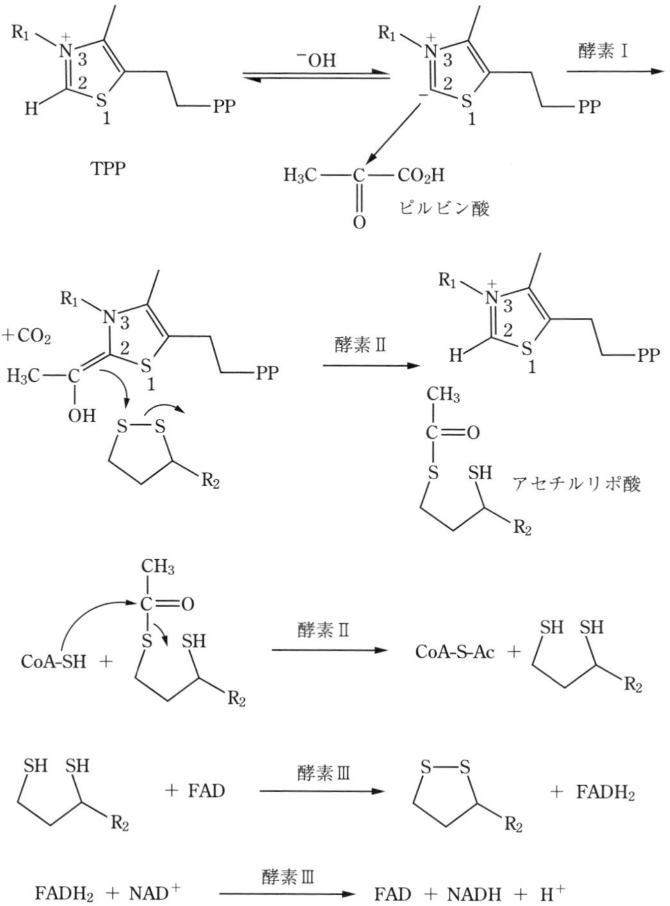

図5-6　ピルビン酸デヒドロゲナーゼの反応

た水素は水素イオン（H^+）として解離して，炭素陰イオン（カルバニオン）を生成しやすい。このカルバニオンはピルビン酸のカルボニル基と結合し，脱炭酸を起こして TPP のヒドロキシルエチル誘導体を生成する。

この部分が酵素Ⅱ（ジヒドロリポイルトランスアセチラーゼ）のリシンとアミド結合した酸化型リポアミドに渡されてアセチルリポアミドに変換される。アセチルリポアミドのアセチル基はこの酵素の中で CoA-SH に移動し，CoA-S-Ac と還元型リポアミドを生成する。

還元型リポアミドは次の酵素Ⅲ（ジヒドロリポイルデヒドロゲナーゼ）によって水素分子を奪われて酸化型リポアミドに戻る。水素は FAD と結合し $FADH_2$ が生成する。この $FADH_2$ の H_2 の一方の水素が H^- になって NAD^+ に移されて，NADH が生成し，他方の水素が H^+ になる。これで 1 つのサイクルが終わり，式 5-1 が完成する。図 5-6 をみると補酵素の部分だけで反応が起こっているように見えるが，補酵素だけでは反応が起こらず，酵素タンパク質が必要である。

5-2-2. ビタミン B_2

図 5-5 に示した FAD が代表であるが，フラビンをもつフラビンモノヌクレオチド（FMN）（図 5-7）もビタミン B_2 であり，酸化還元酵素の

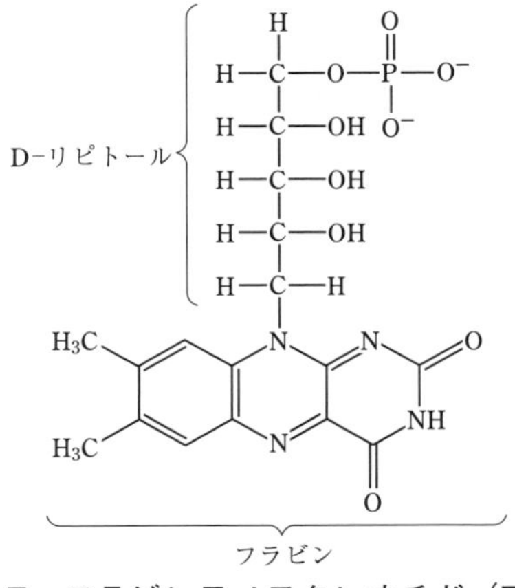

図 5-7　フラビンモノヌクレオチド（FMN）

補酵素として機能する。

5-2-3. ビタミン B_6

図5-8に示す3-ヒドロキシ-2-メチルピリジン誘導体の3種類である。X_2が水素, X_1が$-CH_2OH$のものをピリドキシン, X_1が$-CHO$（アルデヒド）のものをピリドキサール, X_1が$-CH_2NH_2$のものをピリドキサミンという。これらはすべて5位の水酸基がリン酸化されて（X_2がリン酸）機能する。これら6種類の分子がビタミンB_6（B_6と略記）である。これらの分子は酵素により体内で相互変換できる。B_6はアミノ酸代謝, 例えば, アミノ基転移反応, アミノ酸の脱炭酸反応などを触媒する酵素の補酵素として機能する。

5-2-4. ビタミン B_{12}

1948年に抗悪性貧血因子として発見された。成人男性で体内すべてのビタミンB_{12}（B_{12}と略記）を合わせても, 2-5 mg程度の微量ビタミ

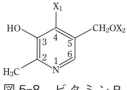

図5-8　ビタミンB_6の構造

図5-9　メチルコバラミン

ンである。そのうち1 mgが肝臓に存在する。B_{12}は中心にコバルトを含み、コバラミンと呼ばれる。図5-9にはメチルコバラミンを示した。金属が炭素と直接結合する生体内唯一の有機金属である。B_{12}はメチル基の転移反応を初め、補酵素として機能するが、欠乏症で貧血が起こることから、核酸やヘムの合成において重要であることがわかる。ヘムの構造は第6章に示すが、ヘモグロビンやミオグロビンに含まれ、真ん中の2価鉄イオン（Fe^{2+}）に酸素が結合する。

5-2-5. ビタミンC

ビタミンC（Cと略記）は人間、猿類、モルモットにとってビタミン、すなわち、体内で合成できない分子である。それ以外の哺乳類は肝臓でグルコースからCを合成できるので必須栄養素ではない。Cは化学名をL-アスコルビン酸（L-ascorbic acid）という。図5-10に示すようにCは強い還元力をもつため強力な抗酸化剤の役割を果たす。活性酸素などのラジカル（不対電子をもつ分子：第7章参照）に水素原子を2つ与えて酸化されたCをL-デヒドロアスコルビン酸というが、これは細胞内の酵素で元のCに再生される。

Cは抗酸化剤としてだけでなく、アドレナリンやノルアドレナリンなどの神経伝達物質を合成する酵素の補因子（酵素タンパク質の機能を発揮させる分子）としても機能する。その他、骨や皮膚にあるコラーゲンという線維状のタンパク質が成熟するために必要な酵素の補因子でもある。

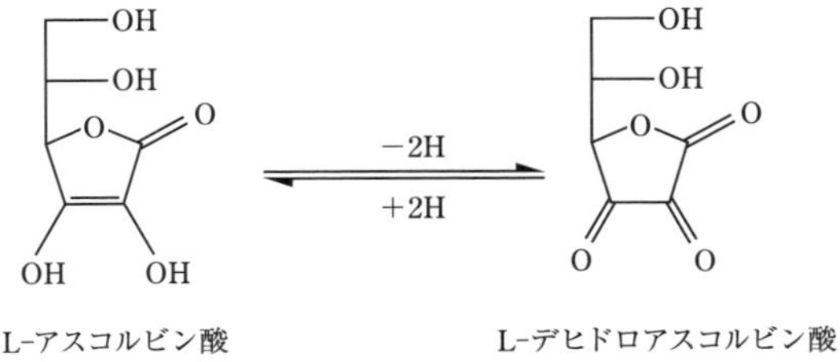

図5-10 ビタミンC

5-2-6. ビオチン（Biotin）

ビオチン（図 5-11）が補酵素として機能するときにはカルボン酸の部分が酵素タンパク質のリシン残基とアミド結合している。このビタミンも欠乏症はほとんどなく，グルコースや脂肪酸合成において重要な機能をもつ。

5-2-7. 葉酸

葉酸は図 5-12 に示すようにプテリジンに p-アミノ安息香酸とグルタミン酸が結合したものである。葉酸は炭素 1 つ分の変換を行う酵素の補酵素で，多くの誘導体がある。

5-3. 脂溶性ビタミン

脂溶性ビタミンにはまだわからない機能が多い。ビタミン E 以外は過剰症があることも重要である（2014 年 8 月段階でビタミン E 過剰症は未確立）。

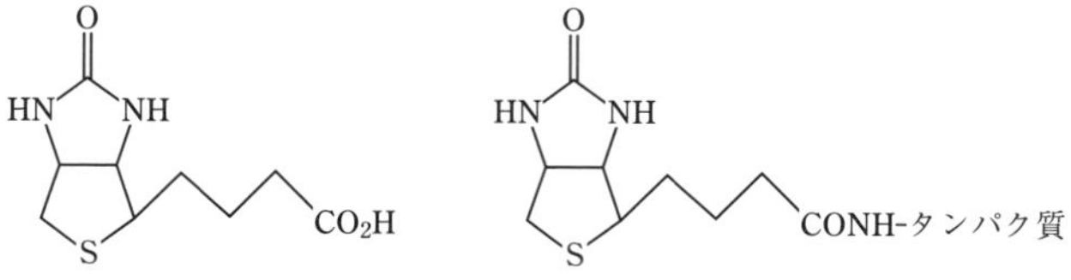

ビオチン　　　　　酵素のリシン残基とアミド結合した形

図 5-11　ビオチン

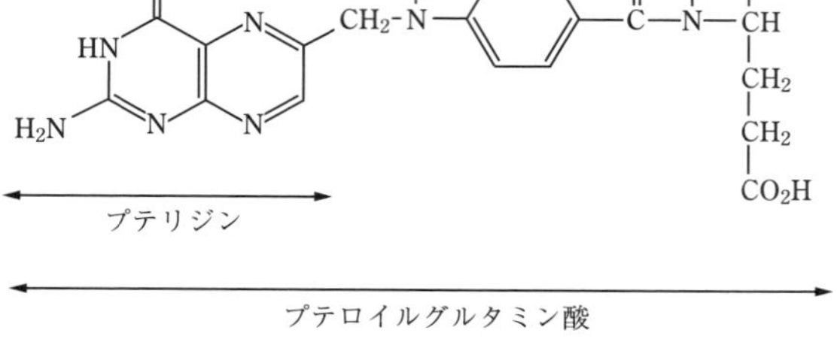

図 5-12　葉酸

5-3-1. ビタミンA

ビタミンA（Aと略記）の代表分子がレチナール（図5-13）である。これは，食物中のレチナールだけでなく，β-カロテンを摂取しても腸でβ-カロテンジオキシゲナーゼにより中央で酸化的に切断されて生成する。A活性をもつのは，レチナールの他，アルデヒドがアルコール（$-CH_2OH$）になったレチノール，カルボン酸になったレチノイン酸（$-CO_2H$）がある。Aは視覚，聴覚，生殖機能の維持，免疫，成長促進，皮膚や粘膜の維持，制癌作用などの機能をもつが，視覚以外の機能についての作用機構は研究途上である。

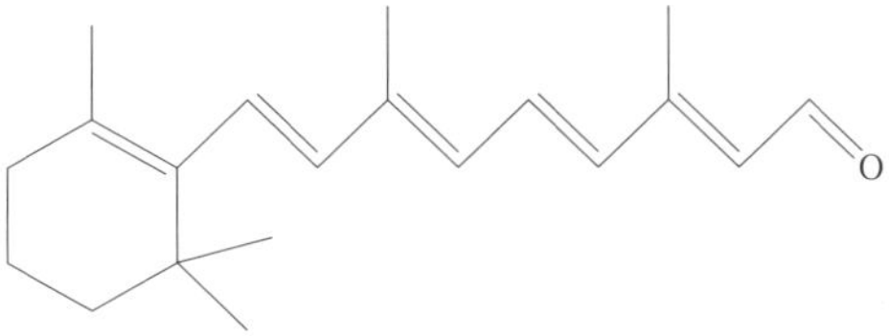

図5-13 レチナール

ビタミンDはカルシウムの所で述べる。

5-3-2. ビタミンE

ビタミンEは化学名α-トコフェロールといい，図5-14に示すようにフェノールの部分を含む。同時に長い炭化水素の鎖をもつので水に溶けにくく，細胞膜の脂質部分に存在する。活性酸素などのラジカル（図5-14ではX·で示すように不対電子をもつため活性な分子：第7章参照）に水酸基の水素を与えて，活性酸素を無害な物質に変換する。この反応で膜の脂質を酸化障害から防御する。水素を失った分子はα-トコフェリルラジカルになる。これも不対電子をもつが，比較的反応性が低いので他の分子を攻撃せず，そのうちCなどから電子をもらって元のα-トコフェロールに戻る。しかし常にCが助けてくれるとはかぎらず，その場合，トコフェリルラジカルは，元に戻れず分解され排泄される。

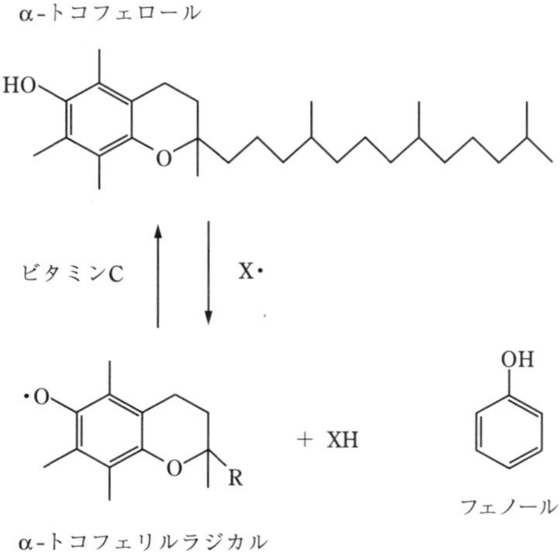

図 5-14　α-トコフェロールの反応

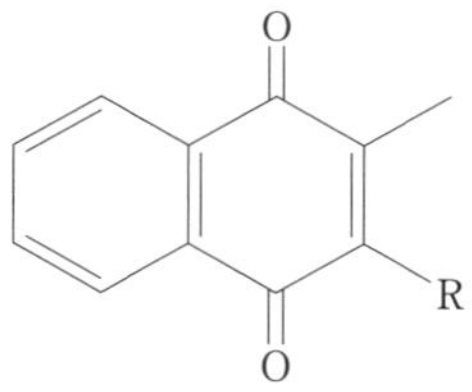

図 5-15　ビタミン K

5-3-3. ビタミン K

構造は図 5-15 に示すが，R は 3 種類知られている。ビタミン K は血液凝固に関与する。血液凝固においてはカルシウム（生体内では常に Ca^{2+} の形で存在する）とタンパク質が結合する必要があるが，Ca^{2+} を結合できるカルボキシル基を炭酸ガスを用いてタンパク質に導入する反応を行う補酵素として機能する。ビタミン K は Ca^{2+} の関係で骨形成にも関与する。

5-4. ミネラル

Ca^{2+} 以外の必須マクロミネラルについて表 5-1 にその機能をまとめた。日本ではナトリウム（食塩）の過剰摂取で高血圧になることが問題

である。ミクロミネラルの主なものを表5-2に示す。ミクロミネラルは欠乏症とともに過剰症がある。

表5-1 マクロミネラルとその機能（電荷を示したものはその形でしか体内で存在しない）

マクロミネラル	機　能
リン (P)	リン酸として存在し骨や歯の成分，DNA，リン脂質，ビタミンの成分，タンパク質のリン酸化による活性調節
ナトリウム (Na^+)	細胞外液の主要陽イオン，神経や筋肉の調節，ホルモンによる調節
カリウム (K^+)	細胞内液の主要陽イオン，神経や筋肉の調節，ホルモンによる調節
塩素 (Cl)	体液の浸透圧維持，胃液の塩酸，白血球の殺菌作用（第10章参照）
マグネシウム (Mg^{2+})	骨，歯の成分，キナーゼ等の補因子

表5-2 ミクロミネラルとその機能（電荷を示したものは，その形でしか体内に存在しないが，示さない元素は複数の状態をとる）

ミクロミネラル	機　能
鉄 (Fe)	ヘムの構成成分。ヘムはヘモグロビン，ミオグロビンに含まれる他，ミトコンドリア電子伝達系のシトクロム類，解毒作用を行う薬物代謝酵素，過酸化水素を分解するカタラーゼ，血管を弛緩させる一酸化窒素（NO）合成酵素，過酸化水素を用いて酸化反応を行うペルオキシダーゼなど多くの酵素の補欠分子族である。ヘムだけでなく鉄イオンの形でも酵素の補因子になる。
亜鉛 (Zn^{2+})	アルカリホスファターゼ，乳酸デヒドロゲナーゼ，アルコールデヒドロゲナーゼ，細胞核内で遺伝子発現を調節するタンパク質など多くの酵素の補因子である。味覚障害との関連が注目されている。
クロム (Cr)	3価のクロム（Cr^{3+}）は耐糖因子（インスリンの機能を助ける因子）。6価クロム（Cr^{6+}）は発癌性（Cr^{3+}が体内でCr^{6+}になることはない）。
銅 (Cu)	シトクロムオキシダーゼなど，酸化還元酵素の構成成分
ヨウ素 (I)	甲状腺ホルモンの構成成分
マンガン (Mn)	活性酸素の一種であるスーパーオキシド（O_2^-）を消去するスーパーオキシドジスムターゼなどの酵素の補因子
セレン (Se)	グルタチオンペルオキシダーゼなどの酸化還元酵素の構成要素であるセレノシステインの原料

5-5. カルシウムの機能

5-5-1. 骨の機能と構造

　骨は，臓器の保護，体の構造維持，筋肉運動を可能にする等の機能をもつとともに中心部には骨髄があり造血機能をもつ．骨は Ca^{2+} 代謝の中心的な組織でもある．カルシウムは生体内で常に Ca^{2+} のイオンとして存在する．Ca^{2+} は細胞の機能調節にとって必須のイオンであり，骨は Ca^{2+} 代謝との関係で考える必要がある．成人では体重の1.5%，約1kgの Ca^{2+} を含み，その99%が骨に存在する．骨はコラーゲンというタンパク質にヒドロキシアパタイトと呼ばれる Ca^{2+} のリン酸塩が沈着した構造物である．

　リン酸カルシウムが沈着するコラーゲンは19種類に分類できる．それぞれローマ数字でIからXIX型まで命名されている．コラーゲンは細胞外に存在する結合組織の主要成分で，動物体タンパク質の約25%を占める．コラーゲンは繊維状のタンパク質が3つ編みになっており，三重鎖ヘリックス構造をとる（ヘリックスとはらせん状のこと）．骨の主成分はI型コラーゲンで，骨の有機物の90～95%を占める．一本の鎖が約1,000個のアミノ酸から成る．I型コラーゲンは骨芽細胞で合成されて細胞外に出される．合成されてから種々の酵素で修飾反応を受ける．最終的には繊維（線維とも書く）の間は化学結合で補強される（架橋という）高い強度をもつタンパク質である．この架橋にはビタミンCが関与する．

　骨には骨を形成する骨芽細胞と骨を侵食し再吸収する破骨細胞が存在し，Ca^{2+} 代謝に重要な役割を果たす．骨は Ca^{2+} の貯蔵場所の役割をもち，血液の Ca^{2+} 濃度を一定に調節する上で重要な役割をもつ．

5-5-2. 生体内 Ca^{2+} の分布

　多くのイオンは細胞膜を境に細胞の内外で違う濃度に維持される．Ca^{2+} の血漿濃度は10mg/dLだが，細胞質ゾル（サイトゾルともいい細胞内で核，ミトコンドリア，細胞内小器官以外の場所）では，その

1/25,000 の濃度である。この濃度勾配を維持するため細胞膜には ATP のエネルギーを使って，Ca^{2+} を細胞外に排出するタンパク質がある。また，ミトコンドリアや小胞体にも似たタンパク質があり，これらの内部に Ca^{2+} を蓄積して細胞質ゾルの Ca^{2+} 濃度を低く維持する。

細胞内 Ca^{2+} 濃度を低く維持する理由は，セカンドメッセンジャーとして Ca^{2+} を使うからである。ここでホルモンとの関係を見てみよう。

5-5-3. 細胞内情報伝達物質，セカンドメッセンジャーとしての Ca^{2+}

低血糖の時に分泌されるホルモンには第1章で述べたグルカゴンがあるが，他にもアドレナリンやノルアドレナリンが知られている。肝臓は血糖値維持において重要な役割をもつ。これらのホルモンが肝臓細胞膜上にある $α_1$-受容体に結合すると Ca^{2+} を細胞内に導入するタンパク質が活性化して，局所の Ca^{2+} 濃度を一瞬のうちに3倍ほどに上昇させる。

細胞内には，Ca^{2+} 濃度が上昇すると活性化される多くのタンパク質が存在する。カルモジュリンという 17kDa ｛タンパク質の分子量は Da（ダルトン）という単位で示す。k（キロ）は 1,000 の意味なので，分子量 17,000 のこと｝のタンパク質もその一つである。このタンパク質は4つの Ca^{2+} を結合すると構造変化を起こし，種々のタンパク質に結合して活性を調節する。例えば，第1章でも出てきたホスホリラーゼキナーゼを活性化する。

活性化されたホスホリラーゼキナーゼはホスホリラーゼをリン酸化して活性化する。活性化されたホスホリラーゼはグリコーゲンを分解する。一方，カルモジュリン依存性のタンパク質キナーゼはグリコーゲンシンターゼをリン酸化して不活化する。全体として肝臓ではグルコースからのグリコーゲン合成が停止し，グリコーゲン分解が進行する。これらの反応で生成するグルコースは血中に放出され，血糖値を維持する役目を果たす。注目すべきは，これら一連の反応が秒単位の短時間で起こることである。

カルモジュリンが活性調節を行う酵素には，環状 AMP（cAMP：第1章参照）を合成するアデニル酸シクラーゼを初め多くの酵素が知られ

ている。カルモジュリンはcAMPの合成だけでなく，分解酵素である環状ヌクレオチドホスホジエステラーゼの活性化にも関与する。第1章でも述べたように，ホルモンの作用で細胞内にcAMPが生成するが，ホルモンの情報は持続し続けても困るので，その情報を打ち消す反応も同時に活性化される。リン酸化タンパク質のリン酸を除去するホスホタンパク質ホスファターゼもリン酸化—脱リン酸化によって活性調節されている。

　肝臓で血糖値を上昇させる情報伝達物質はCa^{2+}だけではなくアドレナリンやノルアドレナリンがβ-受容体に結合するか，グルカゴンがその受容体に結合するとcAMPが合成され，cAMPを介するシグナルが機能して同様の結果をもたらす。人類を含め動物にとって常に飢餓が重要な問題であり，低血糖による脳の活動低下を防ぐため，血糖値を上げる多くのホルモンが備わっている。一方で，血糖値を下げるホルモンはインスリンだけであり，飽食の時代を迎えて糖尿病が大きな問題になりつつある。

5-5-4. 血液中Ca^{2+}濃度の調節機構とビタミンD

　血液中のCa^{2+}濃度はCa^{2+}を上昇させる機構と下降させる機構のバランスで維持される。血中のCa^{2+}濃度が低下すると，咽喉にある副甲状腺（上皮小体）から副甲状腺ホルモン（PTH：Parathyroid hormone）が分泌される。副甲状腺の細胞は血液中のCa^{2+}濃度を常時測定している。ヒトのPTHは84個のアミノ酸が結合したタンパク質である。PTHは血流にのって骨に運ばれ，骨芽細胞のPTH受容体と結合するとアデニル酸シクラーゼを活性化してcAMP濃度を高める。cAMPの情報伝達系を介してホルモン様物質を合成する。これらの物質の作用で破骨細胞を活性化する。破骨細胞は骨吸収を行う。すなわち，骨に結合した破骨細胞は，H^+と酸性で働くプロテアーゼを分泌する。前者は骨に貯蔵してあるリン酸カルシウムを溶かし，後者はコラーゲンを分解する。こうして生成するCa^{2+}を血中に動員する。

　血液中のCa^{2+}が低下したとき，骨から動員するのが手軽な方法であ

るが，それだけでは骨のCa^{2+}は早晩無くなることになる。そこでPTHは腎臓において，ビタミンD（Dと略記）の2回目の活性化を行う酵素活性を上昇させる。これは食物からのCa^{2+}吸収を促進させる機構である。

　Dは食物から摂取すべきビタミンとされているが，体内で皮膚にある7-デヒドロコレステロールに紫外線が当たると，コレカルシフェロール（ビタミンD_3）に変換される。これが肝臓に運ばれ，一原子酸素添加酵素（モノオキシゲナーゼ）で，25番に指定される炭素に水酸基が導入され，25-ヒドロキシコレカルシフェロールになる。次に，この25-ヒドロキシコレカルシフェロールは腎臓に運ばれ，1α-ヒドロキシラーゼというモノオキシゲナーゼが一番の炭素に酸素を添加して，1,25-ジヒドロキシコレカルシフェロールに変換される。構造は図5-16に示した。PTHは，この1α-ヒドロキシラーゼの活性を上昇させる。1,25-ジヒドロキシコレカルシフェロールがDの活性型で，腸に運ばれて腸の細胞のビタミンD受容体と結合し，Ca^{2+}の吸収を行うカルビンディン-Dタンパク群というCa^{2+}結合タンパク質の合成を誘導する。これらのタンパク質の作用で，食べ物からCa^{2+}を吸収でき血中のCa^{2+}濃度が上昇する。

　血中のCa^{2+}濃度が上昇すると，甲状腺からカルシトニンというホルモンが出される。カルシトニンは骨で，PTHとは逆に骨に破骨細胞の活性を抑制して骨にCa^{2+}を蓄積させる。カルシトニンは腎臓にも作用

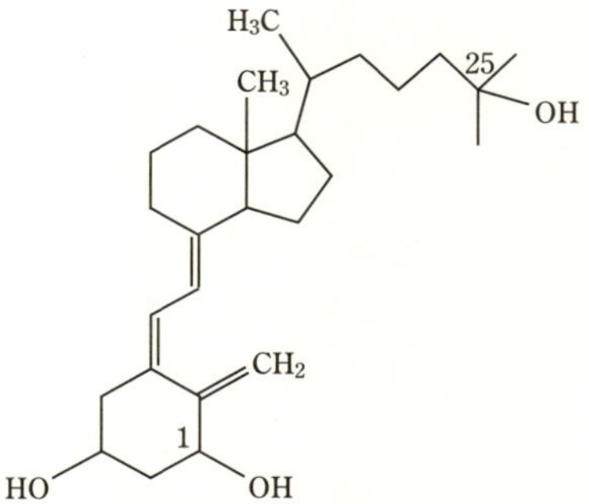

図5-16　1,25-ジヒドロキシコレカルシフェロール：ビタミンDの活性型

し，尿へのCa^{2+}排泄を増やす。こうして血漿Ca^{2+}は低下する。このように，血中Ca^{2+}濃度はPTHとカルシトニンの微妙なバランスで調節されている。

5-5-5. 閉経後骨粗鬆症

　骨の維持にはエストロゲン（女性ホルモン）が重要な役割を果たすため女性は閉経後骨粗鬆症になることがある。すると，ころんだだけで足の骨を骨折し寝たきりの原因になりうる。そこでCa^{2+}をとろうということになるが，前で説明したように，Ca^{2+}摂取は骨を丈夫にするための必要条件であるが，それだけでは十分ではない。

　Ca^{2+}の吸収には活性型Dが必要なので適度に日光に当たること，Dを活性化する肝臓や腎臓が正常に働くこと，筋肉を使うことが必要である。また，若いころのカルシウム摂取が重要であると考えられている。

　加齢に伴う骨代謝の変化には，まず骨形成にかかわる骨芽細胞の減少，機能低下がある。骨芽細胞にはエストロゲン受容体が存在し，エストロゲンは骨形成を促進する。閉経後はエストロゲンが低下するため，骨形成が不十分になる。骨芽細胞の機能を高める因子として，インスリン様成長因子（IGF-I：insulin-like growth factor-I）がある。これは，成長ホルモンの作用で肝臓，軟骨などで合成されて血中に分泌される。名前の通りインスリンに似たホルモンで，コラーゲン生成も含めて骨の成長を促進する。加齢とともにIGF-Iの血中濃度が低下し，骨芽細胞のIGF-Iに対する反応性も低下する。

　次に骨吸収を促進する因子が増加する。そのような因子とは，骨吸収性サイトカインと呼ばれるインターロイキン-1（IL-1：成熟破骨細胞に作用し骨吸収活性を誘導），IL-6，TNFα｛Tumor necrosis factor α（腫瘍壊死因子α）：マクロファージの破骨細胞への分化を促進｝などである。これらの産生はエストロゲンで抑制されるのでエストロゲンの欠乏が骨吸収を促進することになる。サイトカインとは免疫反応の調節を行うホルモン様の低分子量タンパク質で各種の細胞から分泌される。

　このように加齢に伴う骨量の低下には複雑な因子が関与している。女

性ばかりでなく老齢男性においてもエストロゲンが骨代謝に重要である。

研究課題

1. 文献検索サイト（http://www.ncbi.nlm.nih.gov/sites/entrez）でビタミンやミネラルに関する文献を検索し，その中で入手可能な文献について内容を調べてみよう。

参考文献

1) 第一出版編集部編『厚生労働省策定　日本人の食事摂取基準［2010年版］』第一出版，2009（2015年版が出される予定）．
2) W. F. Ganong 著，岡田泰伸他訳『ギャノング　生理学』丸善，2004．
3) 著編者 R. K. Murray 他，上代淑人監訳『ハーパー・生化学』丸善，2001．
4) 米田俊之，加藤茂明，松本俊夫編『実験医学増刊　最新の骨研究に迫る』羊土社，2002．

6 食品の嗜好成分

菊﨑泰枝

「おいしさ」は食物，ヒト，環境因子の相互作用によって決定される。本章では，まず「おいしさ」に関わる因子とそれらの相互関係を概説し，食品由来の因子である嗜好成分，すなわち色素，呈味成分，香り成分の化学構造，化学的特性，機能性について解説する。

《キーワード》 おいしさの決定因子，色素，呈味成分，香り成分

6-1．おいしさを決定する因子

　私たちが食べ物を摂取する理由は，生命維持に必要な栄養成分を得るためにとどまらず，嗜好的に満足感を得るためでもある。私たちが「嗜好的に満足する」，すなわち「おいしい」と感じる因子にはどのようなものがあるだろうか。

　まず，私たちが「おいしそう」と感じるのは，食べ物の香り，そして色や外観であろう。つぎに実際に食べ物を口にしたときの味と食感（テクスチャー），温度という要素が加わって「おいしい」と感じる。これらは食物側の要因である。一方で，食べるヒト自身の空腹度や健康状態などの生理状態そして心理状態もおいしさを左右する。さらに，食事をする空間の環境や，食情報，食経験，食習慣や食文化などの私たちを取り巻く環境因子もおいしさに影響を与える。すなわち化学的，物理的な要因のみならず，生理的，心理的，文化的要素も加わり，これらが総合されて「おいしさ」が決定される。

　本章では，食物側の因子である色素，呈味成分，香り成分に焦点をあて，その化学的特性と機能性について論じる。

6-2. 色素

　色とりどりの野菜や果物は視覚を通して私たちの食欲を刺激する。食品にはどのような色素が含まれているのであろうか。

6-2-1. 食品に含まれる色素の分類と化学的特性
　食品に含まれる色素は，基本的に分子内に共役二重結合をもっており，骨格構造から，ポルフィリン系，カロテノイド系，フラボノイド系色素に分類できる（図6-1）。

（1）ポルフィリン系色素

　クロロフィル：野菜や未成熟の果実の鮮やかな緑色は脂溶性色素であるクロロフィルに起因する。クロロフィルはポルフィリン環の中心にマグネシウムイオンが配位した分子内錯塩で，野菜や果物にはクロロフィルaと黄緑色のクロロフィルbが3：1〜2：1の割合で含まれている。クロロフィルは酸に不安定で，容易にマグネシウムイオンが2個の水素イオンと置き換わって黄褐色のフェオフィチンとなる。さらに反応が進むと，フィトール部分の加水分解が起こり褐色のフェオフォルビドに変化する。緑色野菜をpH3.4の酸性溶液中で沸騰加熱した場合，1分程度で緑色度が加熱前の約60％に低下する。一方，弱アルカリ溶液中で加熱した場合はエステル部分が加水分解されてメタノールとフィトールが脱離してクロロフィリンに変化するが，緑色度は保たれる。

　植物体にはエステラーゼの一種であるクロロフィラーゼが存在する。細胞が傷つけられるとクロロフィラーゼが活性化し，フィトールが脱離して緑色のクロロフィリドとなる。酸性条件下ではさらにマグネシウムイオンが脱離してフェオフォルビドが生じる。緑色野菜の加工時にはクロロフィラーゼを失活させるブランチングを行い，退色を防いでいる。

　クロロフィルのマグネシウムイオンを銅イオンに置換した銅クロロフィルは，耐熱性，耐光性があり，また全pH領域で色が安定であるため脂溶性着色料として利用されている。銅クロロフィルをアルカリ処理

ポルフィリン系色素

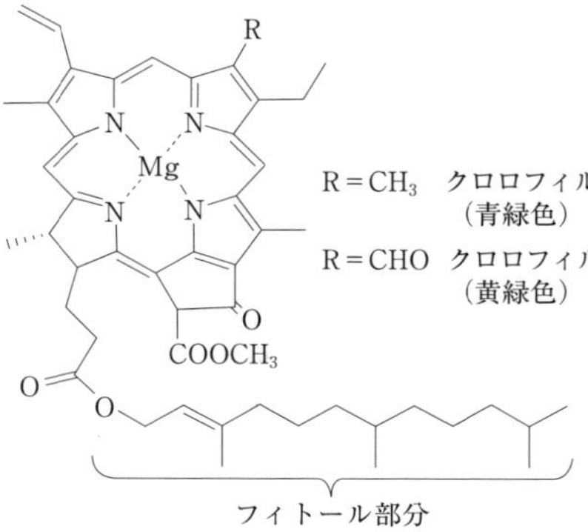

R = CH₃ クロロフィル a (青緑色)
R = CHO クロロフィル b (黄緑色)

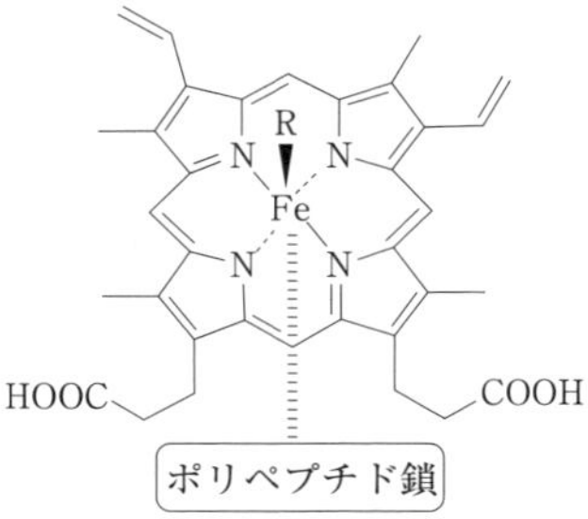

フィトール部分

ポリペプチド鎖

R	
置換基なし	ミオグロビン(暗赤色)
O₂	オキシミオグロビン(鮮紅色)
NO	ニトロソミオグロビン(赤色)

カロテノイド系色素

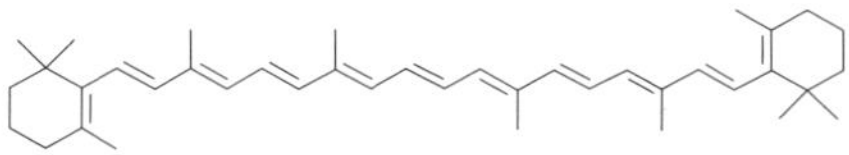

β-カロテン(黄橙色：ニンジン，カボチャ)

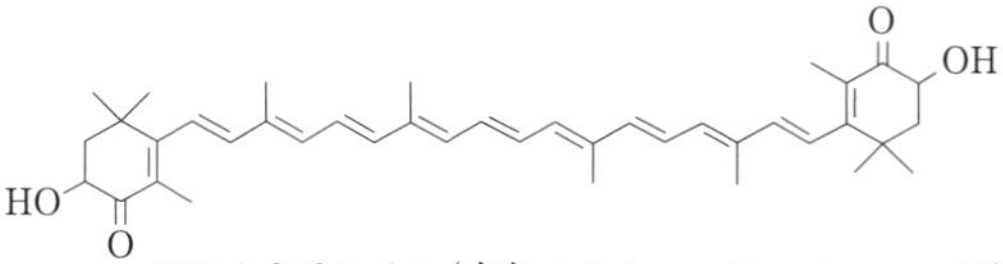

アスタキサンチン(赤色：サケ，マス，カニ，エビ)

フラボノイド系色素

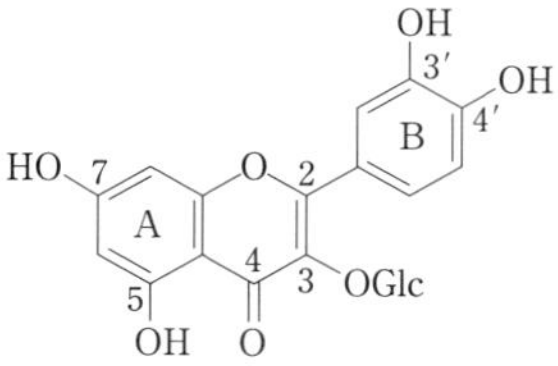

ケルセチン-3-グルコシド
(黄色：タマネギ，キャベツ，リンゴ)

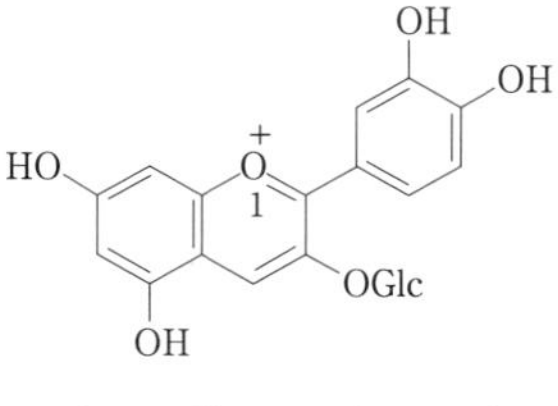

シアニジン-3-グルコシド
(赤色：イチゴ，黒大豆，ブルーベリー，紫トウモロコシ)

その他の色素

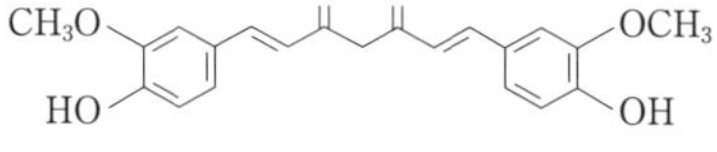

クルクミン(黄色：ターメリック)

図 6-1　食品に含まれる色素の例

したものが水溶性着色料として利用されている銅クロロフィリンナトリウムで，耐熱性，耐光性があり，中性からアルカリ性領域で使用可能である。ともに，コンブ，魚練り製品，野菜や果物類の瓶詰品，みつ豆寒天などの着色料として使用されている。また，消臭効果があるため，チューインガムや歯磨き剤に口臭防止の目的で利用されている。

ヘム色素：ポルフィリン環に2価鉄イオンが配位した分子内錯塩ヘムを含む有色化合物を総称してヘム色素という。食肉やマグロなどの赤身魚の肉の色はヘム色素の一種であるミオグロビンに由来する。ミオグロビンはグロビンというポリペプチド鎖に1分子のヘムが結合した分子量約1万7,500のタンパク質で，鉄の含有量は0.34%である。ヘムの中心の鉄は6個の配位子と結合し正八面体形の錯イオンを形成することができる。ミオグロビンではポルフィリン環の4個の窒素とグロビン中の窒素塩基が配位しており，もう1つ配位結合が可能である。非共有電子対をもつ酸素は配位子となり得るので，暗赤色のミオグロビンは空気中で鮮紅色のオキシミオグロビンに変化する。空気中での放置時間が長くなると2価鉄イオンが3価鉄イオンに酸化された褐色のメトミオグロビンに変わる。これをメト化という。肉を加熱するとメト化し，タンパク質も熱変性を受けて灰褐色のメトミオクロモーゲンに変化する。ミオグロビンに亜硝酸塩（$NaNO_2$）を作用させると，還元により生成した一酸化窒素（NO）が2価鉄イオンに配位し，安定な赤色のニトロソミオグロビンとなる。ニトロソミオグロビンは加熱すると赤色のニトロソミオクロモーゲンとなり，肉の色は保たれる。この原理はハムなど食肉加工食品の製造に利用されている。

（2）カロテノイド系色素

カロテノイドは黄，橙，赤色を呈する脂溶性の色素である。炭素数40個からなるテルペンで，分子内に多数の共役トランス二重結合をもっている。炭化水素のみからなるカロテン類と水酸基やケト基を有するキサントフィル類に大別される。カロテン類にはα，β，γ-カロテンやリコピンがあり，キサントフィル類には黄橙色のクリプトキサンチン，ル

テイン，ゼアキサンチンやサケやマスの筋肉の色であるアスタキサンチンがある（図6-1）。水酸基を有するキサントフィル類は，脂肪酸などのカルボン酸とのエステル体として天然に存在していることが多い。α, β-カロテンおよびクリプトキサンチンは，ビタミンAの前駆体のプロビタミンA活性を示すことが知られている。

　ニンジン，パプリカなどを加熱調理してもほとんど色の変化は見られない。これは，カロテノイドが熱，酸，アルカリに対して安定だからである。一方，光と酸素に対しては比較的不安定で，分子内のトランス二重結合の一部がシス異性化や酸化分解を受けて退色する。

　エビやカニなどの甲殻類の殻は加熱すると鮮やかな赤色に変化する。これは，甲殻類の殻に含まれるアスタキサンチンがタンパク質と結合した状態で存在しているため暗緑色を呈しているが，加熱するとタンパク質が熱変性してアスタキサンチンが遊離し，さらに酸化されて赤色のアスタシンに変化するためである。

（3）フラボノイド系色素

フラボン，フラボノール：フェニルアラニンを由来とするケイ皮酸類と3分子の酢酸の縮合反応により形成された炭素15個からなる化合物を総称してフラボノイドという。中央のピラン環の2位と3位が二重結合で，4位がカルボニル炭素となっているフラボン，フラボノールが淡黄色から黄色を呈する。野菜，果物，穀類など広く植物性食品に分布している。B環の3',4'位に水酸基を有するケルセチンは代表的なフラボノールとして知られている（図6-1）。フラボンでは7位の水酸基に，フラボノールでは3位の水酸基にグルコース，ガラクトース，ラムノースなどの糖がグリコシド結合した配糖体の形で食品中に存在していることが多い。B環の水酸基がグリコシル化していることもあり，例えばタマネギにはケルセチンの4'位の水酸基がβ-グルコシド結合した配糖体も多く含まれている。

　フラボノイドは一般的に熱，光に対して比較的安定であるが，酸性で色調が淡色化し，アルカリ性では濃色化する。中華麺が黄色を呈してい

るのはアルカリ性のかん水の添加により小麦粉中のフラボノイドが黄色化したためである。

アントシアニン：野菜や果実に多く含まれる赤～紫色の色調の水溶性の配糖体色素アントシアニンも広い意味でフラボノイドに属する。アグリコン部（非糖部分）のアントシアニジンは1位の酸素がオキソニウムイオンになっている（図6-1）。B環の置換基の種類によって6種類あり、B環の水酸基の数が多いほど紫色が強くなり、メトキシ基（$-OCH_3$）の数が多いほど赤色化する。天然のアントシアニンは、B環の3'位、4'位が水酸基に置換されたシアニジン系のものが最も多く、またアントシアニジンの3位、5位の水酸基に糖が結合しているものが多い。糖の種類はグルコース、ラムノース、キシロースなどの単糖やこれらから構成される二糖など様々である。また、糖部分にヒドロキシケイヒ酸やヒドロキシ安息香酸、酢酸、マロン酸などがエステル結合したアシル化アントシアニンも見出されている。アントシアニンはpHによって色調が変化する。pH2～3の強酸性領域ではフラビリウムイオンとして存在し赤色を呈し安定であるが、pH4の弱酸性から中性領域では脱水素によって不安定なアンヒドロベースとなり、また競争的に2位の水和が起こり無色のシュードベースに変化する。芳香族有機酸でアシル化されるとアントシアニンの安定性が増すことが知られている。

（4）その他の色素

ショウガ科香辛料のターメリックの黄色色素クルクミン（図6-1）は脂溶性で熱に対して比較的安定である。カレー粉に配合されるほか、たくあん、からしなどの着色料としても利用されている。また、ロシア料理のボルシチに使用される赤ビートには、配糖体のベタニンが含まれている。

（5）褐変

食品の保存、加工、調理過程で食品が褐色に変化することがあるが、これを褐変という。褐変には酵素的褐変と非酵素的褐変がある。

酵素的褐変：ゴボウ，レンコン，ナス，モモ，リンゴなどを切って空気中に放置すると，切り口の表面が褐色に変化する。これは，切断操作によって組織に損傷を受けるとプラスチドや葉緑体に局在しているポリフェノールオキシダーゼと液胞中に存在するポリフェノールが接触して，ポリフェノールが酸化されてキノン型になり，さらに重合により褐色色素が形成されるためである。

非酵素的褐変：砂糖を適度の水に溶かし煮詰める（160℃以上）と糖の開裂，脱水，重合反応が起こり茶色に変色する（カラメル化）。これは非酵素的褐変の例であり，さらにアミノ酸が共存すると反応が比較的容易に進行する（アミノ・カルボニル反応）。アミノ・カルボニル反応はメイラード反応とも呼ばれ，図6-2に示したように，アミノ酸，ペプチド，タンパク質，リン脂質由来のアミノ基の，還元糖や脂質の酸化で生成するカルボニル化合物由来のカルボニル基に対する求核付加反応によって生じるシッフ塩基というイミン化合物の生成に始まる一連の反応である。転位，脱水，脱アミノなどの反応を経て，最終的にメラノイジンなどの褐色高分子物質が生成する。パン，ケーキなどの焼き色，味噌，しょうゆの色などは主にアミノ・カルボニル反応によって生成し，嗜好上重要な反応である。

6-2-2. 食品に含まれる色素の機能性

食品に含まれる色素は，食品の嗜好性を高める二次機能に寄与するだけでなく，近年，種々の生体調節機能をもつ三次機能成分でもあることが明らかになってきた。

カロテノイドには，一重項酸素消去による抗酸化作用や発ガン抑制作用，LDL-コレステロール酸化抑制作用，骨粗鬆症予防効果，視機能改善効果などが報告されている。

アントシアニンも最近生理機能に関心が寄せられており，生体内の脂質酸化抑制，発ガン抑制，中性脂質低下，血圧上昇抑制，血小板凝集抑制，視力向上作用などに関する研究が進められている。

クルクミンは抗酸化，抗炎症，肝機能改善，発ガン抑制作用など多く

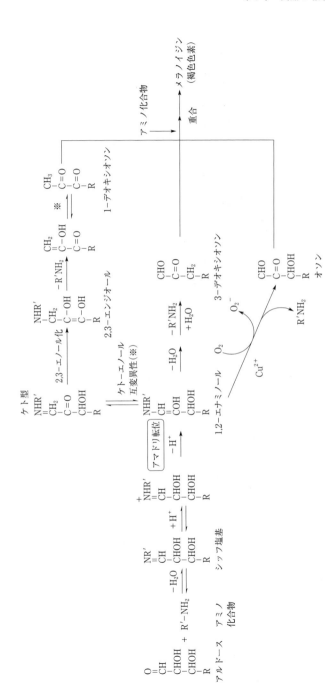

図6-2 糖とアミノ酸のアミノ・カルボニル反応

の機能性のあることが知られている。

　メラノイジンには活性酸素消去作用や金属キレート作用などがある。一方で，糖質，脂質，タンパク質が関与する反応であるので栄養価の低下をまねき，また一連の反応過程で変異原性や毒性を有する低分子化合物が生成するなど望ましくない面もあり，アミノ・カルボニル反応生成物の機能性の功罪を認識しておくことが重要である。

6-3．呈味成分

　味には，甘味，酸味，苦味，塩味，うま味という5つの基本味がある。これらは舌の表面や口腔内に存在する味細胞を受容体として，味覚神経を介して発現される。近年の味覚生理学の発展により，味細胞における呈味物質の受容と味細胞内における情報伝達機構が明らかになってきた。一方，辛味，渋味などは味覚神経ではなく，口腔粘膜を支配する三叉神経を介して脳に伝えられ，生理学的には味ではないが，食品学的には広義の味に含められている。

　基本味のなかで甘味は糖に代表される味であり，生命の維持に必要なエネルギー源を表している。われわれには好ましい味として認知される。

　うま味も甘味と同様，好ましい味と感じる。これは，うま味がL-グルタミン酸ナトリウムに代表される味であり，やはり生命の維持に欠かせないタンパク質，アミノ酸のシグナルとなっているからである。

　塩味はミネラルの存在を表すシグナルとして機能しており，特に塩味を呈する物質の代表である塩化ナトリウムは，体液の恒常性維持にとって不可欠である。そのため，私たちは体が必要とする塩分濃度である0.9％付近の濃度の塩味を最も好むと言われている。

　一方，酸味，苦味は，一般に，好ましい味と認識されない。酸味は代謝を促す有機酸の味ではあるが，未熟な果実や，腐敗や酸敗して劣化した食べ物を暗示する警告シグナルでもある。また，苦味はアルカロイドのような有毒物質の存在を示す警告のシグナルである。

　私たちが好ましいと感じる甘味やうま味成分の閾値は比較的大きく，

避けるべき味と感じる酸味や苦味成分の閾値は小さくより微量で感じることができる。すなわち，味覚は有害なものを避けて栄養のあるものを選択する上で必要不可欠な機能であると考えられる。

6-3-1. 食品に含まれる呈味成分の分類と化学的特性
（1）甘味成分

甘味成分の代表はショ糖（スクロース）である。一般に単糖類，オリゴ糖類，糖アルコールは甘味を呈するが，糖の種類や立体構造によって甘味度は異なる（第2章参照）。

糖類以外では，アミノ酸（グリシン，アラニン，セリン，トレオニン）やペプチドが甘味を呈する。キク科のステビアの葉に含まれるテルペン配糖体のステビオシド，カンゾウの根茎に含まれているグリチルリチンは天然甘味料として利用されている。また，人工的に作られ甘味料として使用されているものに，スクラロースやアスパルテームなどがある（図6-3）。

甘味物質はそれぞれ固有の甘味質をもっている。例えば，ステビオシ

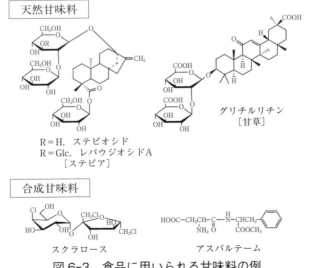

図6-3　食品に用いられる甘味料の例

ドは後味が残るという性質があり，一方，糖アルコールのエリスリトールは後味の切れがよいという特徴がある。そこでこの両者を組み合わせるとスクロースと同様の甘味の持続性と強さのパターンを作ることができる。すなわち，複数の甘味物質を混ぜることにより個々の甘味質の特徴を生かしてお互いの欠点を補完し甘味質を改善することができる。甘味物質を食品に添加する際には，このように甘味物質の併用による甘味質の改善が図られている。

（2）塩味成分

食塩に含有される塩化ナトリウムが塩味を呈する代表的な物質である。リンゴ酸ナトリウムなどの有機酸ナトリウムも塩味を呈するが，嗜好上塩化ナトリウムに勝る物質はない。

（3）酸味成分

食品の酸味成分には無機酸と有機酸がある。無機酸の炭酸，リン酸などは清涼飲料に使用されている。有機酸では，酢酸が食酢に，乳酸が発酵食品に，リンゴ酸，クエン酸，アスコルビン酸などは果実に多く含まれている。

（4）苦味成分

苦味は基本的にはヒトが好まない味であるが，コーヒーや茶などの苦味は繰り返し摂取する間にやがて好ましい味へと変化する。苦味成分のカフェインには興奮や鎮静をもたらす効果があり，ヒトは摂取後の心地よさを経験すると，その印象からやがて苦味を好ましい味として認識するようになると言われている。

苦味を呈する成分には，アルカロイド，テルペン，フラバノン配糖体，ペプチド，無機塩などがある（図6-4）。カフェインおよびココアに含まれるテオブロミンはアルカロイドの1種である。ビールにはホップの成分であるフムロンと発酵過程で生成するイソフムロンなどのテルペン系の苦味成分が含まれている。キュウリ，ゴーヤなどのウリ科食品に含

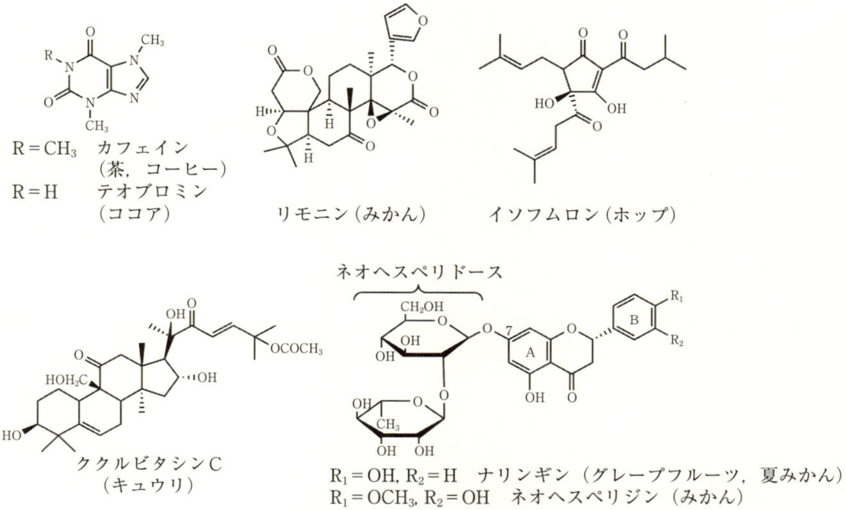

図 6-4　食品に含まれる苦味成分の例

まれるククルビタシン類，かんきつ類に含まれるリモニンはトリテルペンの仲間である。かんきつ類には苦味をもつフラバノン配糖体も存在し，グレープフルーツや夏みかんのナリンギンやみかんに含まれるネオヘスペリジンが知られている。かんきつ類の加工品を製造する際には，酵素処理をしてネオヘスペリドースのラムノース部分を加水分解して無味のグルコシドに変換する苦味の除去工程がある。

　疎水性の高いアミノ酸であるバリン，ロイシン，イソロイシン，メチオニン，トリプトファン，フェニルアラニン，塩基性アミノ酸のリシン，アルギニン，ヒスチジンには苦味がある。また，味噌，醤油，チーズなどの苦味物質は疎水性アミノ酸から構成されるペプチド類で，プロリン－フェニルアラニン－プロリン－グリシン－プロリン－イソロイシン－プロリンの共通のアミノ酸配列をもっている。

　無機塩を構成しているカチオンとアニオンの直径の合計が 6.5 Å より小さい場合は塩化ナトリウムのように塩味を呈し，直径の合計がそれ以上になると苦味が増すと言われている。にがりの主成分である塩化マグネシウムは直径の合計が 8.54 Å で苦味を呈する。

（5）うま味成分

　うま味は日本の伝統の味である。1908年コンブのうま味成分としてL-グルタミン酸が池田菊苗博士によって発見され，核酸系の5'-イノシン酸，5'-グアニル酸もうま味成分として日本人によって見出された。5'-イノシン酸は鰹節のうま味成分として知られ，5'-グアニル酸はシイタケなどキノコ類に多く含まれる。これらの物質はナトリウム塩の形でうま味を発揮する。うま味成分にはこの他玉露茶に含まれるアミノ酸のL-テアニン，貝類や日本酒に含まれるコハク酸ナトリウム塩などがある。

（6）その他の味成分

　辛味成分には，辛味系香辛料に含まれるカプサイシン，ピペリン，ジンゲロール，サンショオールなどがある（図6-5）。これらは非揮発性物質であり，これに対してアブラナ科植物の辛味は揮発性のイソチオシアナートに由来するため，口腔から鼻腔に広がり鼻腔の痛覚を刺激する。

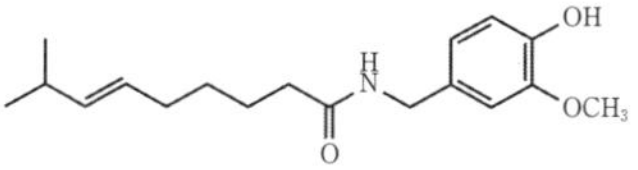

カプサイシン（トウガラシ）

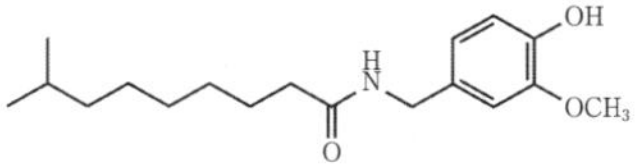

ジヒドロカプサイシン（トウガラシ）

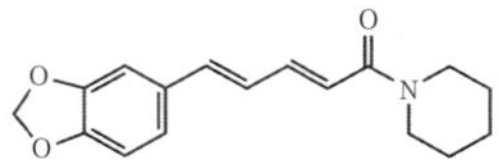

ピペリン（コショウ）

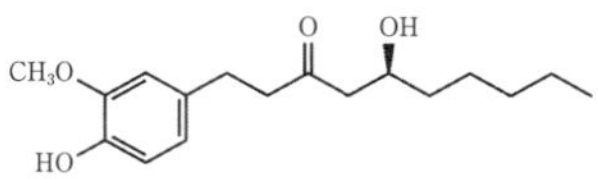

[6]-ジンゲロール（ショウガ）

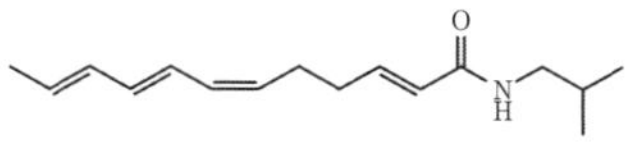

α-サンショオール（サンショウ）

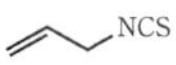

アリルイソチオシアナート（カラシ，ワサビ）

図6-5　食品に含まれる辛味成分の例

渋味は，一般に好まれない味とされているが，緑茶やワインでは適度な渋味が嗜好性を高めている。緑茶にはエピカテキン，エピカテキンガレート，エピガロカテキン，エピガロカテキンガレートの4種のカテキン類が含まれている。このうちエピカテキンガレートが比較的含有量が多く渋味の主体である。柿，モモ，ブドウなどに含まれる渋味成分はタンニンと呼ばれるカテキンの重合物と考えられている。

6-3-2. 食品に含まれる呈味成分の機能性

食品に含まれる呈味成分は嗜好性を高める働きがあることは言うまでもないが，複数の呈味成分の同時あるいは連続摂取が味覚に影響を及ぼすことが知られている。また，呈味成分の様々な生体調節機能も明らかにされつつある。

（1）味の相互作用

しるこに塩を少し加えると甘味が増す，夏みかんに砂糖をかけると酸味が減るなどという不思議な味の体験をしたことがあるだろう。2種類あるいはそれ以上の異なる味成分を同時または経時的に摂取したときに起こる味覚現象で，主となる味が別の味成分の添加によって強められる場合を対比現象，弱められる場合を相殺現象という。しるこの例は甘味と塩味の対比現象であり，夏みかんに砂糖は甘味の酸味に対する相殺現象である。すし酢がまろやかに感じるのは甘味と塩味の酸味に対する相殺現象による。同種の味をもつ味成分を同時に摂取したとき，それぞれを別々に摂取した場合の呈味力の和よりも味が増強される現象を味の相乗現象（相乗効果）という。その代表例がグルタミン酸ナトリウムと5'-イノシン酸二ナトリウムの相乗効果である。また，ある味成分を摂取したあと異なる味成分を摂取したとき，本来の味と異なる味に感じられる現象を味の変調現象という。例えば，酸味，苦味，濃い塩味を体験した後の水は甘く感じられる。西アフリカ原産のミラクルフルーツを食した直後に酸味のものを摂取すると甘く感じるが，これはミラクリンという糖タンパク質の作用である。インド原産のギムネマの葉に含まれる

トリテルペン配糖体のギムネマ酸も甘味を感じさせなくする作用があり，ミラクリンやギムネマ酸のような作用をもつ物質を味覚変革物質と呼んでいる。

（２）呈味成分の三次機能

　甘味成分である糖アルコールやオリゴ糖は低エネルギー，非う蝕性で，血糖値上昇抑制作用や整腸作用も示す（第２章参照）。また，グリチルリチンには抗アレルギー，抗腫瘍作用のあることが報告されている。うま味成分のグルタミン酸を摂取すると消化器官や脂肪組織の活動が活発化され，肥満の抑制につながることが最近明らかとなった。

　辛味成分のカプサイシン，ピペリン，ジンゲロールにはエネルギー代謝亢進作用があり，フェノール性物質であるカプサイシン，ジンゲロールには抗酸化作用や抗ガン作用も報告されている。また，イソチオシアナート類には抗菌作用や解毒代謝酵素グルタチオン-S-トランスフェラーゼの活性を上昇させる作用などが知られている。渋味をもつ茶カテキン類には抗酸化，抗菌，抗ガン，抗アレルギーなど様々な生理作用が報告されている。

6-4. 香り成分

　食べ物が発する香り成分は，吸気とともに鼻腔内に導かれ，嗅覚を通して食べ物を口にする前から私たちの食欲を左右する。さらに食べ物を口のなかに入れると，香り成分がのどの奥から呼気とともに鼻腔に運ばれ，味や舌ざわりを感じると同時に香りを感知する。このように味，舌ざわり，においが一体化した総合感覚を風味（フレーバー）と呼ぶ。

6-4-1. 食品に含まれる香り成分の化学的特性

　化学物質がにおいをもつためには，揮発して拡散し鼻腔内に到達する必要があるため揮発性でなければならない。つぎに嗅上皮表面の嗅粘液に分散することにより嗅細胞先端にある嗅繊毛中の嗅覚受容体に結合できるため，ある程度の親水性も必要である。さらに受容体への結合には

化学物質の親油性部分が関与していることも明らかとなっている。すなわち，揮発性および親水性と親油性の両方の性質をもつことが香り成分の必要条件であり，さらに親水性と親油性のバランスがにおいの強さに重要な役割を果たしていると考えられる。このような条件を満たす香り成分の化学構造の特徴は，通常分子量が300以下の比較的低分子の有機化合物であり，一般的に二重結合，カルボニル基，水酸基などの官能基をもっていることである。また，魚の生臭いにおい物質のトリメチルアミンやニンニクのにおい物質ジアリルジスルフィドのように，分子内に窒素やイオウを含む化合物は特徴的なにおいを発現する。さらに光学異性や幾何異性もにおいに影響する。例えば，清涼感の強いハッカの香りは(−)-メントールに由来するが，鏡像異性体の(+)-メントールはむしろ不快臭がする。また，シス−ジャスモンはジャスミン様の香りがするが，その幾何異性体であるトランス−ジャスモンは脂肪様の香気をもつ。図6-6に食品に含まれる香り成分の構造例を示す。

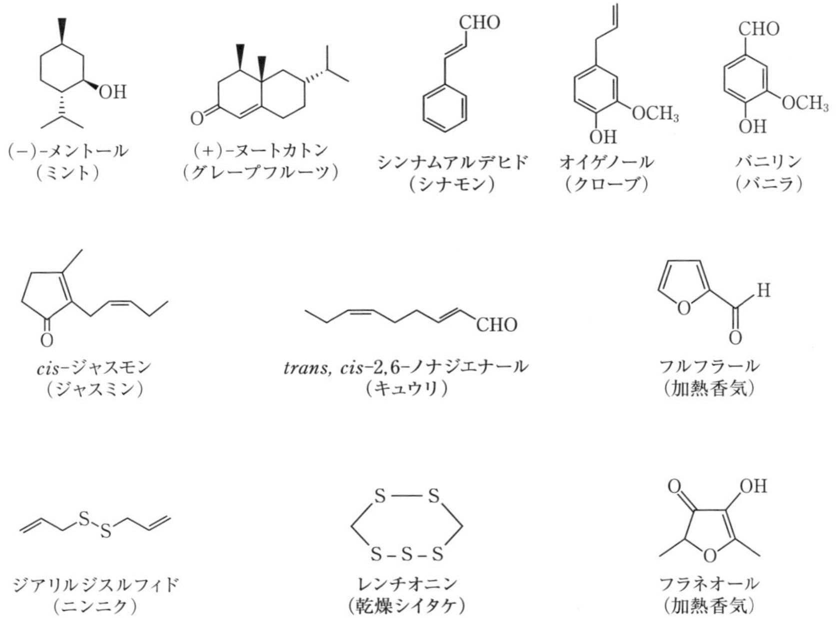

図6-6　食品に含まれる香気成分の例

ひとつの食品に含まれる香り成分の量は生鮮食品 1 kg に対して数十 mg 程度でごく微量であるが，成分の種類は 100 種類以上ある食品が多い。しかし，すべての香り成分が食品の香りの形成に寄与しているわけではなく，各々の香り成分の食品の香り形成に対する貢献度は，その成分のもつにおい閾値と含有量とに大きく影響を受ける。

6-4-2. 食品に含まれる香り成分の生成

食べ物のにおいは，生合成や調理・加工の過程で生じる酵素反応や食品成分間の非酵素的反応で生成される。

（１）生合成による香りの生成

解糖系代謝産物のグリセルアルデヒド-3-リン酸とピルビン酸を出発物質として生合成される炭素 10 個からなるモノテルペンや 15 個からなるセスキテルペンは香りを有するものが多い。主に野菜，果実，香辛料などに含まれている。また，イチゴ，バナナ，リンゴなどの果実が成熟すると，生体内で酵素反応によって有機酸とアルコールからエステル類が生合成され，フルーティーな特有の芳香を発現する（表 6-1）。さらに，フェニルアラニンやチロシンを出発物質として生合成される香り成分として，シナモンに含まれるシンナムアルデヒド，クローブに含まれるオイゲノール，バニラ豆に含まれるバニリンなどがある（図 6-6）。

表 6-1　脂肪族エステルの香り

酸 部 ＼ アルコール部	エチル	ブチル	イソアミル	ヘキシル
ギ　酸	果実様	ラム酒様	強い果実様	アップル様
酢　酸	果実様	刺激的な果実様	バナナ様	アップル様
酪　酸	バナナ・パイン様	バナナ様	アプリコット様	重い果実様
ヘキサン酸	強いアップル様	パイン様	強いパイン様	果実・野菜様

（川崎通昭，中島基貴，外池光雄編著『アロマサイエンスシリーズ 21　におい物質の特性と分析・評価』p53，フレグランスジャーナル社より）

（２）調理・加工による香りの生成

酵素的生成：食品の切断，磨砕等により細胞が損傷すると種々の酵素が活性化し，香り成分が生成する。例えば，トマトやキュウリに含まれる脂質から炭素6個あるいは9個のアルデヒドやアルコールが生成され，特有の緑の香りを形成する。ニンニク，タマネギ，ネギなどネギ属の野菜では，アリイナーゼという酵素が活性化し，イオウを含むアミノ酸のアルキルシステインスルホキシド類からアルキルスルフィナートやジアルキルジスルフィドが生成される。アブラナ科の野菜や香辛料は窒素，イオウを含む配糖体グルコシノレートを含有している。酵素ミロシナーゼの作用により加水分解が起こり揮発性の辛味成分であるイソチオシアナートが生成される（図6-7）。乾燥シイタケは独特の香りを有するが，これは，乾燥過程でシイタケ中の含硫ペプチドのレンチニン酸から酵素反応によって生成したレンチオニン（図6-6）に起因する。

非酵素的生成：食品を加熱調理すると，アミノ-カルボニル反応によって生のときとは異なるいわゆる香ばしいにおい（加熱香気や焙焼香と呼ばれている）が生成される。図6-2に示した反応過程で中間体として形成されるオソン類からフルフラールやフラネオールなど様々な香気成分が形成される（図6-6）。また，1-デオキシオソンなどのα-ジカル

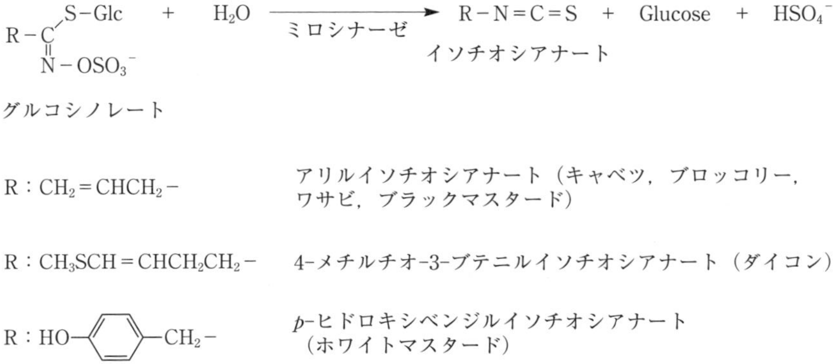

$$R-C\begin{matrix}S-Glc\\N-OSO_3^-\end{matrix} + H_2O \xrightarrow{\text{ミロシナーゼ}} R-N=C=S + Glucose + HSO_4^-$$

グルコシノレート　　　　　　　　　　　　　　　イソチオシアナート

R：$CH_2=CHCH_2-$ 　　　アリルイソチオシアナート（キャベツ，ブロッコリー，ワサビ，ブラックマスタード）

R：$CH_3SCH=CHCH_2CH_2-$ 　　　4-メチルチオ-3-ブテニルイソチオシアナート（ダイコン）

R：$HO-\bigcirc-CH_2-$ 　　　p-ヒドロキシベンジルイソチオシアナート（ホワイトマスタード）

図6-7　イソチオシアナートの生成
（中谷延二，小城勝相編著『食健康科学』放送大学教育振興会，2009，p.111）

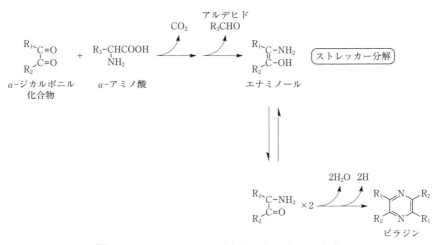

図6-8 ストレッカー分解とピラジンの生成
(中谷延二, 小城勝相編著『食健康科学』放送大学教育振興会, 2009, p.112)

ボニル化合物と α-アミノ酸が反応すると, α-アミノ酸から炭素1個少ない特有のにおいを有するアルデヒドが生じる(ストレッカー分解)。この反応で同時に生成するエナミノールが2分子縮合, 環化して形成されるピラジンも加熱香気の発現に寄与している(図6-8)。

6-4-3. 食品に含まれる香り成分の機能性

　オイゲノールやチモールなどのフェノール性揮発成分は抗酸化性や抗菌性を有しており, シンナムアルデヒドは抗菌性をもっている。また, ニンニクの香り成分であるアリルスルフィナート(アリシン)は細菌やカビに対して強い抗菌作用を示す。アリシンから生成する含硫化合物にはガン細胞のアポトーシス誘導作用や血小板凝集抑制作用をもつものがある。ワサビの主要香り成分のアリルイソチオシアナートには, 腸炎ビブリオ, サルモネラ, 病原性大腸菌O157などの食中毒菌やカビに対する抗菌性が知られている。本ワサビに特有の香り成分である6-メチルチオヘキシルイソチオシアナートには花粉症軽減作用が, 6-メチルスルフィニルヘキシルイソチオシアナートには解毒代謝酵素のグルタチオ

ン–S–トランスフェラーゼの活性化作用が報告されている。

　香り成分には鎮静作用，覚醒作用，リラクゼーション効果など様々な生理的，心理的効果のあることが古くから経験的に知られており，近年，そのメカニズムの解明に向けて科学的研究が精力的に行われている。

研究課題

1. 食品に含まれる色素，呈味成分，香り成分のなかで関心のあるものをそれぞれ一つずつ選び，その機能性について調べてみよう。また，その根拠となる原著論文を一つずつ選んで，その内容をまとめてみよう。
2. タマネギの催涙性成分は，酵素作用によってタマネギに含まれるアルキルシステインスルホキシドから生成される。その反応機構と調理との関わりについて調べてみよう。

参考文献

1) 川崎通昭，中島基貴，外池光雄編著『アロマサイエンスシリーズ21 におい物質の特性と分析・評価』p53，フレグランスジャーナル社，2003.
2) 久保田紀久枝，森光康次郎編『食品学－食品成分と機能性－第2版』東京化学同人，2008.
3) 中谷延二，小城勝相編著『食健康科学』放送大学教育振興会，2009.
4) 津田孝範，須田郁夫，津志田藤二郎編著『アントシアニンの科学－生理機能・製品開発への新展開－』建帛社，2009.
5) 荒井綜一，阿部啓子，吉川敏一，金沢和樹，渡邊昌編『機能性食品の事典』朝倉書店，2007.
6) 日本化学会編『季刊 化学総説40－味とにおいの分子認識』学会出版センター，1999.
7) 日本味と匂学会編『ブルーバックス 味のなんでも小事典』講談社，2004.
8) 日本調理科学会監修，河野一世著『だしの秘密－みえてきた日本人の嗜好の原点－』建帛社，2009.
9) アロマサイエンスシリーズ21編集委員会編『アロマサイエンスシリーズ21 香りの機能性と効用』フレグランスジャーナル社，2003.
10) 長谷川香料株式会社著『香料の科学』講談社，2013.

7 | 生体内酸化の科学

小城勝相

　地球上のほとんどの生物は酸素を使ってエネルギーを得ている。エネルギーを使って生命は高い秩序を維持する。さらに環境汚染物質や医薬品などは肝臓で酸素を使う酸化反応によって解毒しているし，体内に侵入した病原菌などは酸素を使って殺す。一方，酸素は細胞内で活性酸素になって，老化，癌，動脈硬化などいわゆる生活習慣病を引き起こすと考えられている。望ましい酸化と望ましくない酸化，両方について化学的に解説する。
《キーワード》　　ATP，酸素，恒常性，生体異物，酸化ストレス，ラジカル，活性酸素

7-1. エネルギー産生反応

　糖，脂質，アミノ酸は代謝されると最終的には炭素は炭酸ガスに，水素は水になる。グルコースを例にとると，式7-1 になる。

$$C_6H_{12}O_6 + 6O_2 \underset{光合成}{\overset{呼吸}{\rightleftarrows}} 6CO_2 + 6H_2O + 686 \, kcal/mol$$

（式7-1）

　右向きの式はグルコースが燃焼するのと同じ反応であり，熱がグルコース1モルあたり686kcal発生する発熱反応である。逆の左方向の反応が光合成で，炭酸ガスと水からグルコースを作り，酸素を発生する。吸熱反応なので太陽の光エネルギーを必要とする。
　糖代謝を詳しく見ると，解糖系でピルビン酸が生成し，これがビタミンB_1の所で述べた反応でアセチルCoAになり，これがTCA回路に入って炭素は炭酸ガスに，水素はNAD^+（第5章参照）に移されてNADHに変換され，ミトコンドリアでNADHから電子2個と水素イオ

ンが取り出されて酸素と反応する結果，水を生成する。燃焼とは全く違う経路で反応が起こるが，グルコースから見ると上の燃焼と同じ反応が起こったことになる。

化学反応で発生するエネルギーは，最初と最後の状態だけで決まり，反応経路には依存しないため，グルコースが体内で炭酸ガスと水に変換されると，体内でも燃焼と同じ 686kcal/mol のエネルギーが発生する。グルコース（$C_6H_{12}O_6$）1モルは，12（Cの原子量）×6＋1（Hの原子量）×12＋16（Oの原子量）×6＝180g なので，1gあたり 686/180＝約 4kcal の熱量である。

ここで発生する熱は最終的に体温の維持に使われるが，体内ではこのエネルギーは別のエネルギーに変換されて生命を維持する。エネルギーには，熱エネルギー以外に位置エネルギー，電気エネルギー，運動エネルギー，光エネルギー，化学結合エネルギーと色々な形態がある。生命との関係で最も重要なのが化学結合エネルギーである。体内には多くの高分子化合物（分子量が数千を超える分子）が存在する。DNA，タンパク質を見れば明らかである。これらを合成するためには，タンパク質ならアミノ酸を，DNA ならヌクレチドを1つずつ結合しなければならない。このためのエネルギーを作り出す必要がある。

このような化学結合生成に必要なエネルギー源である ATP（adenosine 5'-triphosphate：アデノシン 5'-三リン酸）を作っているのがミトコンドリアである。式 7-2 に示すように ATP に水を加えて分解（加水分解）すると，ADP（adenosine 5'-diphosphate：アデノシン 5'-二リン酸）とリン酸が生成し，同時に 8kcal/mol というエネルギーを放出する。発熱反応なので自然に進行する反応である。一方，ATP の合成は式 7-2 の下から上への逆反応で行う。すなわち，ADP とリン酸から水を取り除きながら結合させて合成する。水の中で水分子を取り除く反応なので，8kcal/mol より大きなエネルギーを外から加えないと反応は起こらない。このエネルギーを供給するのがグルコースの燃焼熱である。見方を変えると燃焼熱が ATP の2つ目のリン酸と3つ目のリン酸を結合する化学結合のエネルギーに変換されたことになる。細胞では，

(式 7-2) ATP と ADP
（ADP ではアデニンを A と表示。なお，エネルギーに関する詳しい議論は参考文献 1)を参照のこと）

　ここに蓄えられた化学結合エネルギーを使って，DNA やタンパク質の合成を行う。

7-2. DNA やタンパク質合成における ATP の役割

　どのように ATP のエネルギーを使って高分子化合物を作っているのか，DNA を例にあげて説明する。DNA はアデニン(A)，チミン(T)，シトシン(C)，グアニン(G) の核酸塩基が 2-デオキシリボースという糖に結合し，その糖がリン酸で結合したものである。図 7-1 に，末端の G に T を結合させる部分を示した。簡単のために鋳型になる DNA と DNA を合成する酵素（DNA ポリメラーゼ）は略して，結合を延ばす部分だけを取り上げる。

　水の中で，チミジン 5'-一リン酸（TMP：別名チミジル酸）だけを加えても結合反応は起こらない。図に示すように，チミジン 5'-三リン酸

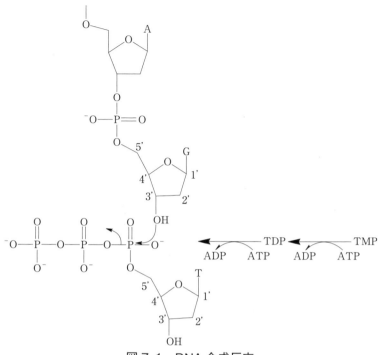

図7-1 DNA合成反応

の形に活性化されて初めて結合反応ができるのである。チミジン 5'-三リン酸を作るには，ATP の末端のリン酸をチミジル酸に結合させてチミジン 5'-二リン酸（TDP）に変え，さらにもう一つの ATP を使って，二リン酸を三リン酸に変換する。この結果生成するチミジン 5'-三リン酸は高エネルギー結合になっており，そのエネルギーを使って DNA 鎖伸長を行う。このようなリン酸化によって初めて，DNA の一つ一つの塩基を結合することができる。

　アミノ酸を結合してタンパク質を合成するときも同様であり，ATP を用いて，アミノ酸のカルボン酸部分をリン酸化して活性化するのである。このようなリン酸化に使われる結果，ATP は末端のリン酸を失って ADP を生成する。この ADP がミトコンドリアで再び ATP に変換される。

好気的条件（酸素が充分存在する条件）ではグルコース1モルから38モルのATPが生成する。酸素が存在しなければ解糖系だけが働きATPは2モルしか生成しないので酸素の重要性がわかる。ATPの末端のリン酸には8 kcalのエネルギーが蓄えられているので、エネルギー効率を計算すると、$(8 \times 38/686) \times 100 = 44\%$になる。自動車エンジンの熱効率30%、太陽電池の変換効率20%と比較するとその高さがわかる。ATP合成に使われなかったエネルギーは熱エネルギーになり体温の維持に使われるので、体にとっては100%利用している。

では1日にどれ位ATPを作っているのであろうか。我々は何もしなくても、内臓や神経が活動している。そのためのエネルギーを基礎代謝量というが、成人男性で1日約1,600kcal、女性で約1,300kcalである。簡単にするため、すべてATP由来とすると、ATP（分子量約500）1モル（500g＝0.5kg）あたり8 kcal生成するので、1日では1,600÷8で200モル、つまり100kg（＝0.5kg×200）になる。いかにミトコンドリアでの代謝回転が早いかがわかる。

7-3. ミトコンドリアでの酸素の反応

ミトコンドリアで起こる酸素の還元反応について述べる。NADHからヒドリド（第5章参照）を取り出し、酸素と反応させて水を作る反応である。

酸素原子は外側に6個の電子をもつ。2つの酸素原子が酸素分子になると図7-2のように、両方の酸素に不対電子が存在する。酸素に電子が1つ入ったものがスーパーオキシド（O_2^-）である。さらに電子1つと

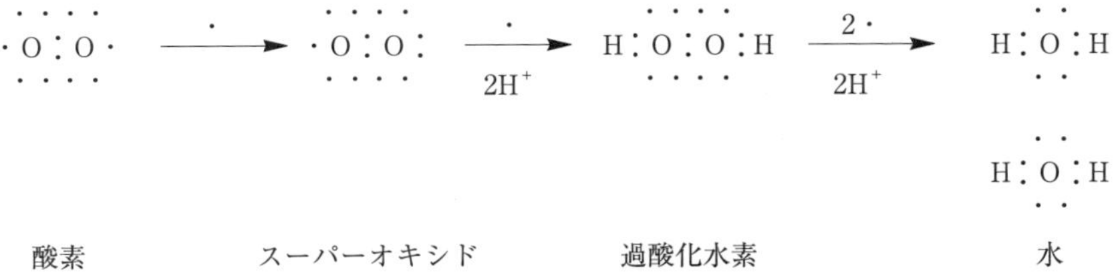

| 酸素 | スーパーオキシド | 過酸化水素 | 水 |

図7-2　ミトコンドリアで行われる酸素の還元（・は電子を表す）

2つのH$^+$が入ったものが過酸化水素（H_2O_2）である。さらに電子2つと2つのH$^+$が結合すると2分子の水になる。酸素に結合するのは電子が4つとH$^+$が4つなので合計すると，2分子の水素と同じである。よって，これは水素と酸素から水ができる反応（$2H_2 + O_2 \rightarrow 2H_2O$）と同じである。

O_2^-と過酸化水素は活性酸素であり，ミトコンドリアから漏出すると膜の脂質，タンパク質，遺伝子を傷つけることになる。これが老化，動脈硬化，癌などを引き起こすと考えられている。この点は活性酸素のところで説明する。

この水素の燃焼反応をどのように利用しているのだろうか？ 滝の上から水を落として発電するのと同様，電子伝達系と呼ばれるいくつかの酸化還元酵素に電子を順番に伝達しながらシトクロムオキシダーゼという電子伝達系最終酵素に結合した酸素に電子を結合させていく。その様子を図7-3に示した。

ミトコンドリアは内膜と外膜という二重の膜で覆われている。内膜の内側をマトリックスという。内膜には，複合体Ⅰ，Ⅱ，Ⅲ，Ⅳと呼ばれる物質が整然と配列している（ⅡはNADHからの電子伝達に関与しないので省略した）。それぞれの複合体はタンパク質や補因子から形成されている。複合体ⅠはNADHデヒドロゲナーゼであり，フラビンタンパク質や鉄—イオウタンパク質（Fe-Sと表示）などから成り立っている。

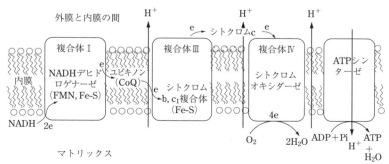

図7-3　ミトコンドリアのNADHから酸素への電子の流れ

NADHの電子は複合体Ⅰからユビキノンに移り，複合体Ⅲを経由してシトクロムcに伝達されたあと，複合体Ⅳ（シトクロムオキシダーゼ）に結合した酸素に電子と水素イオンを入れて水を作る。いわば水素の燃焼反応と同じ反応が起こる。このエネルギーは，ミトコンドリアの内側から外側に向かってH^+を排出するために使われる。H^+は正に帯電しているので，ミトコンドリアの内膜をはさんで，外がプラスに内側がマイナスになり，電気化学エネルギー（H^+濃度勾配なのでpH勾配と考えてもよく，外側が酸性になる）をもつことになる。このエネルギーを使ってATPシンターゼという酵素がADPとリン酸からATPを合成する。つまり燃焼エネルギーが電気化学エネルギーに，さらにそれが化学結合のエネルギーに変換されていると考えられている。

7-4. 生体異物（Xenobiotics）の解毒に関与する酸化反応

　我々は生体異物（有害な化学物質）にさらされている。これらを解毒する必要がある。その中心となるのが肝臓の肝細胞の中にある，滑面小胞体と呼ばれる細胞小器官（オルガネラ）に存在する薬物代謝酵素である。シトクロムP450（P450と略記）と呼ばれるヘムタンパク質がその代表である。日本で発見された酵素であり，一酸化炭素と結合すると波長450nmの光の吸収が増加する色素（Pigment）であることから命名された。どのような反応を行うかというと，酸素を活性化して，普通では酸化するのが困難な分子に酸素を導入する。このような反応を酸素添加反応という。

　なぜそのような反応が必要であろうか？　腸においては，ほとんどの栄養素に関しては，それを認識するタンパク質が存在し，選択的に吸収する。原理的に異物は体内には入らない。水溶性の異物，特に有機物のイオン類は腸から吸収されることはほとんどないし，吸収されてもそのまま，あるいは肝臓で水溶性の分子と結合させる抱合反応のあと胆汁や尿に捨てられるので蓄積するとか毒性を発揮するということはあまりない。

しかし，脂溶性物質は細胞膜の半分が脂質であることから，細胞膜にもぐり込んで吸収され血液中に入り込む。環境汚染物質などで健康障害を起こすのは，ほとんどこのような脂溶性物質である。それを体外に排出するには特別の仕掛けが必要である。そのキーを握るのが酸化反応である。具体的にトルエン（シンナーとして印刷業界などで大量に使われている）を例にあげる。

図7-4に示すように，トルエンは肝臓でP450によってメチル基に酸素が導入されてベンジルアルコールになり，アルコールデヒドロゲナーゼによる反応をへて安息香酸に変換される。ここで導入されるベンジルアルコールの酸素は酸素（O_2）由来である。続いて，これに水溶性アミノ酸であるグリシンを結合させる抱合反応で馬尿酸に変換され，血液中に排出されて腎臓に運ばれ，尿に捨てられる。トルエンを多用する印刷業界では労働者の尿中の馬尿酸濃度を測定して健康管理に役立てている。

このように酸化反応によって抱合のための基を導入するのがP450の

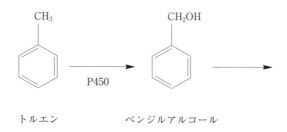

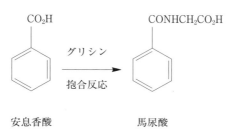

図7-4　トルエンの代謝

役割である。抱合反応は疎水性物質を尿に捨てやすい水溶性にすることが目的であり，グリシンのようなアミノ酸類の他，グルクロン酸（グルコースを酸化したもの），硫酸などが知られている。

7-5. 微生物からの生体防御のための酸化反応

　環境中には化学物質だけでなく，病原性の微生物（バクテリア）が存在する。これらから体を防御しなければならないが，その役割を果たすのが免疫系である。バクテリアが体内に侵入すると，好中球やマクロファージと呼ばれる白血球細胞がこれを認識して細胞膜で包み込んで食胞という袋の中へ取り込む（貪食）。貪食と同時に，NADPHオキシダーゼという酵素が活性化され式7-3の反応により大量のO_2^-を作り出して食胞の中に放出する。NADPHはNADHのアデニンが結合したリボースの2'-OHがリン酸化された分子であり，NADH同様に酸化還元酵素の補酵素として機能する。構造は似ているがNADPHがNADHの代わりにミトコンドリアの呼吸鎖でATP合成のために使われることはない。

$$NADPH + 2O_2 \rightarrow 2O_2^- + NADP^+ + H^+ \quad (NADPHオキシダーゼ)$$
(式7-3)

　このO_2^-にスーパーオキシドジスムターゼ（SOD：superoxide dismutase）という酵素が作用すると過酸化水素を生成する（式7-4）。

$$2O_2^- + 2H^+ \rightarrow O_2 + H_2O_2 \quad (SOD)$$
(式7-4)

　こうして生成する過酸化水素を使って，ミエロペルオキシダーゼという酵素が塩素イオン（Cl^-）を酸化して次亜塩素酸（HOCl）を生成する（式7-5）。次亜塩素酸は塩素を水に溶かしたもので，水道水の消毒に使われることから，強い殺菌力は容易に想像できる。HOClを作るためにミエロペルオキシダーゼは毒性の高い過酸化水素をあえて使って強力な酸化剤になってCl^-を酸化している。

$$H_2O_2 + Cl^- + H^+ \rightarrow HOCl + H_2O \quad (ミエロペルオキシダーゼ)(式7\text{-}5)$$

　白血球は HOCl やプロテアーゼ（タンパク質分解酵素）などを使ってバクテリアを殺す。これらの反応は，白血球の細胞内の食胞の中で起こるが，過酸化水素や HOCl は反応性の高い分子なので，感染や炎症が起こる部位では，これらが漏出する結果周りの細胞に酸化反応が亢進することもわかっている。

7-6. 生活習慣病と酸化ストレス

　生活習慣病とは，その発症や進展に生活習慣—特に食生活—が重要な影響を及ぼす病気である。具体的には，癌，糖尿病，高血圧，動脈硬化とその結果として起こる脳や心臓の血管障害などであり，日本を初め先進国の主要な死因になっている病気である。高齢者だけでなく食習慣の乱れから肥満や糖尿病になる児童の存在が 1990 年以降問題になってきている。

　「生活習慣病」は日本の厚生省（現在の厚生労働省）が 1996 年にそれまで成人病と称していたものを改名したものである。アメリカでは生活習慣病という言葉はなく，対応するのは"Diseases of the elderly"であり，文字通り高齢者の病気である。当然，これらの病気は発症においても「老化」と深い関わりをもつ。高齢になれば何かの生活習慣病になって死ぬ場合が多いが，これを食習慣の改善によって積極的に遅らせ，健康寿命を延ばすことが現代的課題であり，生活習慣病という命名の意図でもある。

　生活習慣病の予防を考える場合，まずその発症機構を考える必要がある。発症と深い関わりをもつのが老化であるので，まず老化について考える。

7-7. 老化はなぜ起こるか？

　老化とは，加齢と共に体に望ましくない変化が起こることである。老化が起こる機構は不明で，多くの説がある。代表的なものがプログラム

説である。プログラム説とは，成長，老化等のヒトの一生の変化が，すべて遺伝子にプログラムされているという考え方である。遺伝子の研究が生命科学の主流を占める現代に現れた考え方である。

どんな生物もその種に固有の寿命がある。ヒトならば最長で120歳ぐらいである。このことはプログラム説を裏付ける現象であり，遺伝子が生物種の寿命の決定に関わっていることは疑えない。

もう一つ，老化の有力な説としてエラー説があり，体の構成成分に劣化が起こり，その蓄積が個体の機能を破綻させるというものである。その代表が「ラジカル説」である。ラジカルとは不対電子をもつ分子のことで，いわゆる「活性酸素」などがこれに当たる。活性酸素は，呼吸の際に発生するので，酸素消費量と寿命とは関係しているはずである。実際，単位体重あたりの一日の酸素消費量が多い動物ほど，寿命は短い。

例えば，ヒトやゾウは体重1kgあたりで比較すると酸素消費量は少なく，長寿命である。一方ネズミは，それ自身は小さくても，体重1kgあたりで比較すると酸素消費量が多いので，寿命は2-3年である。脳から末梢まで延びている神経などを除けば，哺乳類を構成する多種類の細胞の大きさは，細胞の種類ごとで見るとほぼ一定なので，細胞1つあたりの酸素消費量が寿命を決定しているともいえる。動物を酸素濃度の高い条件で飼育すると，寿命が短くなることもよく知られている。

以上の事実から，老化については，プログラム説とラジカル説，どちらも成立している。同じヒトという種の中でも，生活環境の違いによって寿命に大きな差が出ることを考えれば，遺伝的素因と生活習慣からくる酸化ストレスの両方が，老化に関係するというのが妥当な考え方であろう。この考えに基づけば，食生活を初めとする生活習慣の改善により，老化の速度をある程度は制御できることを意味している。一方，生命維持のためのエネルギー産生を酸素に依存するかぎり，老化は不可避であることも明らかである。ここで，老化の鍵を握る活性酸素やラジカルの意味を考える。

7-8. 分子はどのようにできているか？

　生命現象はすべて分子の変化によって担われている。分子は原子が複数個結合して生成する。第1章で説明したように、水素は水素原子が2つ、水は水素原子2つと酸素原子2つが結合して生成する。水では酸素に2つの水素が結合するが、その結合は、それぞれの原子が電子を1個ずつ出しあって、2つの電子が対になった共有結合である。その共有結合の数は、原子によって決まっている。水素なら1つ、酸素なら2つである（式1-1）。化学では結合電子対を―で表すので、4つの結合をもつ炭素と4つの水素原子が結合したメタン（化学式 CH_4）は式7-6のように表すことができる。

　このように、ほとんどの分子については、その構成成分である原子を見ると、電子が電子対で飽和している。ところがラジカルは電子が飽和していない原子を含んでいるため、他の分子を攻撃して電子が飽和した普通の分子になろうとする性質がある。このために、体の中で不都合な反応を起こすことになる。次に活性酸素、ラジカルについて説明する。

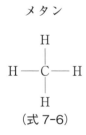

（式7-6）

7-9. 活性酸素, ラジカルとは何か？

　図7-2に示したミトコンドリアで起こる酸素の還元反応を再び見てみよう。まず酸素には不対電子（対でなく1つでいる電子）が2つ存在していることが注目される。つまり、酸素はそれ自体ラジカル（不対電子をもつ分子）である。不対電子が2つあるので、ビラジカル（化学では2つのことをビという）である。

さらに，後述するように途中で生成する過酸化水素も体の中に存在する鉄イオンなどと反応してヒドロキシルラジカル（・OH：・は不対電子を表す）という反応性の高いラジカルを生成し，細胞に障害を与える。

7-10．活性酸素はなぜ危険か？

　特異な電子状態により酸素は，燃焼（迅速な酸化反応）に代表されるラジカル連鎖反応を行う。理解しやすいようにローソクの燃焼を考えよう。ローソクは一度点火すると特別なことがないかぎり，ローソクが無くなるまで燃え続ける。これは燃焼が，特別な理由がなければ，連続して起こる反応であることを示している。このような反応が連鎖反応である。我々の体を構成する細胞の膜の半分は脂質である。脂質には，ローソクやガソリン，さらにはメタン（式7-6）と共通の炭化水素の化学構造をもつため，燃焼と同じ反応が起こる。しかも死体を燃やすと骨しか残らないことを見ても，膜以外のタンパク質や遺伝子もすべて燃焼反応を起こす。いわば膜から延焼が起こることになる。

　ここで脂質の代表として，最も簡単な炭化水素であるメタンを例に反応を書いてみる。メタンは都市ガスとして使われる。まず燃焼の最初は点火から始まる。これはローソクでも同じである。点火とは，何らかのラジカルをメタンと反応させることである。ここでは活性酸素の代表である・OHを考える。メタンは等価な4つのC−H結合をもつので，1つのC−H結合を電子対で示し，あとの部分をH_3C-（メチル基）で示す。化学式で書くと式7-7になる。これはメタンから・OHが水素原子を引き抜いて水になり，引き抜かれたメタンは不対電子をもつメチルラジカルになることを意味する。このように活性なラジカルは，普通の分子から水素原子を引き抜いて，ラジカルを生成する。

$$H_3C:H + \cdot OH \rightarrow \cdot CH_3 + H_2O \quad \text{（式7-7）}$$
　　メタン　　　　　　　メチルラジカル

$$H_3C\cdot + O_2 \rightarrow H_3C\text{-}O\text{-}O\cdot \qquad (式7\text{-}8)$$
メチルペルオキシラジカル

　メチルラジカルは，酸素と迅速に反応してメチルペルオキシラジカルになる（式7-8）。酸素はビラジカルであり，ラジカルとラジカルはお互い不対電子をもつもの同士なので会えば簡単に結合するのである。このラジカルはメタンから水素を引き抜き再びメチルラジカルを生成する（式7-9）。このメチルラジカルは式7-8に戻って酸素と反応し，式7-9のようにさらにメチルラジカルを生成する。このように，メタンと酸素があるかぎり，反応は止まらず，連鎖反応になり燃え続ける。

$$H_3C\text{-}O\text{-}O\cdot + CH_4 \rightarrow H_3C\text{-}O\text{-}O\text{-}H + H_3C\cdot \qquad (式7\text{-}9)$$
メチルヒドロペルオキシド

　メチルヒドロペルオキシドは不安定なO-O結合をもつので分解し，新たなラジカルを2つ生成し（式7-10），連鎖反応が持続する。

$$H_3C\text{-}O\text{-}O\text{-}H \rightarrow H_3C\text{-}O\cdot + \cdot OH \qquad (式7\text{-}10)$$
メトキシラジカル

　連鎖反応が進行すると，メタンの炭素は炭酸ガスに，水素は水に変換される。いわゆる「燃える」ことになる。最初と最後を書くと式7-11になる。

$$CH_4 + 2O_2 \rightarrow CO_2 + 2H_2O \qquad (式7\text{-}11)$$

　このようなラジカル反応による脂質の酸化によって，細胞膜の脂質に損傷が起こる。これは，多くの場合，致命的でなくても細胞に修復のストレスをかける。あるいは，機能不全を起こした細胞小器官を抱え込むことになる。さらに，ラジカル自身がタンパク質を酸化してその機能をなくすことも起こる。また，遺伝子を酸化して間違った情報を引き起こすという事態も起る。
　このようなラジカル反応，酸化反応による障害が，細胞を構成するす

べての物質に対して発生し，それが機能障害，老化，病気につながっていく。

7-11．細胞における活性酸素と抗酸化系

活性酸素によって，細胞に引き起こされるラジカル反応には，多くの物質や酵素が関与している。細胞内のラジカル反応を化学的に見てみよう。

前に見たように，活性酸素による水素原子引き抜きで開始されるラジカル連鎖反応は，膜に障害を与えたり，脂質ヒドロペルオキシドを生成したりする。

脂質ヒドロペルオキシドは，ある程度の寿命をもって細胞内を移動し，金属イオンとの反応で分解してラジカルを生成し，タンパク質や遺伝子に損傷を与える。いわばラジカル反応の媒介役である。

O_2^- や過酸化水素は酸素を還元して ATP を作っているミトコンドリアの電子伝達系から発生すると考えられている。O_2^- の発生量は，消費酸素の1％程度と言われている。細胞は当然にも酸化ストレスに対抗する手段を準備している。ラジカルに水素原子を与えて捕捉するビタミンC（図5-10），ビタミンE（図5-14），過酸化水素を分解するグルタチオンペルオキシダーゼやカタラーゼ（表5-2）などの酵素も存在する。

さらに，酸化されて役に立たなくなったタンパク質を分解する酵素，酸化や紫外線で変化した遺伝子を修復する酵素もある。動物の中でもこのような仕掛けを最もよく備えているのがヒトである。そのために寿命が長いと考えられている。しかし長い間に酸化ストレスは確実に蓄積し老化が起こる。

このように，細胞ではさまざまな活性酸素が発生し，それを抗酸化系の物質や酵素が消去する。酸化系と抗酸化系のバランスが保たれていればよいが，そのバランスが酸化系に傾いた状態を酸化ストレスと呼ぶ。次に，酸化ストレスが起こす病気について考えてみよう。

7-12. 活性酸素（ROS：Reactive Oxygen Species）の反応

　活性酸素の代表はスーパーオキシドから SOD によって生成する過酸化水素である。式 7-12 に示すように過酸化水素は 2 価の鉄イオンなどと反応して，ヒドロキシルラジカル（・OH）を生成する。生じた Fe^{3+} は，ビタミン C のような還元剤によって，再び Fe^{2+} に戻され，過酸化水素を・OH に変換する。・OH は水（H_2O）から水素原子がとれたものであり，反応性が高く，脂質，タンパク質，DNA の塩基などを攻撃して別の物質に変えるラジカル酸化反応を起こす。変換された分子はもとの機能をもたないので細胞に混乱を引き起こす。特に遺伝子が変化すると，癌化の直接的原因になる。

$$H_2O_2 + Fe^{2+} \rightarrow \cdot OH + HO^- + Fe^{3+}$$
$$Fe^{3+} + 還元剤 \rightarrow Fe^{2+}$$
$$\cdot OH \rightarrow 脂質，タンパク質，遺伝子 \rightarrow 酸化ストレスの増大$$
（式 7-12）

　反応の例を示すと，式 7-13 のように，グアニンが 8-オキソグアニンに変換されてしまい，遺伝子そのものが変わってしまう。そのような変異したタンパク質が癌に細胞死を引き起こすタンパク質であれば，本来の機能が発揮できなくなり，癌細胞を延命させることになる。また，遺

（式 7-13）ヒドロキシルラジカルとグアニンの反応

伝子のGが8-オキソグアニンに変化した細胞が分裂するとき，遺伝子の配列はGがアデニン（A）などに変化する．つまり，遺伝子そのものが「突然変異」してしまう．どの遺伝子にどのような変化が起これば癌になるのかという具体的な機構はまだ断片的にしかわかっていないが，突然変異が癌細胞を生むことは疑いない．

　ヒドロキシルラジカルを生成する代表的なものが放射線である．放射線が有害なのは，水を分解して直接・OHを発生するからで，一気に生体内の酸化ストレスを亢進する．大量にあびると当然，癌化も起こる．増殖中のDNAは一本鎖になっていて，通常ならDNAを保護しているタンパク質がはずれてむき出しの状態になっているため，・OHの攻撃を受けやすい．いつも増殖状態にある骨髄の細胞（幹細胞が増殖しながら赤血球，白血球，血小板に分化している），腸粘膜の細胞，胎児などが放射線の影響を受けやすい．しかしあくまでも量の問題である．

　放射線については，100mSv（ミリシーベルト：生物的影響を評価する単位）被曝すると，発ガン率が0.5％増加する．自然放射線により日本では1人あたり年間平均1.5mSv被曝しており，国際平均は2.4mSvである．東京—ニューヨークを飛行機で往復すると宇宙線により0.19mSv，胸部X線の検査を1回受けると0.05mSvである．妊娠したことに気づかずX線検査を受けたことで，奇形児が生まれるということは，線量から考えて，まずありえない．広島，長崎の原爆で胎内被曝した人たちの平均子宮線量は180mSvと推定されているが，3000人の追跡調査でも白血病や小児ガンの増加には結びついていないことがわかっている．

　CT検査1回で6.9mSvの被曝である．原子力発電所で働く人の平時の許容限度が年間50mSvである．国立がん研究センターによると，2005年のデータでは生涯でガンに罹患する確率は，男性54％，女性41％である．発ガンリスクの上昇は受動喫煙の女性で2～3％，運動不足では15～19％，肥満男性で22％，BMIが19未満のやせの男性で29％，喫煙で60％，大量飲酒（アルコールにして週450g以上）でも60％とされている．上記のような生活習慣と比較して100mSvで0.5％

の発ガン率上昇はどのように評価すべきであろうか？

　癌以外に，活性酸素が関与する重要な生活習慣病に動脈硬化症がある。「人間は血管から老いる」と言われる。老化との関係で重要なのは，大動脈や冠動脈で進行する粥状(じゅくじょう)動脈硬化症である。粥状動脈硬化症の発症に活性酸素が関与する酸化反応が重要であると考えられるようになってきた。

7-13. 活性酸素はどのような病気を引き起こすか？

　活性酸素による生体内のラジカル反応は，酸化ストレスを引き起こし，老化，癌，動脈硬化，糖尿病合併症のような生活習慣病を初め，炎症，自己免疫疾患，心臓や脳の虚血性疾患，パーキンソン病，アルツハイマー病，環境汚染物質や放射線による臓器の障害など，現代人にとって重要な多くの病気，病態に関与すると考えられている。癌，動脈硬化，糖尿病については第9-11，14章で詳しい説明がある。

研究課題

1. 文献検索サイト（http://www.ncbi.nlm.nih.gov/sites/entrez）で酸化ストレスや活性酸素に関する文献を検索し，その中で入手可能な文献について内容を調べてみよう．

参考文献

1) 小城勝相著『生命にとって酸素とは何か―生命を支える中心物質の働きをさぐる』講談社ブルーバックス，2002.
2) D. Voet，J. G. Voet 著，田宮信雄，村松正實，八木達彦，吉田浩，遠藤斗志也訳『ヴォート生化学　第4版』東京化学同人，2012.
3) 著編者 R. K. Murray 他，上代淑人監訳『ハーパー・生化学』丸善出版，2001.
4) 北徹，藤原美定編『岩波講座・現代医学の基礎12 「老化と動脈硬化」』岩波書店，1999.

8 消化・吸収・代謝系

清水　誠

　消化管はすべての動物にとって根源的な組織であり，最も原始的な動物である腔腸動物のヒドラは，ほぼ消化器のみでできていると言っても良いような形をしている。図8-1に示すように，ヒドラの触手の根元には開口部とそれに続く大きな体腔がある。体腔の表面は1層の細胞でおおわれている。開口部から取り込まれた栄養素はその細胞層から体内に取り込まれる。これはまさに我々の消化管が行っていることである。また，ヒドラの体腔を形成する細胞層の中には体腔内容物を認識するための受容細胞のようなものが見られ，この受容細胞がその後の進化の過程で神経系や脳になっていったのではないかと考えられている。つまり，まず消化管が形成され，続いて脳が形成されたというのが動物の進化のプロセスだったのであろう。本章では，この重要な組織である消化管を中心に，食品成分の消化・吸収・代謝の問題を学んでいこう。

《キーワード》　腸管，腸内細菌，消化酵素，代謝酵素，トランスポーター

8-1. 消化管の消化吸収機能

　生命を営む上で欠かすことが出来ない食物は，まず消化管内に送り込まれ，その後さまざまな処理を受けて生体に利用されていく。食物を最初に処理する組織である消化管が果たす役割のうち，まずは消化と吸収について解説する。

8-1-1. 消化管とは

　口から肛門までを結ぶ管のことを消化管と呼ぶ。消化管は口腔，食道，胃，小腸（十二指腸，空腸，回腸），大腸（盲腸，結腸，直腸）から構成される（図8-2）。なお，「消化管」と言うと口腔・食道・胃が含まれるが，「腸管」と言う時には小腸・大腸のことを指すのが一般的である。

口腔で咀嚼により破砕された食品が、食道から小腸にかけて移動する中で消化され、主な栄養素が吸収される。吸収されなかった成分は大腸に進み、便となって体外に排泄される。ただし、小腸下部から大腸にかけては100兆個以上とも言われる多数の微生物（腸内細菌）が棲息し、食品成分のさらなる分解、代謝などの作業を行っている。大腸では水分や電解質（ミネラル）の吸収が行われる。また大腸は、腸内細菌によっ

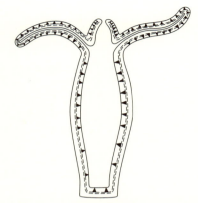

図8-1　原始的な動物，ヒドラ
（藤田恒夫著『腸は考える』岩波新書，1991をもとに作成）

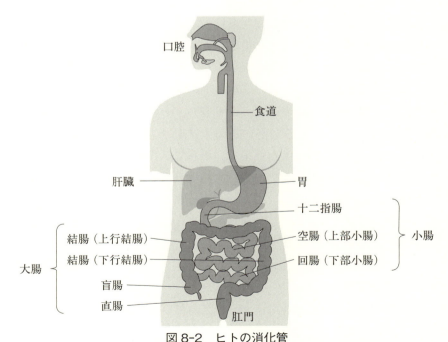

図8-2　ヒトの消化管
（小城勝相，清水誠編著『改訂版　食と健康』放送大学教育振興会より）

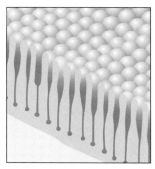 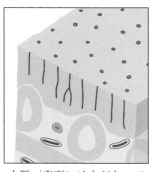

小腸（表面に突起がある）　　大腸（表面には穴があってそこから深い陥入がある）

図 8-3　小腸と大腸の表面構造の違い

て生成された栄養成分や代謝物の吸収の場にもなっており，生体の維持のために果たすその役割は極めて大きいことが近年明らかになってきている。さらに，腸管には固有の免疫システムがあり（腸管免疫系），経口的に侵入してきた病原菌に対する防御，あるいは食品中の成分に対する免疫応答制御，アレルギーの抑制などの役割も担っている。

　図 8-3 には，食品成分の消化吸収を司る小腸と大腸の表面構造を示した。ヒトでは長さが 6〜7 メートルある小腸の内側には絨毛と呼ばれる長さ 1 mm 程度の突起がびっしりと存在し，その表面を一層の上皮細胞層が覆っている。無数の突起があるために上皮細胞層の総表面積は 200m^2 にも及び，この広大な面積を利用して，我々は食品中の栄養素などを急速に体内に吸収する。一方，大腸の表面にはそのような突起はなく，逆に沢山の穴が存在し，ここから水分などが吸収される。小腸の下部（回腸）から大腸にかけては前述したように多数の細菌が棲息しており，様々な代謝物を作り出す。

8-1-2. 消化酵素

　消化管内には様々な消化酵素が分泌されている。表 8-1 には消化管内に分泌される主要な消化酵素類をまとめた。
① 唾液は 1 日に約 1.5ℓ が分泌される。唾液はデンプンを分解する α-ア

表 8-1 食品栄養素の消化に関わる主要な酵素とその特性

食品成分	酵素	特徴
タンパク質	ペプシン	最適 pH は 2 付近,広い基質特異性
	トリプシン	Lys や Arg の C 末端側を切断
	キモトリプシン	主に芳香族アミノ酸の C 末端側を切断
	カルボキシペプチダーゼ	ペプチドの C 末端からアミノ酸を遊離させる
	アミノペプチダーゼ	ペプチドの N 末端からアミノ酸を遊離させる
糖質	唾液アミラーゼ	デンプンを分解し,オリゴ糖を生成
	膵アミラーゼ	オリゴ糖を分解し,2 糖類を生成
	マルターゼ	マルトースを分解し,2 分子のグルコースを生成
	スクラーゼ	スクロースを分解し,グルコースとフルクトースを生成
	ラクターゼ	ラクトースを分解し,グルコースとガラクトースを生成
脂質	舌,胃リパーゼ	TG を分解し,MG と脂肪酸を生成
	膵リパーゼ	TG を分解し,MG,グリセロール,脂肪酸を生成（胆汁酸やリン脂質による脂肪の乳化が必要）
	コレステロールエステラーゼ	コレステロールエステルを分解

（小城勝相,清水誠編著『改訂版　食と健康』放送大学教育振興会より）

ミラーゼ,トリアシルグリセロール（TG）を分解するリパーゼを含む。唾液の消化酵素の寄与は大きくないと以前は考えられていたが,デンプンの消化における唾液アミラーゼの寄与は大きいことが分かっている。
② 胃液は 1 日に約 2ℓ が分泌される。塩酸を含むために胃内の pH は空腹時では 1〜2 と低い。胃液にはタンパク質分解酵素であるペプシンが含まれる。またリパーゼも存在する。
③ 十二指腸では約 1.5ℓ の膵液と 0.5ℓ の胆汁が分泌される。膵液にはアミラーゼやリパーゼに加えて,タンパク質を分解するトリプシン,キモトリプシン,エラスターゼなどの酵素が存在する。また,胆汁には胆汁酸が含まれ,これによって乳化された脂質はリパーゼの作用を受けやすくなる。これらの酵素によって,小腸上部では主要な食品成分の消化が急速に進む。
④ 十二指腸に続く空腸では約 1.5ℓ の腸液が分泌される。腸管上皮細胞の表面にはマルターゼ,スクラーゼなどの 2 糖類分解酵素,アミノペプ

チダーゼ，ジペプチジルペプチダーゼなどのペプチド分解酵素が存在し，それまでの消化過程で低分子化した食品成分をさらに消化する（終末消化）。こうして生じた最終産物（単糖，アミノ酸，ジペプチド，トリペプチドなど）が腸管上皮で輸送される。

8-1-3. 腸管での栄養素輸送のメカニズム

腸管内に存在する物質が体内に輸送される経路（腸管吸収経路）は複数存在する。輸送にエネルギーを必要とするかどうか，輸送する物質に選択性があるかどうかなどでそれらは分類される。

① トランスポーターを介した経路

グルコース，アミノ酸，ジペプチドなどを選択的に輸送するタンパク質としてトランスポーターがある。腸管上皮細胞には様々なトランスポーターが存在し（図8-4），管腔側から細胞内へ，さらに細胞内から血液側に物質を輸送する。輸送にATPを必要とするもの（エネルギー依存的），不必要なもの（エネルギー非依存的），輸送にナトリウムイオンや水素イオン（プロトン）などを必要とするもの，必要としないものなど輸送機構の異なるトランスポーターが存在するが，生体が必要とする重要な栄養素の吸収はトランスポーターを介して行われることが多い。

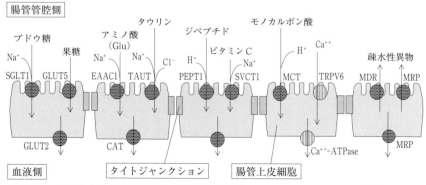

図8-4　腸管上皮細胞に存在する栄養素等のトランスポーター（輸送タンパク質）の例

（小城勝相，清水誠編著『改訂版　食と健康』放送大学教育振興会より）

② 細胞間隙を介した経路

上皮細胞同士を接着している代表的な装置がタイトジャンクションである（図8-5）。タイトジャンクションは，オクルディンやクローディンのような細胞外ドメインを有するタンパク質が細胞間相互作用することにより形成されている装置であるが，その相互作用部位には直径数ナノメートル程度の小孔が存在し，ミネラルや低分子水溶性物質の透過経路となっている。細胞の状態によってこの小孔のサイズは変動することから，分子量が数百程度の親水性物質であればこの小孔をある程度容易に通過できると考えられ，グルコースやアミノ酸などもここを通過して体内に吸収される可能性がある。この輸送は濃度勾配を利用した受動拡散であり，濃度の高いところ（管腔内）から低いところ（血液側）へ物質が移動する。

③ トランスサイトーシスを介した経路

上皮細胞の細胞膜が細胞内に陥入して小胞を形成する時に，細胞外の物質を中に取り込むことがある。小胞は細胞内を移動して血液側に至り，再び細胞膜に融合して中身を細胞外に放出する。このような小胞輸送をトランスサイトーシスという（図8-5）。トランスサイトーシスには細胞膜表面に疎水結合やイオン結合によって吸着した物質が小胞に取

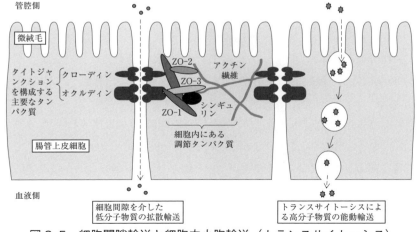

図8-5　細胞間隙輸送と細胞内小胞輸送（トランスサイトーシス）

り込まれて輸送される非特異的なものと，細胞膜表面に存在する受容体に結合した物質が輸送される特異的なものがある。後者のトランスサイトーシスとしては，母乳中の感染防御機能をもったタンパク質（抗体など）が分解されることなく乳児の腸管から吸収される仕組みが知られている。トランスサイトーシスはエネルギーを必要とする輸送機構である。

近年，ナノ粒子の利用に関する研究・開発が盛んになっている。通常は体内に吸収されない成分をナノ粒子化することにより吸収性が向上するという報告が多数ある。例えばナノサイズの白金粒子が吸収されて体内の各組織に移行した，抗ガン活性をもつ多糖類をナノ粒子化することによりその有効性が高まったなどの報告がある。特にナノ粒子の表面をプラスに荷電することで吸収が高まるのは，マイナスに荷電した細胞膜と粒子との相互作用が高まり，トランスサイトーシスが誘導されるためではないかと考えられている。

8-2. 栄養素の消化・吸収・代謝

8-2-1. 糖質

ここでは，デンプンとショ糖の場合を見てみよう（図8-6）。

① 消化

経口摂取されたデンプンは唾液のアミラーゼで分解され少糖（オリゴ糖）になる。さらに膵アミラーゼで分解され小腸内では二糖類（マルトース）となる。マルトースは腸管上皮細胞のα-グルコシダーゼで分解され，最終的にグルコースになる。ショ糖の場合はα-グルコシダーゼで分解され，最終的にグルコースとフルクトース（果糖）になる。

② 吸収

グルコースは腸管上皮細胞の管腔側の細胞膜にあるグルコーストランスポーター（SGLT1：Sodium-dependent glucose transporter 1）で細胞内に運ばれ，次いで別のグルコーストランスポーター（GLUT2：Glucose transporter 2）で細胞外（血液側）に輸送される。一方，ショ糖の分解によって生じたフルクトースはSGLT1では輸送されず，GLUT5（Glucose transporter 5）というトランスポーターで腸管上皮

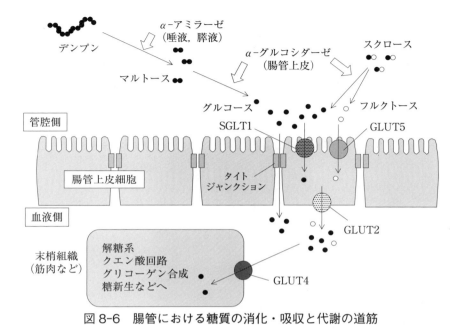

図 8-6　腸管における糖質の消化・吸収と代謝の道筋

細胞に取り込まれた後，GLUT2 で血液側に輸送される。グルコースやフルクトースのような単糖は，タイトジャンクション部位にある細胞間隙を拡散で透過する場合もあると考えられる。

③ 代謝

　血液中に入ったグルコースは，門脈を通って肝臓に入った後，血流に乗って各種組織に運ばれ，例えば筋肉細胞にあるグルコーストランスポーター（GLUT4：Glucose transporter 4）で筋肉に取り込まれる。取り込まれたグルコースは，そこで糖代謝系に入って解糖系や TCA サイクルでエネルギーに変換されるか，リン酸化されてグルコース 6-リン酸となり，その後グリコーゲン合成に使われて組織内に蓄積する。一方，フルクトースは肝臓のフルクトキナーゼによりリン酸化された後，アルドラーゼによってグリセルアルデヒド 3-リン酸に変換されて解糖系の第 2 段階に流入する。第 1 段階の調節を受けずに途中から解糖系に入るので，フルクトースはグルコースよりも速やかに代謝される。

8-2-2. 脂質

　ここでは，主要な食品脂質であるトリアシルグリセロール（トリグリセリド：TG）とコレステロールの場合を見てみよう（図8-7，図8-8）。

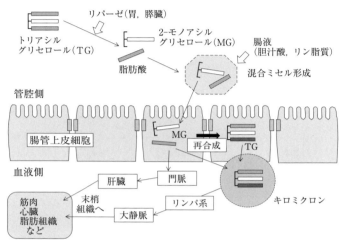

図8-7　腸管における中性脂質の消化・吸収と代謝の道筋

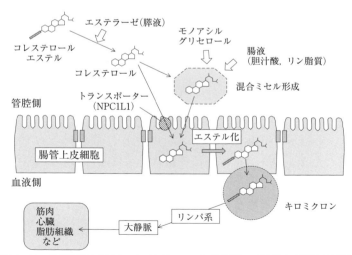

図8-8　腸管におけるコレステロールの消化・吸収と代謝の道筋
（図8-7・図8-8　小城勝相，清水誠編著『改訂版　食と健康』放送大学教育振興会より）

① 消化

　経口摂取されたトリアシルグリセロール（TG）は口腔，食道，胃内のリパーゼにより一部が分解されて，脂肪酸が遊離する。しかしTGの消化の大部分は，それが十二指腸において胆汁酸により乳化され，懸濁状態になったものが膵リパーゼによって分解されることにより進行する。膵リパーゼは小腸内でTGのC_1とC_3の位置にエステル結合している脂肪酸を遊離させ，グリセロールのC_2の位置にのみ脂肪酸が結合している2-モノアシルグリセロール（2-MG），および遊離脂肪酸を生成する。一方，食品中に含まれるコレステロールエステルも十二指腸でエステラーゼにより分解され，コレステロールと脂肪酸になる。

② 吸収

　遊離脂肪酸，2-MG，コレステロールは腸管内で胆汁酸などとともに混合ミセルを形成し，そこから腸管上皮細胞に取り込まれる。コレステロールは脂溶性なのでそのまま細胞に取り込まれると考えられてきたが，コレステロールの取り込みにはNPC1L1（Niemann-pick C1 Like 1 Protein）のようなトランスポーターが関わることが近年明らかになった。脂肪酸の腸管上皮細胞への取り込みについても，脂肪酸トランスポーター（FAT：Fatty acid transporter）や脂肪酸結合タンパク質（FABP：Fatty acid binding proteins）のような輸送タンパク質を介した特異的な輸送経路があることが報告されるようになり，脂溶性物質の腸管吸収においても，水溶性の栄養素と同様に，受動拡散のような濃度勾配に従った輸送だけではない多様な分子機構が存在することが知られるようになっている。

③ 代謝

　腸管上皮細胞内には遊離脂肪酸と2-MGからTGを合成する酵素（モノアシルグリセロールアシルトランスフェラーゼおよびジアシルグリセロールアシルトランスフェラーゼの2種）が存在し，一旦分解された脂質は上皮細胞内で再びTGに合成される。一方，コレステロールは上皮細胞内でエステル化される。上皮細胞内で再合成されたTGやコレステロールエステルはアポタンパク質B48と結合してキロミクロンのよう

なリポタンパク質粒子となり，上皮細胞から主にリンパ液中に放出される。TGに組み込まれなかった遊離脂肪酸はそのまま細胞外に輸送され，長鎖脂肪酸はリンパ液に，中鎖〜短鎖脂肪酸は門脈に取り込まれる。脂質成分は肝臓に運ばれてから超高密度リポタンパク質（VLDL）となり，血液を介して各組織に運ばれていく。VLDLは血液中でリポタンパク質リパーゼによって分解され，より分子サイズが小さく，コレステロール含量の高い高密度リポタンパク質（LDL）となる。LDLは肝臓や末梢組織に存在するLDL受容体によって各種細胞に取り込まれ，脂質成分はエネルギー源や生理活性物質の素材として利用される。

コレステロールは一部が肝臓で代謝されて胆汁酸になり，腸管内に放出される。脂質の消化を助けたあと，胆汁酸は回腸に存在する胆汁酸トランスポーター（Bile acid transporter）で吸収され，門脈を経て肝臓に戻る。このような胆汁酸の挙動は腸肝循環と呼ばれる。

8-2-3. タンパク質

タンパク質は，腸管内あるいは腸管上皮細胞内でペプチドを経てアミノ酸にまで分解・吸収されるが，そのプロセスにも様々な分子が関わっ

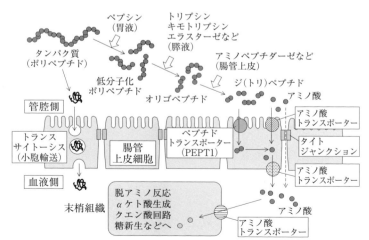

図8-9　腸管におけるタンパク質の消化・吸収と代謝の道筋
（小城勝相，清水誠編著『改訂版　食と健康』放送大学教育振興会より一部改変）

ている（図8-9）。

① 消化

　経口摂取されたタンパク質は胃内で酸により変性し，ペプシンで分解される。分子サイズが小さくなったポリペプチドは，十二指腸で分泌される膵液中のトリプシン，キモトリプシン，エラスターゼなどの酵素でさらにサイズの小さいオリゴペプチドに分解される。これらのタンパク質分解酵素（プロテアーゼ）はそれぞれ固有の基質特異性をもち，ポリペプチド中の切断箇所が異なる。生じたオリゴペプチドは膵液中のカルボキシペプチダーゼ，小腸上皮細胞に存在するアミノペプチダーゼやジペプチジルペプチダーゼなどによってさらに分解され，アミノ酸数が2～3のジペプチド，トリペプチドさらには遊離アミノ酸になる。

② 吸収

　アミノ酸は腸管上皮細胞の管腔側の細胞膜にある各種のアミノ酸トランスポーターで細胞内に運ばれ，次いで別のアミノ酸トランスポーターで細胞外（血液側）に輸送される。小腸には性質の異なる十種類以上のアミノ酸トランスポーターがあり，それぞれが複数のアミノ酸を輸送する。一方で，一つのアミノ酸が複数のトランスポーターで輸送されるなど，アミノ酸の輸送システムは複雑である。一方，小腸にはジペプチドとトリペプチドをどちらも輸送するペプチドトランスポーターであるPEPT1（Peptide transporter 1）が存在し，アミノ酸配列にかかわらず，これらのペプチドを輸送する。PEPT1による輸送は水素イオン（プロトン）に依存しており，酸性条件下では特に強力にペプチドを輸送するという性質をもっている。興味深いことに，腸管上皮細胞の管腔側にはナトリウムイオンを取り込み，プロトンを放出するトランスポーターがあるので，細胞の粘膜側表面は弱酸性に維持されている。このことは腸管におけるPEPT1のペプチド輸送活性を高めるという効果をもたらす。腸管上皮細胞の中にはペプチダーゼが存在し，取り込まれたジペプチド，トリペプチドは分解されてアミノ酸になるが，配列によってはペプチドのまま細胞を透過して血液中に移行するものもあると考えられる。

　なお，アミノ酸やペプチドは低分子なので，タイトジャンクション部

位にある細胞間隙を拡散で透過する可能性も指摘されている。こちらの経路は細胞内の分解酵素の影響を受けないバイパスの経路ということになる。

③ 代謝

　腸管上皮細胞は消化・吸収など様々な働きを担っており，そのためのエネルギーを必要とする。腸管上皮細胞の主要なエネルギー源はグルタミンである。グルタミンは血液中から細胞に取り込まれるが，食事タンパク質由来のものも腸管細胞で利用されると考えられる。

　血液中に入ったアミノ酸は，門脈を通って肝臓に運ばれた後，血流に乗って全身の組織に運ばれ，そこでアミノ酸トランスポーターを介して細胞に取り込まれる。ほとんどのアミノ酸はアミノ基転移反応によってαケト酸とグルタミン酸になる。グルタミン酸は脱水素酵素によって酸化され，毒性の強いアンモニアが遊離するが，このアンモニアは代謝されて尿素になり，体外に排出される。一方，αケト酸はクエン酸経路や糖新生の中間体であり，エネルギー生産や糖質・脂質合成の素材となる。

8-2-4. ミネラルの吸収と代謝

　三大栄養素と違って，ミネラルはエネルギー源になることはない。しかし，身体の様々な生理的反応を円滑に進行させるためには不可欠の成分であるので，生体にはミネラルを吸収する機構が備わっている。中でもカルシウムは身体組織の主要構成成分として，特に骨代謝の中では重要な役割を果たしている。

　食品を通して摂取されたカルシウムは，胃内の強い酸性条件下では容易に溶解する。イオン化したカルシウムは，小腸上部でカルシウムトランスポーター（CaT1 別名 TRPV6）により上皮細胞に取り込まれ，カルシウム結合タンパク質カルビンディンと結合して細胞内を移動し，Ca^{++}-ATPase を介して血液側に放出される（図8-10）。カルビンディンは活性型ビタミン D によって誘導されるタンパク質であり，これがビタミン D 摂取がカルシウム吸収を向上させる理由である。また，ミ

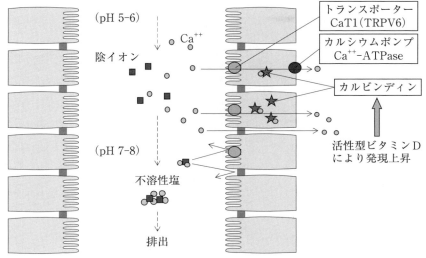

図 8-10　腸管におけるカルシウムの吸収機構

ネラル類の腸管吸収には，細胞間隙の受動拡散経路の寄与が大きいという報告もある。一方，小腸の上部で吸収されず腸管内に残ったカルシウムは，小腸下部に至って腸管管腔の pH が上昇してくるとリン酸などと結合して不溶化する。不溶化したカルシウムはもはや吸収されず，便とともに排出される。食品中のカルシウムの吸収率が 20〜40％程度と低いのは，このような性質に起因するものと考えられる。

　カルシウムは重要な栄養素なので，血液中のカルシウム濃度は厳密に制御されている。その濃度を維持する主要な要因は，食品からのカルシウムの供給，骨からのカルシウムの溶出，そして尿中へ排出されるカルシウムの量の制御である（図8-11）。食事からのカルシウム摂取が不足すると，血中のカルシウム濃度が低下するので，それを補完するために骨からのカルシウムの溶出が増える。骨粗しょう症は骨形成を担う骨芽細胞，骨からのカルシウム溶出を行う破骨細胞の活性バランスが閉経，加齢などによって崩れることによるものだが，食事からのカルシウム摂取の不足もその発症を助長することになる。

　なお，鉄，銅，亜鉛などの無機元素についても，それぞれ固有のトラ

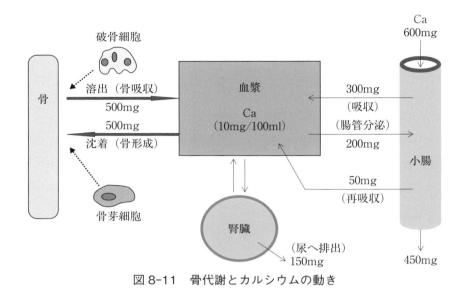

図 8-11　骨代謝とカルシウムの動き

ンスポーターが見出されている。

8-2-5. ビタミンの吸収

　水溶性ビタミンの多くはトランスポーターによって吸収される。チアミン（ビタミン B1）を輸送する THTR（Thiamine transporter）や，アスコルビン酸（ビタミン C）を輸送する SVCT（Sodium-dependent vitamin C transporter 1），リボフラビン（ビタミン B2）を輸送する RFT2（Riboflavin transporter 2），葉酸を輸送する PCFT（Proton-coupled folate transporter）などのトランスポーターの存在が分子レベルで明らかにされた。生体にとって，ビタミンのような微量成分を効率よく取り込むためには，このようなトランスポーターが必要なのであろう。

　脂溶性ビタミン（A, D, E, K）は，他の脂溶性物質と同様，単純拡散で腸管吸収されると考えられていたが，近年その吸収にもトランスポーターが関与する事実が明らかになった。特にトコフェロール（ビタミン E）の吸収（腸管上皮細胞から血液側への排出のプロセス）においては，ABCA1（ATP-binding cassette transporter A1）のようなコレ

ステロールのトランスポーターが重要な役割を果たしていることが報告されている。

8-3. 非栄養素の吸収と代謝

5大栄養素以外の食品成分の中にも，重要な生理機能性をもつものがあることが明らかになってきた。例えば，ヒトの消化酵素では分解されない糖質である食物繊維やオリゴ糖，色素成分として知られ抗酸化作用をもつフラボノイド類などがその代表である。エネルギー源にもならず，身体の構成成分にもならないが，様々な生体調節機能をもつこれらの成分は，非栄養素食品因子（non-nutrient food factors）と呼ばれることもある。非栄養素食品因子が示す機能性については第14章にも記載があるので参照していただきたい。ここではその吸収性や体内での動態について述べることにしたい。

8-3-1. 食物繊維・オリゴ糖の吸収と代謝
① 食物繊維・オリゴ糖

これらの糖質は基本的には消化されず，吸収もされない。したがって人体の各組織によって代謝されることもない。しかし，小腸下部（回腸）から大腸にかけて生息している腸内細菌は，これらの成分を消化する酵素を有している。摂取された食物繊維やオリゴ糖は腸内細菌によって分解・代謝され，主な代謝物として短鎖脂肪酸（酢酸，プロピオン酸，酪酸など）が管腔内に生成する。短鎖脂肪酸は，小腸下部から大腸にかけて特に強く発現しているSMCT（Sodium-coupled monocarboxylate transporter）というナトリウム依存的なトランスポーターで上皮細胞内に入り，MCT1（Monocarboxylate transporter 1）と呼ばれるプロトン依存的なトランスポーターで細胞内から血液側に輸送されることが近年明らかになった。短鎖脂肪酸は様々な機能性をもっており，腸の健康維持に役立っている（第14章，図14-5を参照のこと）。
② フラボノイド類（図8-12）

果実や野菜に含まれるフラボノイド類は糖と結合した形（配糖体）で

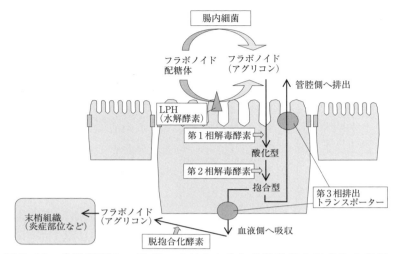

図8-12　食物繊維やフラボノイドのような非栄養素食品成分の吸収・代謝の道筋
(小城勝相, 清水誠編著『改訂版　食と健康』放送大学教育振興会より一部改変)

存在することが多い。経口摂取されたフラボノイド配糖体は, 腸管上皮細胞の刷子縁膜に存在するラクトース-フロリジン水解酵素（LPH）や腸内細菌の酵素により分解されて, 糖の結合していない形（アグリコン）となる。アグリコンは疎水性が高く, 腸管上皮細胞に吸収されやすい。細胞内に入ったフラボノイド（アグリコン）は細胞内の解毒代謝酵素（薬物代謝酵素）系によって抱合化され, グルクロン酸や硫酸と結合した形に変換される。抱合体となったフラボノイドは, MRP（Multidrug resistance associated proteins）のようなトランスポーターによって上皮細胞から腸管管腔内に排出されるが, 一部は血液側にも輸送される。このような研究の進展によって, 経口摂取されたフラボノイドの一部は腸管で吸収されることが明らかになった。抱合化されずに腸管から吸収されたフラボノイドも, 肝臓に輸送されて多くはそこで抱合化されるものと考えられる。フラボノイドには抗酸化作用や抗炎症作用をもつものが多いが, 血液中に入って炎症部位に到達したフラボノイド抱合体は, 炎症部位に存在する脱抱合化酵素により分解されて, 抗炎症作用が強い

アグリコン型に戻る。このように，フラボノイドの生理機能の基盤には，複雑な消化〜吸収〜代謝のプロセスがある。

研究課題

1. 経口摂取される食品成分は，ほとんどの場合，消化管内で分解してバラバラの部品にされた後に，体内でしかるべき物質に再構築される。生体が，「デンプン → グルコース → グリコーゲン」，「食品中のトリアシルグリセロール → 脂肪酸とモノアシルグリセロール → 体脂肪」，「食品タンパク質 → アミノ酸 → 体タンパク質」という一見無駄な再組立て作業をやっているのはなぜだろうか，考えてみよう。

参考文献

1) 坂井建雄，河原克雄編『人体の正常構造と機能 III消化管』日本医事新報社，2000.
2) 日本栄養・食糧学会監修『栄養・食品機能とトランスポーター』建帛社，2011.
3) 小田裕昭，加藤久典，関 泰一郎編『健康栄養学』共立出版，2005.

9 食と糖尿病

佐藤隆一郎

　代表的な生活習慣病である糖尿病（2型糖尿病）は世界的に急増しており，その合併症により人々の生命と生活の質の低下をもたらす悪影響を及ぼしている。2型糖尿病発症の予防には，生活習慣の改善が欠かせず，特に食生活の質を向上させることが望まれる。

《キーワード》　インスリン，インスリン抵抗性，GLP-1, ヘモグロビン A1c, 運動

9-1. 糖尿病とはどんな病気か

9-1-1. 増加する糖尿病患者数

　糖尿病の患者数は世界的に増加しており，2013年の国際糖尿病連合の報告によると，世界の糖尿病人口（20〜79歳）は約3億8200万人と推定され，糖尿病有病率は約8.3％になる。この数字は今後も増加することが予想され，2030年には約5億9200万人，有病率は約9.9％にまで達するとされている。諸外国人に比べ肥満の程度は明らかに低い日本人であるが，日本人成人における糖尿病が強く疑われる人は約950万人と推定され，各国の糖尿病人口数で，世界の10位以内にランクされている。

9-1-2. 糖尿病とは

　糖尿病はその名称の通り，「尿に糖がでる病気」と理解されているが，糖尿病でも尿に糖が出ない場合もあり，また尿糖が出ても糖尿病でない場合もある。より正確に表現すると，糖尿病は，インスリン作用の不足による慢性高血糖を特徴とし，種々の代謝異常を伴う疾患群とされる。糖尿病は持続する高血糖が代謝異常を引き起こし，それが様々な臓器障

害を招き，失明，腎臓機能低下，動脈硬化等を介して生活の質（quality of life：QOL）を著しく劣悪化させる。その意味でも，適切な食生活により未然に糖尿病を予防することが強く望まれる。

　糖尿病はその成因から，4つのタイプに分類される。1型は，インスリンを分泌する膵臓β細胞の破壊によるインスリン分泌低下に起因する。小児を中心に若年者に多く，原因は未解明ながら，自己の膵臓β細胞を非自己と認識して抗体（自己抗体）が産生され，短期間にβ細胞の多くが破壊されてしまう。このためインスリンの絶対量が低下し，その結果，一日数回のインスリン注射を続ける必要がある。したがって，1型糖尿病は生活習慣病ではない。2型は，インスリン分泌低下とインスリン感受性の低下（インスリン抵抗性）の両者が発症に関与する。生活習慣病の一つとして糖尿病を捉える時には，この2型を意味し，多くの場合，肥満や生活習慣との関連が深く，日本人の糖尿病患者の95％以上を占める。さらに，妊娠糖尿病，その他の機序による糖尿病が存在する。

9-1-3．インスリンとは

　インスリンは，血糖（血中グルコース）を低下させる機能をもつ人体で唯一のホルモンである。ホルモンとは，内分泌組織から血中へと分泌された化学シグナル分子である。血糖値が高くなるとインスリンは，膵臓のランゲルハンス島という組織のβ細胞から分泌される。β細胞では，84アミノ酸残基からなるポリペプチド鎖として合成され，これをプロインスリンと呼ぶ（図9-1）。1分子内の6カ所のシステイン残基同士がS-S（ジスルフィド）結合で結ばれ折りたたみ構造を呈している。タンパク質分解酵素により，分子内の2カ所で切断され，その結果中間部の33アミノ酸残基のC鎖が切り離される。こうしてA鎖（21残基）とB鎖（30残基）がジスルフィド結合により結ばれたインスリンが，成熟ホルモンとして機能する。このように合成されたタンパク質がタンパク質酵素により切断を受けて形を変えることをプロセシングと呼び，多くの場合，不活性型の前駆体から活性型への変換に利用される。こう

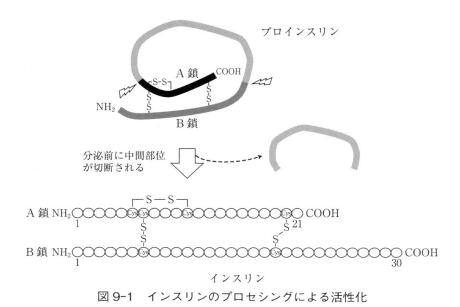

図9-1 インスリンのプロセシングによる活性化

してプロセシングを受け活性型として膵臓のβ細胞から血液中へと分泌されたインスリンは，血流に乗り，やがて標的臓器へと辿り着き，そこでホルモン活性を発揮する。細胞内でのグルコースの燃焼を増加させ，グリコーゲンとしてグルコースの貯蔵を促し，さらにグルコースの細胞内取り込み活性を上昇させ，これら一連の作用により血糖値を低下させる。一方，絶食により血糖値が低くなると，膵臓ランゲルハンス島のα細胞からグルカゴンというホルモンが分泌される。グルカゴンは血糖値を上昇させる作用を発揮する。インスリンとグルカゴンによる血糖値の調節は，生体の生命活動の主要なエネルギー源である血中グルコース濃度を一定値範囲内に留め，生命活動を円滑に行わせるべく働いている。

　血液中のホルモンが機能を発揮するためには，必ず標的臓器の細胞表面にホルモンを認識して結合する受容体が必要である。ちょうど鍵と鍵穴の関係と似ている。鍵はそれぞれ固有の切り込み型をもち，鍵穴と一致して初めて解錠することができる。ホルモンも複数存在し，それぞれのホルモンに固有の受容体が存在する。インスリンが細胞表面のインスリン受容体に結合すると，それに呼応して細胞内で種々の情報伝達物質

が作動し，初めてインスリンのホルモン活性が発揮される。インスリン作用の代表的なものは血糖値の低下であるが，これは血液中のグルコースを細胞内に取り込むグルコース輸送体を細胞表面に増加させることに起因する。同時に細胞内では，グルコースを解糖系で代謝することにより消費し，その一方でグルコースを多数結合させたエネルギー貯蔵体であるグリコーゲンの合成を上昇させる。こうして効率良く細胞内に取り込まれたグルコースは速やかに代謝されていく。これと平行して，インスリンは脂肪酸合成に関与する酵素の遺伝子発現を亢進する作用をもつ。つまり，取り込んだグルコースを素早く脂肪酸へと変換し，これをトリグリセリド（中性脂肪）の形にして最終的には脂肪組織へと輸送して溜め込む。生命進化の過程において我々生物は常に飢餓に直面してきた。ひとたび食物を摂取するとインスリンの作用により，グルコースを素早くトリグリセリドに変換してエネルギー源として貯蔵し，次の飢餓に備えることが必須であった。

9-1-4. インスリン抵抗性とインスリン感受性

　2型糖尿病は，インスリン分泌低下とインスリン感受性の低下（インスリン抵抗性）の両者により発症すると上述した。インスリンは，細胞表面のインスリン受容体に結合することにより，そのシグナルを細胞内に伝達し，種々の生理作用を発揮する。この過程が，種々の理由から良好に作動しないことを，インスリン感受性の低下，もしくはインスリン抵抗性と呼ぶ。インスリンの作用が十分に発揮されないことから，膵臓にさらに分泌を高める能力があると，インスリン分泌過剰状態となり，血中インスリン濃度は上昇し，高インスリン血症となる。一方，高血糖状態に長期間膵臓のβ細胞がさらされると，インスリン分泌の低下を招き，この状態をグルコース毒性とも呼ぶ。こうした複数の過程を経て，2型糖尿病は発症する。

　インスリン受容体は，細胞膜を1回貫通する膜タンパク質である。サイズの大きいαサブユニット（分子量13万）がジスルフィド結合により2量体を形成し，それぞれのαサブユニットにサイズの小さい（分子

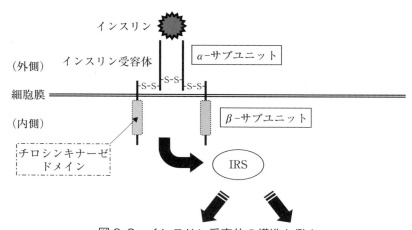

図 9-2 インスリン受容体の構造と働き
(佐藤隆一郎,今川正良共著『生活習慣病の分子生物学』三共出版より一部改変)

量 9 万) βサブユニットがジスルフィド結合する (図 9-2)。βサブユニットは膜貫通領域をもつと同時に,細胞内にチロシンキナーゼドメインをもっている。細胞外の α サブユニットにインスリンが結合すると (それぞれの α サブユニットに 1 分子,計 2 分子のインスリンが結合する事ができる),インスリン受容体はチロシンキナーゼドメインを介して,自らの分子内の複数のチロシン残基を自己リン酸化する。こうしてインスリン受容体の細胞質部位のリン酸化が起きると,インスリン受容体基質 (IRS) が引き寄せられ,続いて IRS の分子内の複数のチロシン残基もリン酸化される。こうしてリン酸化された IRS は細胞質内の複数のタンパク質と結合能を獲得し,それらを結合した後に,活性化する。さらにそれらのタンパク質が下流の因子を活性化する事により,複数の応答反応が生じる。このような細胞内応答反応は,バトンを受け渡す徒競走のリレーと似ており,細胞内のシグナル伝達と呼ぶ。例えば過食,肥満などに伴い血中の遊離脂肪酸の濃度が上昇すると,細胞内に取り込まれ,IRS 分子のセリン残基のリン酸化を上昇させる事が知られている。このセリン残基は,インスリン受容体によりリン酸化を受けるチロシン残基の近傍に位置することから,インスリン刺激が来ても IRS は

効率良くチロシンリン酸化を受ける事ができなくなってしまう。つまり，このような状態がインスリンが存在しても十分にシグナルが伝達されない，インスリン抵抗性状況である。インスリンの効きを悪くする生理条件は複数知られており，それらのほとんどはインスリン受容体による細胞内シグナル伝達の効率低下による。

9-1-5. インスリン分泌を促すホルモン

　食後，血糖値の上昇に呼応してインスリンが膵臓から分泌されるが，グルコースを経口投与すると静脈への投与よりも大きなインスリン作用が現れることが知られている。血糖値を認識して膵臓からインスリンが分泌されることを考えると，静脈への投与の方がより効果的なはずである。しかし現実には，経口投与の方がインスリン作用が十分に現れることから，経口投与されたグルコースが胃から小腸を経由する間に何かしらの情報を発信していることが想定されてきた。この作用を説明するホルモンとしてグルカゴン様ペプチド-1（GLP-1）の機能に注目が集まっている（図9-3）。GLP-1 はグルカゴンと同じ遺伝子から作られるペプチドであり，分泌後 N 末端 6 アミノ酸残基が切断された GLP-1(7-36) amide がおもに検出され，GLP-1(7-37) のものも認められる。小腸を構成する細胞の中に L 細胞と呼ばれる細胞があり，この細胞から GLP-1 は分泌される。食事中に含まれる糖，脂肪酸やアミノ酸，あるいは食物摂取により分泌される胆汁に含まれる胆汁酸が腸管内に存在すると，これらを認識した受容体が GLP-1 分泌を上昇する機構が明らかにされている。GLP-1 は血糖値が十分に上昇する以前に膵臓の β 細胞にインスリン分泌を促す役割を果たす。さらに GLP-1 は胃に作用して，内容物の滞留時間を延長して，急激な血糖値の上昇を抑える。同時に脳に作用し，食欲を抑制する。血中 GLP-1 濃度が高い状態では種々の組織でインスリンの感受性が高まることも知られている。こうした知見より，血中 GLP-1 濃度を高く維持することが抗糖尿病にとり重要なことがわかっている。しかし，血中 GLP-1 は数分程度で分解されることから，血中レベルを高く維持することは難しい。そこで GLP-1 を分解する酵

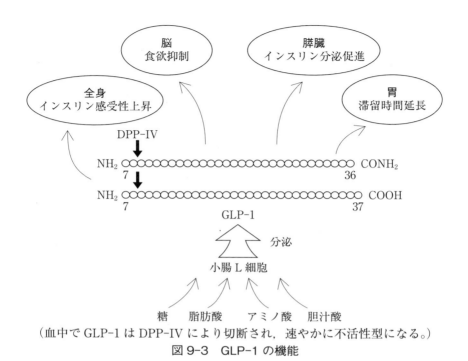

（血中で GLP-1 は DPP-IV により切断され，速やかに不活性型になる。）
図 9-3　GLP-1 の機能

素 DPP-IV の阻害剤が新たな抗糖尿病治療薬として開発され，効果が検証されている。DPP-IV を阻害し，GLP-1 分解を抑制し，GLP-1 血中濃度を上昇させ，インスリン感受性の向上を図ることにより，糖尿病の治療がなされている。

9-2. 糖尿病の症状と診断

9-2-1. 症状と合併症

　糖尿病の初期にはほとんど自覚症状がない。しかし，血糖上昇に伴い，ノドの乾き，それによる多飲，多尿，だるさなどが挙げられ，さらに体重の減少を伴う（表 9-1）。これらの自覚症状の前に健康診断を受けて，早期発見する事が重要となる。さらに糖尿病の恐ろしい点は，高血糖状態が長期間継続する事による様々な合併症の発症が挙げられる。その多くは血管障害であり，毛細血管の障害による細小血管合併症と動脈硬化

表9-1 糖尿病の慢性合併症

```
細小血管合併症（毛細血管の障害）
    網膜症（緑内障や失明も含む）
    腎症（腎不全も含む）
    神経障害（しびれや痛み，たちくらみ，インポテンツや足壊疽も含む）
大血管合併症（動脈硬化性疾患）
    冠動脈疾患（狭心症と心筋梗塞）
    脳血管障害（おもに脳梗塞やそれによる認知症など）
    末梢動脈疾患（おもに足の血管が詰まることによる痛みや壊死など）
その他
    感染症にかかりやすい
    傷のなおりが遅い
```

性疾患である大血管合併症に分ける事ができる．血管の障害については，後述するように高濃度のグルコースに直接さらされる血管壁では種々のタンパク質に糖化が進行し，その結果として障害の生じる可能性が考えられる．

細小血管合併症には網膜症，失明を含む．失明に関しては，成人後の失明原因のトップは糖尿病であることからも，合併症の恐ろしさを物語っている．腎症により人工透析療法を受けている患者数は30万人を超えるといわれ，その半数近くも原因は糖尿病である．動脈硬化性疾患も脂質，特にコレステロール代謝制御不全に起因することが知られているが，糖尿病はその遠因として無視できない．

9-2-2. 糖尿病の診断

糖尿病の診断は，糖尿病学会の診断基準に基づき行われる．朝食前の空腹時血糖値，随時血糖値，経口グルコース負荷試験時の血糖値などが重要な診断材料となる（表9-2）．経口グルコース負荷試験は，グルコース（75g）を経口摂取し，その2時間後に血糖値の低下を追跡する試験で，速やかに血糖値を正常値に戻すことができるかについて評価する．こうした血糖値での評価は，測定日の種々の条件の変化により大きく値が変動したりして，平均的なレベルを推測することが難しい場合があ

表 9-2　糖尿病の定義

以下の 1)～4) のいずれかに該当する場合
血糖値
1) 空腹時血糖値　126mg/dL 以上
2) 75g 経口グルコース負荷試験 2 時間値　200mg/dL 以上
3) 随時血糖値　200mg/dL 以上
4) ヘモグロビン A1c 値　6.5%以上

る。そこで4番目の診断値としてヘモグロビン A1c 値が用いられる。これは血糖値が高いほど，またその期間が長いほど，グルコースによる糖化を受けたヘモグロビンの割合が増えるという原理に基づいた測定値である。糖化反応は，例えば糖を含む食品を加熱調理や焼き調理をした際に褐色に着色する現象であり，タンパク質中のアミノ基（$-NH_2$）と糖のカルボニル基（$-CHO$）が反応して起こる。加熱下では反応は急激に進み，体内で過剰のグルコースが存在する時にも（高血糖状態），反応は穏やかではあるが進行する。体内の様々なタンパク質中のリシン（Lys）残基のアミノ基に糖が付加し，さらに架橋構造を取る事により複雑な構造へと変化する。こうした糖化により多くのタンパク質は本来の機能を損なう事が多く，高血糖による代謝制御異常の原因の一つとして考えられている。ヘモグロビンは赤血球に存在するタンパク質であり，酸素を結合・運搬する役割を担っている。赤血球の寿命は約120日ということで，この期間に高血糖にさらされていると糖化ヘモグロビンも上昇する。糖化ヘモグロビンの割合を%で示したのが，ヘモグロビン A1c 値となる。

9-3. 糖尿病の予防

9-3-1. 予防の重要性

2型糖尿病は生活習慣病の一つであり，その原因は名称に示されたように生活習慣，特に食生活と運動習慣にある。第1章でも述べられているように，第2次世界大戦後，我が国の食生活は大きく変化した。その間，平均寿命の延伸とともに，糖尿病をはじめとする生活習慣病患者数

も劇的な増加を示した。図1-1によれば，60数年間に食事由来の摂取エネルギー量は大きな変化をしておらず，日本人に生活習慣病が急増した理由は過食・飽食によるものではない事は明らかである。この間に劇的な増加を示したのは動物性脂肪の摂取であり，食生活の摂取エネルギーの量的評価より，食事内容の質的評価が大事な事を物語っている。つまり，この60数年間に日本人は，それまでの典型的な日本型食生活から，食事内容が欧米化された現代型食生活にシフトし，その結果として生活習慣病患者数を増加させた事になる。したがって，食生活の質的改善は日本人の生活習慣病，2型糖尿病の発症を抑える，あるいは遅延させる可能性を秘めているとも言える。同時に，慢性的な運動不足を抱える現代人において，運動習慣を是正することも生活習慣病の予防に結びつく事は言うまでもない。

9-3-2. 運動の重要性

　運動が健康にとり有益である事は，周知の事実である。その理由の一つとして，エネルギー消費増加が挙げられる。糖尿病の発症には多くの場合，肥満を伴う事からも，運動によるエネルギー消費増大は肥満を抑制する事が期待される。運動は一過的なエネルギー消費に留まらず，習慣的に行う事により骨格筋の成長を助け，筋量を増やす事で結果的に基礎代謝量を高く保つ事も可能となる。ヒトは身体運動をせずに正座していてもエネルギーを消費し，日常生活の活動による消費量は筋肉量を反映する。したがって，運動は一時的なエネルギー消費と恒常的な消費の双方を増加させる事ができる。

　しかし運動の効果を消費カロリーだけで理解しようとすると，ときに無力感を感じてしまう。普段より30分余分に歩く努力をしても，消費エネルギーは高々100kcalを超える程度で（体重，速度により変動するが），マヨネーズにして大さじ1杯から1杯半程度にしか相当しない。つまり健康のために軽い運動を心がけ，気分が爽快になり食欲が進むと，実質の効果は相殺されてしまうことになる。

　現在では，運動の効果は消費エネルギーだけでなく，骨格筋において

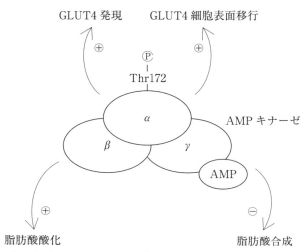

(αサブユニットの172番目のトレオニン（Thr）がリン酸化されると活性型になる。）
図9-4 骨格筋におけるAMPキナーゼの役割

　AMPキナーゼという酵素が活性化される事の重要性が科学的に証明されている。運動をすることは，骨格筋を収縮，弛緩させることを意味し，その際に骨格筋細胞の中で高エネルギーリン酸化合物のATPを分解することによりエネルギーを得ている。ATPはATP → ADP → AMPへと変換されることになり，こうして筋肉運動の後に細胞内AMP濃度が上昇する。AMPキナーゼはα，β，γの3サブユニットからなる3量体構造をしており，細胞内AMP濃度が上昇するとγサブユニットにAMPが結合しやすくなる（図9-4）。AMPキナーゼ自身はαサブユニットの172番目のThr残基がリン酸化されると活性型になるが，γサブユニットにAMPが結合すると，αサブユニットからリン酸を取り除く脱リン酸化反応を受けにくくなり，その結果，活性型として長く留まることから活性が高く維持される。

　骨格筋において運動によりAMPキナーゼ活性が上昇すると，複数の生理応答反応を介して骨格筋における血中グルコースの取り込みの上昇が起こる。血中グルコースの80%近くが骨格筋に取り込まれ代謝され

るとも言われ，血糖値の調節に骨格筋の重要性がうかがえる。筋肉細胞でのグルコースの取り込みに関与する輸送体はGLUT4と呼ばれ，インスリンの作用により，細胞表面へ出現し，血糖の取り込みを上昇させる特徴をもつ。GLUT4は恒常的にその一部が筋肉細胞内に留まっており，インスリン等の刺激があると細胞表面に出現し，グルコース取り込みに寄与する。AMPキナーゼが活性化されると，インスリン非依存的にGLUT4の細胞表面への移行が上昇する。この応答は比較的短期的な効果であり，運動によるAMPキナーゼの活性化は長期的にはGLUT4の遺伝子発現を上昇させ，筋肉細胞でのGLUT4タンパク質発現量を増加させ，グルコース取り込みを上昇させる働きをもつ。このような作用から，運動によるAMPキナーゼの活性化はインスリン抵抗性を改善させると考えられている。実際，糖尿病の治療に用いられる血糖降下薬のメトフォルミンはAMPキナーゼを活性化し，血糖降下作用を発揮している。さらにAMPキナーゼは脂肪酸合成を抑制し，同時に脂肪酸酸化を促進して脂質代謝改善にも寄与する。

　ある種の食品成分（フラボノイド類など）にもAMPキナーゼを活性化する機能を有することが報告されており，これらを習慣的に摂取することにより代謝改善効果を期待することもできる。

9-4. 食による糖尿病の予防

9-4-1. 糖尿病の食事療法

　糖尿病治療の三本柱は，食事療法，運動療法，薬物療法である。糖尿病の初期においては，食事療法と運動療法のみで病状をコントロールできることもあるが，ある程度進行すると薬物治療は必要となる。

　糖尿病に限らず，ある種の疾病と診断を下されてから，食生活を改善し，機能性食品（特定保健用食品など）を活用して，食の力のみで治癒を期待するのは危険である。症状の緩和，時に薬物療法の投薬量を減らすことに貢献できるケースも想定されるが，基本的に食の力が発揮されるのは，疾病を発症する以前に発症を遅延させる，あるいは緩やかに予防することであろう。

糖尿病治療において，食事療法が取り入れられていることは，糖尿病そのものが食生活の乱れ等から生じる代謝性疾患であり，その原因を改善しない限りは薬物療法に十分な効果が期待できない点にある。

　食事療法の概要は，1日3回の食事の量と時間配分を整え，規則正しく取ることが必要である。朝食を除くような欠食をしない，遅い時間帯に夕食をとらない，間食をしない，飲酒を控えめにするなどが挙げられる。急激な血糖値上昇を避けるためにも，ゆっくりと良く噛んで食べることも大事である。三大栄養素の摂取エネルギー比率は，炭水化物を60%，タンパク質は20%，脂質は20%を基本とする。野菜に含まれる食物野菜は，食後血糖値の急激な上昇を抑制することからも積極的に摂取することが推奨される。また，日本糖尿病学会がまとめた「糖尿病食事療法のための食品交換表」は食事療法の現場で多用されている。すべての食品を6つに分類し，80kcalを1単位として，それに相当する各食品の分量がわかるように図解されている（図9-5）。このような栄養指導には，管理栄養士の役割が重要となる。

9-4-2. 食品，食事による糖尿病の予防

　糖尿病の予防には血糖値の管理が必要となる。血糖であるグルコースは食事中の炭水化物から供給されるので，極端に炭水化物の摂取量を減らして血糖値低下を目指す炭水化物制限食について，長い間議論がなされている。確かにグルコースの供給が減少するので，一時的な血糖値の低下は期待される。しかし，長期的な制限食摂取の効果のエビデンス不足，その様な食事を継続することの難しさなどから，日本糖尿病学会からは薦められないという提言が出されている（参考文献2）。

　炭水化物の大半はデンプン（多糖類）とショ糖（二糖類）である。唾液および膵液に含まれるアミラーゼにより消化管の中で，大量のグルコースが連なった形をしているデンプンが複数のグルコースを含む少糖類へと消化される。糖類は単糖類にまで消化されてから小腸で吸収されるために，少糖類，二糖類はさらに消化を受ける必要がある。小腸上皮細胞膜には複数の糖質分解酵素（マルターゼ，スクラーゼ，ラクターゼ

食品(穀物)1単位の目安
実際には，自分で計量して，自分の目安を覚えることが大切です．

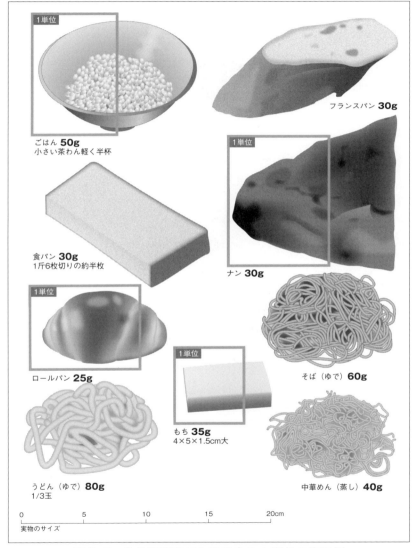

図9-5　食品交換表における食品1単位の表示例
（日本糖尿病学会編・著『糖尿病食事療法のための食品交換表　第7版』
日本糖尿病協会・文光堂40頁，2013年より）

表9-3 食後の血糖値の上昇を穏やかにするトクホ成分とその作用

成　分	作　用
難消化性デキストリン	デンプンの部分加水分解により得られる，グルコースが複数個重合した難消化性，水溶性食物繊維。小腸における糖質の吸収を遅延させる。
小麦アルブミン	小麦タンパク質の水溶性タンパク質で，アミラーゼの酵素活性を抑制する。食後血糖の上昇を穏やかにする。
グアバ葉ポリフェノール	熱帯果実グアバ葉に含まれる成分で，二糖類分解酵素の活性を抑制し，食後血糖の上昇を穏やかにする。
L-アラビノース	砂糖の50％程度の甘味をもつ五炭糖の一種で，それ自身は吸収されにくい。二糖類分解酵素の活性を抑制し，食後血糖の上昇を穏やかにする。
豆鼓（トウチ）エキス	大豆醱酵食品豆鼓のエキス。二糖類分解酵素の活性を抑制し，食後血糖の上昇を穏やかにする。

など）が局在しており，これらがその任を担う。これら消化酵素による多糖類，二糖類から単糖への消化を阻害する成分を含んだトクホ製品が市販されている（表9-3）。効果を発揮するためには，いずれも食事成分と同時に（もしくは摂取直後に）摂取する必要がある。しかし，これらのトクホ成分も糖の吸収を完全に抑制するものではなく，そもそも炭水化物，糖質の摂取量が多ければ，それに応じて吸収量は増加するのであり，その効果を過信しないように注意を払う必要がある。

研究課題

1. 「食品交換表」を用いて，実際に自分の 1 日の摂取エネルギーを概算してみよう。また，バランスについても適切かどうか判定してみよう。

参考文献

1) 日本糖尿病学会編『糖尿病食事療法のための食品交換表　第 7 版』日本糖尿病協会・文光堂，2013.
2) 『糖尿病における食事療法の現状と課題』日本糖尿病学会，2013.
3) 佐藤隆一郎，今川正良共著『生活習慣病の分子生物学』三共出版，2012.

10 食と動脈硬化

佐藤隆一郎

　虚血性心疾患や脳血管障害などの動脈硬化性疾患は日本人の死亡原因1位の癌と同程度を占める。血管の疾患である動脈硬化症の発症には血液成分の影響が強く，コレステロールもその一つである。食生活の改善によりリスクファクターを軽減し，血管寿命を長らえることが必要である。本章では，脂質異常症と動脈硬化発症について学び，食との関係を解説する。
《キーワード》　コレステロール，動脈硬化，リポタンパク質，LDL，HDL，胆汁酸

10-1. 血液成分とその輸送

10-1-1. 血液中の脂質成分

　血液は水分を豊富に含み，そこに水溶性成分を溶解させ，それらを栄養素あるいは老廃物として各種臓器へ輸送，運搬している。脂質はそのままの形では水に不溶であり，親水性分子に取り囲まれ，粒子状の形態をして血液中で存在する。この粒子をリポタンパク質と呼ぶ（図10-1）。水に不溶のトリグリセリド，コレステロールエステル（コレステロールに脂肪酸がエステル結合）を中心に含み（ちょうど饅頭のアンコのように），その周りを一層のリン脂質が取り囲み，粒子を形成している。リン脂質は両親媒性分子と呼ばれ，親水性部位と疎水性部位を分子内にもつ。親水性部位を外側に向けるようにして脂質を取り囲み，こうして形成されたリポタンパク質は水溶性成分として血液に溶け込むことができる。

　食事中の脂質の大半はトリグリセリドであり，小腸で吸収された後に，カイロミクロンの形でリンパに分泌され，そののち鎖骨下静脈に流れ込み，循環系に入る（図10-2）。小腸においてカイロミクロンが形成

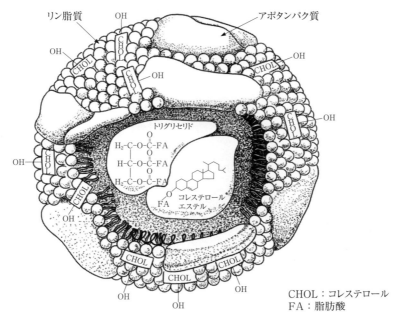

リン脂質の極性基は粒子の外側に，中性脂質（トリグリセリドとコレステロールエステル）は粒子の内部に配置されている。

H. B. Brewer, Jr., *Klin. Wochenschr.*, 59, 1023 (1981).

図 10-1　リポタンパク質粒子の構造
（菅野道廣，今泉勝己共著『コレステロール』三共出版より）

される際には，その粒子上にはアポリポタンパク質 B_{48} が粒子表面を覆うようにして付加される。このように粒子上表面に局在するアポリポタンパク質は，その粒子がどの組織で取り込まれるかを決定する荷札のような役割を果たす。血液中に流入したカイロミクロンは，毛細血管壁に局在するリポタンパク質リパーゼ（LPL）の作用により，中心部にあるトリグリセリドが一部分解され，次第にサイズを小さくする。こうしてトリグリセリドが分解されると，脂肪酸が遊離し，この脂肪酸は局所的に組織に取り込まれ，エネルギー源として利用される。こうして小型化したカイロミクロンはカイロミクロンレムナントと呼ばれ，やがて肝臓に取り込まれる。

　肝臓は体内で最も活発にコレステロールを合成する臓器で，その合成

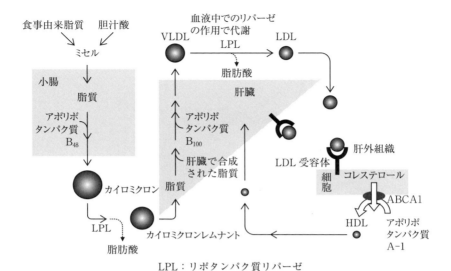

図10-2 小腸，肝臓，肝外組織における脂質の輸送，代謝
（佐藤隆一郎，今川正良共著『生活習慣病の分子生物学』
三共出版より一部改変）

量は毎日およそ1g程度である。食事由来の脂質がカイロミクロンレムナントとして取り込まれ，さらに自ら合成したコレステロール，トリグリセリドを合わせて肝臓は超低密度リポタンパク質（VLDL）を分泌する。この際にカイロミクロンとは異なり，アポリポタンパク質 B_{100} を1粒子あたり1分子，粒子上に付加する。VLDLはカイロミクロン同様，脂質を多く含み，その比重は軽く，超低密度であることからこのように命名されている。VLDLもLPLの作用を受け次第に密度を上昇させ（トリグリセリドが減少した結果），中間密度リポタンパク質（IDL）を経た後に，コレステロール含量の高い低密度リポタンパク質（LDL）へと変化していく。LDLはコレステロール含有量が高いことより，肝臓から体の各所へのコレステロール運搬体としての役割を担っている。

　全身のほとんどすべての細胞表面には，血液中からLDLを取り込むLDL受容体が存在している。LDL受容体は，LDL粒子上のアポリポタンパク質 B_{100} をリガンドとして認識し，結合することにより，LDL粒

子を細胞内へと取り込むことができる。小腸で合成されるアポリポタンパク質 B_{48} は，肝臓で合成されるアポリポタンパク質 B_{100} の C 末端側が欠けた（全体の 52％部分が欠落しているので B_{48} と呼ばれる）タンパク質であり，その結果 B_{48} は LDL 受容体のリガンドとしては認識されず，カイロミクロンもしくはカイロミクロンレムナントが LDL 受容体により細胞内に取り込まれることはない。

　こうして体の各所に LDL によりコレステロールが供給される。食事に含まれ，それを吸収したコレステロール（個人差があるが，数百 mg 程度）と肝臓で合成したコレステロールを足すと，毎日 1.5g 程度のコレステロールを我々の体は受け取ることになる。しかし，体内でコレステロールを分解もしくはエネルギー源として燃焼することはできない。したがって，体の各所では LDL 受容体により LDL コレステロールを取り込むと同時に，細胞からコレステロールを排出して，常に平衡状態を保つ必要がある。ほとんどの細胞の表面には ABCA1 と呼ばれる排出ポンプが存在し，このポンプが細胞内のコレステロールを効率良く細胞外へと排出する（図 10-2）。こうして排出されたコレステロールを血液中のアポリポタンパク質 A-1 が受け取り，こうして新生高密度リポタンパク質（HDL）が産生される。HDL コレステロールが低値であると，細胞からコレステロールを引き抜く活性が低いと判断され，それ故，低 HDL 状態は脂質異常症と診断される（後述）。HDL 中のコレステロールは最終的に肝臓へと運ばれる。このようなことから，この仕組みをコレステロールの逆転送系と呼ぶ（表 10-1）。

10-1-2. LDL 受容体

　LDL 受容体は膜を 1 回貫通する膜タンパク質である。N 末端側を細胞外に突き出す形の LDL 受容体は，その N 末端に 7 回の繰り返し構造をもち，その領域が LDL 粒子上のアポリポタンパク質 B_{100} を認識，結合する（図 10-3）。こうして LDL を結合した LDL 受容体は，細胞膜を細胞内側に取り込む形で被膜小胞を形成して，細胞内へと取り込まれる。その後細胞内でこの小胞内の pH が低下し，その結果 LDL と LDL

表 10-1　リポタンパク質の種類

種類	生成	脂質含有量(%)	働き
カイロミクロン	小腸において食物由来の脂質から生成	トリグリセリド(TG) ～85%	トリグリセリドを肝臓へ運ぶ。一部は分解され脂肪酸を各種組織へ供給。
超低密度リポタンパク質(VLDL)	肝臓で合成したコレステロール(Chol)と食事由来脂質から生成	TG ～55% Chol 15～25%	LDLへと代謝される。TGの一部は分解され脂肪酸を各種組織へ供給。
低密度リポタンパク質(LDL)	VLDLより生成	TG ～10% Chol 40～50%	Cholを全身の細胞に運ぶ。
高密度リポタンパク質(HDL)	様々な組織で生成	TG ～5% Chol ～20%	末梢組織からコレステロールを引き抜き、肝臓へ運搬。

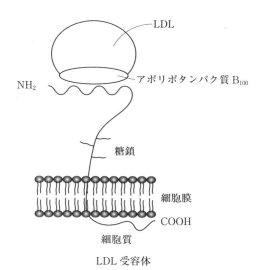

図 10-3　LDL 受容体の構造と LDL 結合
（佐藤隆一郎，今川正良共著『生活習慣病の分子生物学』三共出版より一部改変）

受容体が解離する。LDL はさらにリソソームへと導かれ，そこで LDL 粒子は分解を受け，遊離したコレステロールは細胞内で膜構成成分などとして利用される。一方，LDL 受容体は再び，細胞表面へと戻り，再

利用される。このような現象を受容体のリサイクリングと呼ぶ。すなわち，我々の体は受容体を複数回リサイクリングして有効活用していることになる（図 10-4）。

　こうして我々の体を構成するほとんどの細胞（脳内では血液を介した LDL 輸送はない）では取り込んだ LDL に含まれるコレステロールを生命活動に利用する。しかし，血液より十分すぎる LDL が供給されると，細胞はそれ以上の LDL を必要としなくなり，やがて細胞表面の LDL 受容体の数は減少する。細胞内のコレステロール量は極めて厳密に調節されており，LDL 受容体の数を変化させることにより調節する。したがって，血中 LDL コレステロールが高い状態に陥ると，LDL は体の各組織で取り込まれる効率が低下し，ますます上昇することになる。このような状態が高 LDL コレステロール血症であり，行き場を失った LDL は血液中に長い時間滞留し，やがて酸化を受ける。こうして形成される酸化 LDL が動脈硬化発症の引き金となる。

　LDL 受容体遺伝子に変異をもち，LDL 取り込み活性が著しく低下し

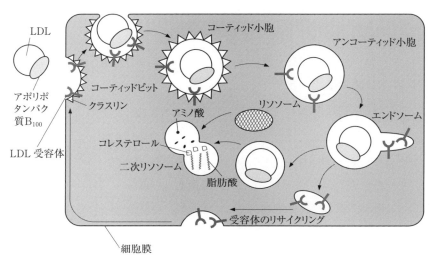

図 10-4　LDL 受容体を介した LDL 取り込み
（佐藤隆一郎，今川正良共著『生活習慣病の分子生物学』三共出版より）

た時，血中 LDL 値は高値になり，高い確率で動脈硬化を発症する。こうした遺伝情報は当然のことながら家族間で遺伝し，特定の家族で LDL コレステロール値が高いことが遺伝し，家族性高コレステロール血症と呼ばれる。このように LDL 受容体による LDL 取り込み活性が低下すると高頻度で動脈硬化が発症することから，血中 LDL コレステロール値は動脈硬化発症の代表的リスクファクター（危険因子）として捉えられている。

10-2. 動脈硬化

10-2-1. 動脈硬化性疾患とは

動脈硬化は自覚症状が無いままに進行し，血管が部分的に狭くなったり，詰まったりすることにより，必要な酸素や栄養が脳や心臓などの重要臓器に届かなくなる。これが原因となり，虚血性心疾患（冠動脈疾患）や脳血管障害などの動脈硬化性疾患となる（表 10-2）。日本人の死因の第 2 位は心疾患であり，長いこと第 3 位であった脳血管疾患は平成 23 年以降肺炎に続く第 4 位となっているが，その両者を合わせると第 1 位の悪性新生物（癌）にほぼ相当する。一方，いったん動脈硬化性疾患に冒されると，たとえ死を免れたとしても，「寝たきり」になるなど，生活の質（QOL）の著しい低下を招く。したがって，超高齢社会を迎える日本において，動脈硬化性疾患の予防は，国民の健康，福祉を考えた時，非常に重要な意味をもつ。

心臓は絶え間なく心拍運動を繰り返すことより，十分な酸素，養分が

表 10-2 動脈硬化性疾患の種類（一部）

脳血管障害	脳梗塞，脳出血
冠動脈疾患（虚血性心疾患）	狭心症，心筋梗塞
末梢動脈疾患	閉塞性動脈硬化症
腎動脈疾患	腎硬化症
動脈瘤	大動脈瘤など

表 10-3　動脈硬化性疾患の危険因子（心血管リスクファクター）

肥満（特に腹部肥満）	高血圧
性別（男性）	喫煙
加齢	糖尿病（耐糖能異常）
心血管疾患の家族歴	
脂質異常症（高 LDL コレステロール血症，高トリグリセリド血症，低 HDL コレステロール血症）	

血液を介して送り込まれる必要がある。心臓の筋肉を養う血管（冠動脈）は3本あると言われ，そのうちの1本または複数本に血管のつまり，狭窄が生じ血液の流れが悪くなり，心筋が一時的な酸欠状態を起こし胸が締め付けられるような痛みを感じる（狭心症）。さらに血栓による詰まりが激しいと胸痛などの激しい発作に見舞われる（心筋梗塞）。閉塞部以降には血液が行かなく，その部分はやがて壊死してしまい，再度心筋細胞として復活することは無い。つまり死へと繋がる。これらを総称して虚血性心疾患と呼ぶ。一方，脳血管の動脈硬化により血管がつまり，血流が途絶えた部分が壊死した結果，ろれつが回らない，言葉が出てこないなどの言語障害，半身麻痺などを伴う脳梗塞などを総称して脳血管障害と呼ぶ。

これまでの研究から多くの生活習慣が動脈硬化性疾患のリスクファクターであることが証明されている（表10-3）。したがって，これらリスクファクターを少しでも減らすことにより，疾患発症のリスクを低下させることができる。そのためにも食生活の改善，運動の励行，禁煙など重要となる。

10-2-2. 動脈硬化病巣

動脈壁に多量のコレステロールが沈着し，血管内腔を塞ぐような変化を「粥状硬化」（アテローム性硬化）と呼ぶ。動脈は管の一番外側を覆う外膜，その内側に血管の伸縮性を担う平滑筋細胞からなる中膜，その内側に内弾性板があり，血液と接する最内層には一層からなる内皮細胞

が敷き詰められている。血中LDLコレステロール値が高くなることが動脈硬化発症のリスクファクターであることから、血液中のLDLが直接、血管壁に付着して動脈硬化が進展するイメージをもつ人は多い。しかし実際には、血液と直に触れている内皮細胞の下にコレステロールが蓄積した粥状の隆起（プラーク）を形成することが、動脈硬化の始まりである。プラークは次第にサイズを大きくし、ついには血管腔を塞いだり、プラークそのものが破断されると、そこに血小板が集まり血栓を生じて、同じく血管腔を塞いだりする。さらにこの血栓が一部剥離して、抹消の細い血管を詰まらせたりして、血流を遮断する。

　血管の内皮細胞の下にコレステロールが蓄積するプロセスは次のような機構によると考えられている（図10-5）。高血糖状態などにさらされて血管内皮細胞の機能が低下すると、血液中のLDLは内皮細胞の直下まで入り込むようになる。LDLは血液中のみならず内皮細胞直下において酸化を受けると考えられている。酸化を受けたLDLは生体にとっては異物として認識される。雑菌や異物を処理する機能をもつ白血球の一種である単球が内皮下へと侵入し、マクロファージへと分化し、異物処

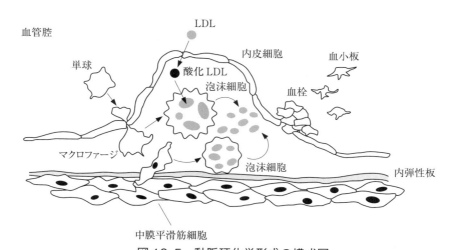

図10-5　動脈硬化巣形成の模式図
（佐藤隆一郎，今川正良共著『生活習慣病の分子生物学』
三共出版より一部改変）

理能力を高める。こうしてマクロファージは酸化 LDL を異物として認識し、細胞内にコレステロールを溜め込む。本来血液中に存在する LDL は異物として認識されることは無く、酸化することが異物として認識される原因となる。上述したように、体内でコレステロールを分解して処理する能力を生物はもっていない。こうして異常にコレステロールを溜め込んだマクロファージは泡沫細胞と呼ばれ、コレステロールを処理できずに、やがて死滅する。同時に、中膜から平滑筋細胞が内皮下に入り込み、マクロファージ同様に酸化 LDL を溜め込み、泡沫細胞となり、同様に死滅する。こうして内皮細胞直下には、大量のコレステロール、脂質、細胞残骸が沈着物として溜まっていき、粥状のこぶを形成する。コレステロール等の脂質成分が溜まった状態では粥状であるが、そののちにカルシウムの沈着が起こり、その結果として硬化が生じる。実際、実験ウサギの大動脈の硬化血管は伸縮性は全くなく、ほとんど板状をしており、折り曲げるとパリンという音を立てて割れる。

10-3. コレステロールとは

10-3-1. コレステロール合成

コレステロールは体を構成するすべての細胞で合成される。しかし、その合成量は十分でなく、必要量の多くは、細胞表面の LDL 受容体により LDL を取り込み、そこに含まれるコレステロールが利用される。一方、肝臓はコレステロール合成工場の役割を担っており、合成されたコレステロールは LDL として体の各所に輸送される。コレステロールは体を構成するおよそ 60 兆個の細胞の細胞膜の構成成分として不可欠な成分である。同時に、ビタミン D の材料にもなり、また複数の性ホルモンの前駆体として不可欠な生体化合物である。

コレステロールは、炭素原子を 2 つ含むアセチル CoA を出発物質として、20 数段階の酵素反応を介して炭素原子を 27 個含む複雑な構造化合物として合成される。合成過程の上流にある HMG CoA からメバロン酸への変換を触媒する酵素は HMG CoA 還元酵素と呼ばれ、コレステロール合成量を調節する律速酵素として知られている。すなわち、多

段階の反応を介して生体内で合成が進む時，すべての反応段階は均等でなく，全体の反応速度，反応量を決定する酵素反応段階が存在する．この HMG CoA 還元酵素の阻害剤（スタチン）は日本で開発された高コレステロール血症治療薬で，現在では世界で毎日 3000 万人以上が服用していると推定され，世界中で動脈硬化予防薬として広く利用されている．この治療薬が効果的な理由の一つとして，肝臓におけるコレステロール合成を効率良く低下させることが挙げられる．上述したように，食事由来に比べ肝臓で合成されるコレステロール量の方が数倍も多いため，肝臓で合成量を低下させることは体全体のコレステロール量調節に有効であるといえる．こうして肝臓でコレステロール合成が低下すると，肝臓細胞は細胞内のコレステロール量が減ったことを感知し，細胞表面の LDL 受容体の数を増やし，結果的に血液中の LDL 取り込みが上昇し，LDL コレステロール値の低下がもたらされる．

10-3-2. 肝臓におけるコレステロールの異化

我々の体内では，毎日 1.5g 程度のコレステロールが新たに吸収・合成されており，その量に相当するコレステロールが体内から排出される必要がある．我々はコレステロールを分解することはできないので，血液を介して HDL による逆輸送，もしくは HDL 上のコレステロールの一部は LDL へ転送され LDL として肝臓に取り込まれる．こうして肝臓に戻ってきたコレステロールは，数段階の酵素反応を介して胆汁酸へと形を変える．この現象を異化と呼ぶ．炭素原子 27 個からなるコレステロールが炭素数 24 個からなる胆汁酸に形を変えることになる．こうして合成された胆汁酸は一旦，胆嚢に胆汁の主要成分として蓄えられる．胆汁は，食事を摂取した刺激に伴い胆嚢が収縮することにより，小腸上部に分泌される．胆汁酸は石けんと同じく両親媒性化合物であり，食事中の脂質とミセルを形成し，乳化させることにより，脂肪分解酵素による消化を促進する働きをもつ．こうして食事由来の脂質の消化吸収を助けた後に，胆汁酸は小腸下部へと到達し，そこで特異的輸送体により吸収され，再び肝臓へと戻る．この現象は腸肝循環と呼ばれる．10 回程

度小腸−肝臓の循環を繰り返した後に，胆汁酸は糞中成分として体外へと排出される。この経路が，我々がコレステロールを体外排出する唯一の経路である。

10-4. 脂質異常症と食によるその予防

10-4-1. 脂質異常症

　血中中性脂肪（トリグリセリド）やコレステロール値が高い状態を以前は高脂血症と呼んでいた。しかし，その表現は必ずしも適切でないという考えから，現在は，脂質異常症という病名が用いられている。脂質異常症の診断基準として，空腹時採血のLDLコレステロール値，HDLコレステロール値，トリグリセリド値が挙げられる（表10-4）。以前は，総コレステロール値のレベルも診断基準として使われたが，現在ではLDL，HDLそれぞれに含まれるコレステロール値を問題視する。LDLコレステロールは俗に「悪玉コレステロール」とも呼ばれ，この値が高いと動脈硬化性疾患を引き起こすリスクが高いことから，140mg/dLに境界線が敷かれている。一方，HDLコレステロールは善玉コレステロールとも呼ばれ，上述したように各組織からコレステロールを肝臓へと逆

表10-4　脂質異常症：スクリーニングのための診断基準（空腹時採血[*]）

LDLコレステロール	140mg/dL以上	高LDLコレステロール血症
	120〜139mg/dL	境界域高LDLコレステロール血症[**]
HDLコレステロール	40mg/dL未満	低HDLコレステロール血症
トリグリセライド(TG)	150mg/dL以上	高トリグリセライド血症

・LDLコレステロールはFriedewald（TC-HDL-C-TG/5）の式で計算する（TGが400mg/dL未満の場合）。（TC, total cholesterol，総コレステロール値）
・TGが400mg/dL以上や食後採血の場合にはnon HDL-C（TC-HDL-C）を使用し，その基準はLDL-C＋30mg/dLとする。
 [*]10-12時間以上の絶食を「空腹時」とする。ただし，水やお茶などカロリーのない水分の摂取は可とする。
 [**]スクリーニングで境界域高LDLコレステロール血症を示した場合は，高リスク病態がないか検討し，治療の必要性を考慮する。
（日本動脈硬化学会編『動脈硬化性疾患予防ガイドライン2012年版』日本動脈硬化学会，2012より）

転送する働きをもつことから，40mg/dL 未満を低 HDL コレステロール血症としている。LDL に含まれるコレステロールも HDL に含まれるコレステロールも物質としては同一のものであって，悪玉，善玉という2種類のコレステロールが存在しているという意味ではない。トリグリセリドに関しては，150mg/dL 以上を高トリグリセリド（トリグリセライド）血症としている。

10-4-2. 食による脂質異常症の予防

　摂取エネルギーを適正範囲内に保つことは，すべてのタイプの脂質異常症の食事の基本となる。脂質からのエネルギー量は全エネルギー量の20-25％として，動物性（魚肉を除く）脂肪は控えめにし，植物性，魚肉性の脂肪を増やす。食物繊維は，コレステロール，トリグリセリドなどの脂質の消化吸収を抑制するので，野菜，海藻，キノコ類の摂取に心がける必要がある。コレステロールは動物性食品にのみ含まれ，植物性食品には含まれない。また，LDL の酸化を防ぐ抗酸化ビタミン（ビタミン C や E)，ポリフェノール類を多く含む緑黄色野菜，果実，豆類などを充分に摂取する。色素成分のアントシアニン類，タマネギに多く含まれるケルセチンはフラボノイド類に属し，抗酸化能が期待される（図10-6）。野菜類に含まれるルテイン，トマトのリコペン，海老，カニに含まれるアスタキサンチンなどは，カロテノイド類に属し，いずれも強い抗酸化能を示す。ぶどう果皮に含まれるレスベラトロール，カレーのスパイスであるウコンに含まれるクルクミンなどにも抗酸化能が確認されており，さらにそれ以外の機能を介して代謝改善効果を発揮する。コレステロールの摂取量を考える時に，卵は黄身に豊富にコレステロールを含んでおり（およそ 200mg 程度），その摂取を控えるように一般的には指導される。

　動物性（魚肉は除く）脂肪には，飽和脂肪酸が豊富に含まれる。植物性脂肪，魚油には不飽和脂肪酸が含まれ，飽和脂肪酸と異なる特性をもつことが知られている。特に魚油に含まれる多価不飽和脂肪酸（エイコサペンタエン酸，ドコサヘキサエン酸）は ω-3（n-3 ともいう）系脂肪

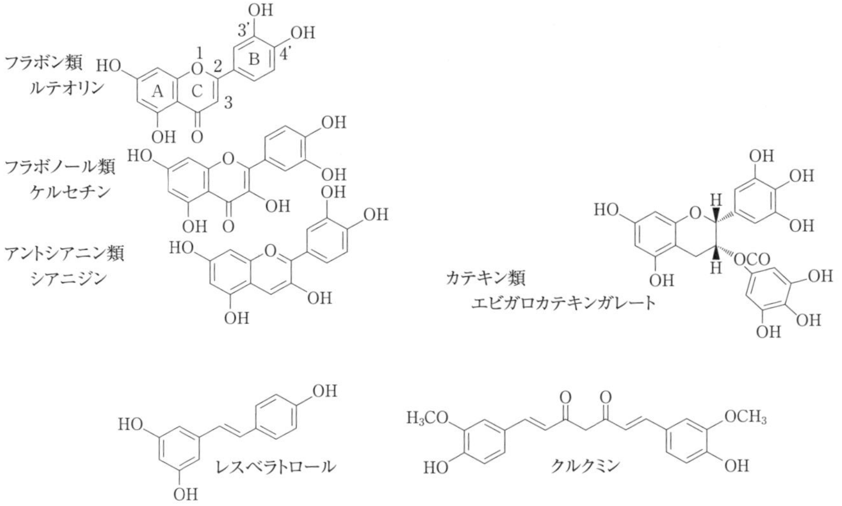

図 10-6　抗酸化能をもつポリフェノール類

酸に属し，特徴的な生理機能をもつ．一つには，体内に取り込まれたのちに，脂肪酸を3分子含むトリグリセリドに多価不飽和脂肪酸は取り込まれにくいことから，体脂肪として蓄積しにくいことが挙げられる．また体内で代謝されたのちに，脂肪酸β酸化を担う酵素量を上昇させることが知られており，積極的に脂肪酸を燃焼させる方向へと導く活性をもつ．同時に，脂肪酸合成を触媒する酵素の酵素量を減少させる作用を介して，体内でのトリグリセリド合成量を低下させる．魚摂取量と心臓病発症の頻度との間には負の相関があることが疫学調査により示されており，第2次世界大戦後，日本人の魚摂取量は減少の一途をたどっているが，習慣的に魚を摂取することが奨励されている．

10-4-3. 食事由来の脂質の消化・吸収を抑える食品成分

食事由来の脂質は直接水に溶けないので，小腸上部に分泌される胆汁中の胆汁酸の働きでミセル形成（乳化）することにより，小腸管腔内で脂質分解酵素であるリパーゼによる消化を受ける．食事由来のコレステロールも胆汁酸とミセルを形成するが，この時植物ステロールが存在す

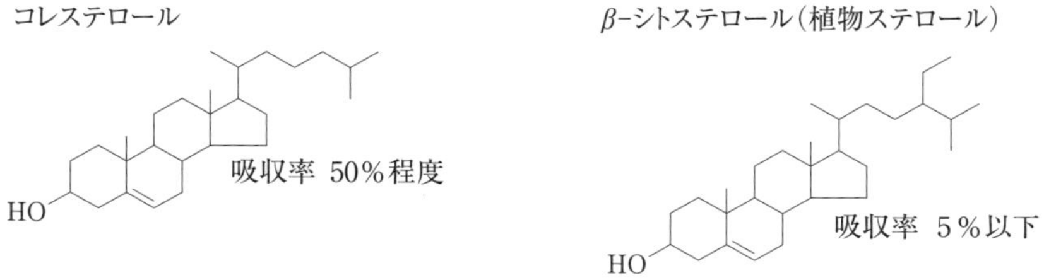

コレステロール　　　　　　　　　　　　β-シトステロール（植物ステロール）

吸収率 50％程度　　　　　　　　　　　　　吸収率 5％以下

図 10-7　コレステロールと植物ステロールの構造

ると，植物ステロールの方が積極的にミセル形成に関与し，結果的にミセル形成が十分に行われなかったコレステロールは消化・吸収の効率が低下し，吸収率の低下を招くと考えられている。日本人の通常の食事では，コレステロール摂取量と植物ステロールのそれはほぼ同程度である。一方，その吸収率はそれぞれ50％程度と5％以下と大きな違いがある。この植物ステロールの活性を利用して，植物ステロール含量を高めたマーガリン，食用油などが開発されている。コレステロールと植物ステロールの構造は酷似しており（図10-7），我々の体はこれらの微細な構造の違いを識別する能力をもっている。

　食事由来の脂質の大半はトリグリセリドである。トリグリセリドは，グリセリドに3分子の脂肪酸が結合した形をしており，小腸管腔内で胆汁酸によりミセル形成が進行すると，脂質分解酵素のリパーゼの働きにより消化を受ける。その結果，両端の脂肪酸2分子が遊離し，モノグリセリド（グリセリドに脂肪酸が1つ結合した形）が産生され，これらは効率良く小腸上皮細胞に取り込まれる。小腸上皮細胞内では，再びトリグリセリドへと再構成され，やがてカイロミクロンの構成成分としてリンパへ分泌される。この過程において，リパーゼの働きを弱める作用をもつ成分として，お茶の苦味成分カテキンの重合物が飲料等に添加されてトクホ製品として販売されている。効果を得るためには，食事を摂った直後または同時に摂取して，小腸内でリパーゼの働きを減弱させる必要がある。

研究課題

1. ポリフェノールの定義を調べてみよう。フラボノイド類はどのような骨格をもち，カロテノイド類の構造とどのような違いがあるかについてまとめてみよう。

参考文献

1) 日本動脈硬化学会編『動脈硬化性疾患予防ガイドライン 2012 年版』日本動脈硬化学会，2012.
2) 佐藤隆一郎，今川正良共著『生活習慣病の分子生物学』三共出版，2012.
3) 菅野道廣，今泉勝己共著『コレステロール』三共出版，1986.

11 食と肥満，メタボリックシンドローム

佐藤隆一郎

　糖尿病，脂質異常症，高血圧，肥満症は代表的な生活習慣病である。それぞれ独立した疾患と長い間考えられてきたが，これら疾患は一個人に重積しやすく，そのことが動脈硬化性疾患の高いリスクとなることが次第に明らかになってきた。このような背景から，メタボリックシンドロームという名称の新たな疾患概念が提案され，生活習慣の改善によりこれら疾患を未然に予防するという考え方が広く受け入れられるようになった。肥満，メタボリックシンドロームと食の関係を解説する。

《キーワード》　肥満，内臓脂肪，褐色脂肪組織，メタボリックシンドローム

11-1. 肥満とは

(1) 肥満の定義

　肥満は体脂肪が過剰に蓄積した状態である。体脂肪率については性差があり，男性では15〜20％程度，女性では20〜25％程度が適正であるとされている。近年，一般家庭に普及している体脂肪測定器は，体内に微弱な電流を流し，電気抵抗の程度から体脂肪率を推定しているものであり，厳密な数値として評価することはできない。肥満度を評価する指標として最も汎用されているのが，Body Mass Index (BMI) である。BMIは，体重を身長の二乗で割った，体重(kg)／[身長(m)]^{2}で計算された値である（単位：kg/m^2）。日本ではBMI 25以上を肥満と判定するが，WHO（世界保健機関）の基準では30以上となる（表11-1）。日本人の場合，身長160cmの人で64kg，170cmの人で72kgまでは肥満と見なされないことになる。一方，BMI 30を基準とすると，170cmの人で87kg以上の人が肥満となり，肥満大国アメリカでは成人の3人に1人以上がこの基準を超える。BMIは体型を評価する便利な数値である

表 11-1　肥満度分類（日本肥満学会基準と WHO 基準の比較）

BMI (kg/m^2)	日本肥満学会基準	WHO 基準
< 18.5	低体重	低体重 (underweight)
18.5 ≦ BMI < 25	普通体重	普通範囲 (normal weight)
25 ≦ BMI < 30	肥満（1度）	前肥満状態 (overweight)
30 ≦ BMI < 35	肥満（2度）	肥満Ⅰ (class Ⅰ obesity)
35 ≦ BMI < 40	肥満（3度）	肥満Ⅱ (class Ⅱ obesity)
40 ≦	肥満（4度）	肥満Ⅲ (class Ⅲ obesity)

日本肥満学会　肥満症診断基準 2011 より

が，体脂肪が低く筋肉質なスポーツマンでは数値が高くなることもあり，脂肪の分布（皮下脂肪型か内蔵脂肪型か；後述）についてなど評価することは困難である。

　我が国において，BMI が 22 の時に各種疾患の有病率が最も低くなることが知られており，それぞれの身長に対して BMI 22 になる体重を理想体重と見なしている。ちなみに身長 160cm の人では，1.6(m)×1.6(m)×22＝56kg，170cm の人では，1.7(m)×1.7(m)×22＝64kg になる。

（2）内臓脂肪型肥満と皮下脂肪型肥満

　肥満は脂肪の蓄積された部位による差から，お腹が出っ張った内臓脂肪型肥満と臀部などに皮下脂肪の多い皮下脂肪型肥満に分けることができる。内臓脂肪とは内臓周辺の腸間膜（腸から栄養分を吸収した血管等を固定する腹膜）に蓄積されるもので，その過剰蓄積は複数の健康障害を引き起こす原因となる。それでは皮下脂肪蓄積は安全かというと，皮下脂肪が蓄積している時には内臓脂肪の蓄積も伴うことが多いので，注意が必要である。

　内臓脂肪蓄積は CT 検査により，腹部に脂肪が蓄積しているかで判定することができる。ちょうどヘソの位置の断面図において脂肪面積が 100cm^2 以上を内臓脂肪型肥満としている（図 11-1）。CT 検査を不特定多数の人に行うことは経済的にも成立しないこともあり，内臓脂肪蓄積を評価する指標としてウエスト周囲長が用いられている。CT 検査による脂肪面積 100cm^2 にほぼ相当するのが，男性ではウエスト長 85cm，

A　内臓脂肪型肥満　　　　　B　皮下脂肪型肥満

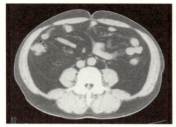 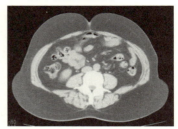

図11-1　典型的な内臓脂肪型肥満（A）と皮下脂肪型肥満（B）の腹部CT像
（中谷延二，小城勝相編著『食健康科学』放送大学教育振興会，2009，p.228）

女性では90cmであり，メタボリックシンドロームの診断基準として用いられている。本来体の大きい男性のウエスト長が85cmであるのに対し，女性のそれは90cmであることに疑問をもたれる人も多いと思われる。この違いは性差によるもので，女性の場合，ウエストが太くなっても，皮下脂肪蓄積が多くなり，内臓脂肪の蓄積は生じにくいことが理由として挙げられる。

（3）白色脂肪と褐色脂肪

　我々の体はおよそ60兆個の細胞から成ると考えられている。平均体重の健常者は，その全細胞の約0.5％に相当するおよそ300億個の脂肪細胞を脂肪組織に蓄えていると考えられている。脂肪細胞のサイズは他の細胞に比べて大きく，健常者の脂肪組織の重量は体重のおよそ20％程度を占める。これが肥満者になると，体重の30-40％に相当する脂肪組織を蓄えるようになり，脂肪細胞の数も倍増して全細胞の1％近くにまでなる。

　脂肪組織を構成する脂肪細胞は，細胞内に多量のトリグリセリドを含み，エネルギーの貯蔵庫としての役割を果たす。先進工業国で生活する我々は，空腹を感じると食事を摂り，栄養素を獲得することができる。しかし，40億年近いといわれる生命進化の歴史を見ると，すべての生物は飢餓と戦い，極めて過酷な生存競争を強いられてきた。したがって，ヒトを含む生物は食事から栄養素を補給すると，それを即座に脂肪酸，

トリグリセリドに変換し,脂肪組織の脂肪細胞内に蓄え,飢餓に備える技術を身につけてきた。この技術があったからこそ,進化の過程で生存し得たとも言える。こうして,脂肪細胞内には脂肪滴と呼ばれるトリグリセリドを多量に含む油滴が蓄積する。絶食時などエネルギー供給が不足すると,副腎,交感神経よりホルモン(アドレナリンなどのカテコールアミン)が分泌され,脂肪細胞上の受容体に結合し,脂肪細胞内の脂肪滴中のトリグリセリドを分解するシステムが作動する。その結果,脂肪酸とグリセリドが産生され,血液中に分泌され,骨格筋をはじめとするエネルギーを必要とする組織に脂肪酸を供給する。こうしたエネルギー貯蔵庫の役割を担う脂肪細胞を白色脂肪細胞と呼ぶ。通常白色脂肪細胞には大型の脂肪滴が1つ存在し(単房性),細胞のほとんどの空間を脂肪滴が占める(表11-2)。牛肉や豚肉の白い脂身が,白色脂肪細胞からなる白色脂肪組織である。

一方,褐色の脂肪組織が存在し,褐色脂肪組織と呼ばれる。褐色の原因は,褐色脂肪組織を構成する褐色脂肪細胞にミトコンドリアが多く含まれ,細胞の色が褐色に見えることによる。褐色脂肪細胞の特徴は,白色脂肪細胞と異なり,複数の小型脂肪滴を細胞内に含み(多房性),エネルギー貯蓄より,熱産生機能に特化している点である。褐色脂肪細胞のミトコンドリアには脱共役タンパク質の1型(UCP-1)が多く発現している。ヒトにおいては,新生児において肩甲間,腎臓周辺に解剖学的にも褐色を呈した脂肪組織が認められる。一方,成人になるとこれらの組織がほとんど検出されないことより,褐色脂肪組織は若年時期にの

表11-2 白色脂肪細胞と褐色脂肪細胞の比較

	白色脂肪細胞	褐色脂肪細胞
存在部位	皮下,内臓周囲	肩甲間,腎臓周囲
形態特徴	直径50-100 μm 単房性脂肪滴	直径20-40 μm 多房性脂肪滴 ミトコンドリア豊富
生化学的特徴	UCP-2	UCP-1
生理的役割	エネルギー貯蔵と放出	熱産生

み機能する組織と考えられてきた。しかし近年，先端機器を用いた分析技術の上昇により，成人にも褐色脂肪組織は存在することが明らかになり，成人が寒冷環境下に置かれると，より活性化されることも示されている。また，唐辛子の辛み成分カプサイシン等の刺激により，同様の応答も生じることが明らかにされている。

11-2. 脂肪細胞の生理的役割

（1）脂肪滴

　我々生物は，生命進化の過程で常に飢餓と闘ってきた。その結果，極めて巧妙に食事から得たエネルギーを脂肪組織に蓄え，当分の間予想される飢餓に耐えうる術を得た。こうして脂肪組織を形成する脂肪細胞，特に白色脂肪細胞には大量のトリグリセリドがエネルギー源として蓄えられる。別のエネルギー貯蔵物質としてグリコーゲンも挙げられる。グリコーゲンはグルコースが多数連なったものであり，体内では多量の水分子と結合しているために重量がかさみ，大量に保持することは個体の機動性を著しく損なうことになる。したがって，我々の体に蓄積されたグリコーゲンは，絶食に対してせいぜい24時間程度のエネルギー供給源にしかならない。グルコース1gから得られるエネルギーはおよそ4 kcalと算出されていて，脂肪のおよそ9 kcalより低いことからも，脂肪組織にトリグリセリドを蓄える重要性が理解できる。

　脂肪細胞には血液を介して，グルコース，脂肪酸，リポタンパク質が輸送され，効率よくトリグリセリドへと変換される。トリグリセリドは脂質であり，水溶性環境の細胞内ではそのままの形で存在することはできない。そこで肝臓，小腸で作られるリポタンパク質と同じように，脂質の1種であるリン脂質に囲まれ脂肪滴として，細胞質に存在する（図11-2）。最初は小型の脂肪滴が形成され，それが次第に融合して大型の脂肪滴へと成長するモデルが考えられている。脂肪滴を形成する際には，トリグリセリドの表面を一層で覆うリン脂質も供給される必要がある。球の体積は半径の3乗に比例し，一方，表面積は2乗に比例することから，小型の脂肪滴同士が融合して大型化することは，表面を覆うリ

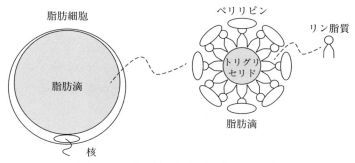

図11-2　脂肪細胞内の脂肪滴の構造

ン脂質の量を節約する点でも合目的な現象と言える。同じ体積のトリグリセリドを小型の脂肪滴で蓄えようとすると、それだけ多くのリン脂質を合成して供給することになり、エネルギー貯蔵の効率を下げることになってしまうからである。

　脂肪細胞に貯留される脂肪滴の表面のリン脂質にはペリリピンと呼ばれるタンパク質が結合している（図11-3）。ペリリピンは主に脂肪組織で発現されるタンパク質で、脂肪滴形成を促す作用をもつと同時に、脂肪滴中のトリグリセリドの分解を抑制する作用をもつ。脂肪細胞の細胞質にはトリグリセリドを分解する複数の脂肪分解酵素リパーゼが存在する。トリグリセリドから1分子の脂肪酸を遊離させ、ジグリセリドを生成する脂肪細胞特異的トリグリセリドリパーゼATGL、このジグリセリドからさらに脂肪酸を遊離させるホルモン感受性リパーゼHSLが連続的にトリグリセリド分解に関与している。これらのリパーゼが脂肪滴にアクセスしてトリグリセリドを分解するのを強固に防ぐ作用をペリリンピンは有している。

（２）脂肪分解機構

　脂肪細胞内に蓄えられた脂肪滴のトリグリセリドは、エネルギー枯渇時には分解され、脂肪酸とグリセリドになり、血液中に放出される（図11-3）。脂肪酸は血液中では主要タンパク質であるアルブミンに結合して、骨格筋、肝臓等の組織にまで送られ、そこで取り込まれエネルギー

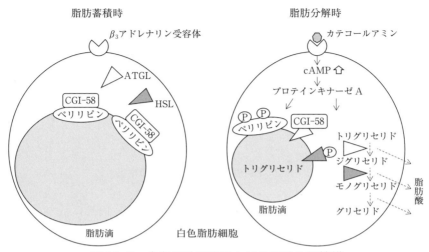

図 11-3　白色脂肪細胞における脂肪分解機構

源として利用される。このような脂肪分解のスイッチをオンにする刺激は，交感神経・副腎から分泌される神経伝達物質であるカテコールアミンによる。脂肪細胞の表面には β_3 アドレナリン受容体が存在し，この受容体がカテコールアミンを結合し，細胞内にシグナルを伝達する。細胞内シグナルの伝達役は cAMP であり，cAMP が上昇したことにより，プロテインキナーゼ A が活性化され，このキナーゼによりペリリピン分子の複数箇所がリン酸化される。リン酸化ペリリピンは，それまで強固にリパーゼの侵入を防いでいたのに対し，今度はリパーゼのアクセスを容易にする。ペリリンと結合していた CGI-58 というタンパク質が遊離し，今度は ATGL と結合し，そのリパーゼ活性を促進するようになる。同時に，HSL もリン酸化を受け，酵素活性が促進される。こうして脂肪滴内のトリグリセリドは，リパーゼの作用により，脂肪酸を一分子ずつ解離し，これが細胞外へ放出され，血流に乗って，種々の組織へと運搬される。

　脂肪分解はペリリピンの作用により厳密に制御されているが，それでも肥満状態で脂肪細胞内に大量のトリグリセリドが存在すると，その一部は分解を受けて常時脂肪酸が血液中へと放出されることになる。した

がって，肥満に伴い血中脂肪酸濃度は高くなる傾向にあり，この遊離の脂肪酸が肝臓，骨格筋においてインスリンの効きを低下させ，インスリン抵抗性を引き起こす原因となっている。

上述した脂肪分解機構は白色脂肪細胞での脂肪分解の全容である。褐色脂肪細胞では，同じくカテコールアミン刺激に伴い，小型の脂肪滴に含まれるトリグリセリドが分解を受け，脂肪酸が放出される。こうして細胞内の脂肪酸が増えると，ミトコンドリアに局在する UCP-1 が活性化を受ける。UCP-1 はミトコンドリアの膜に局在し，プロトン H^+ を輸送して熱を放出する機能をもつ。同時に，カテコールアミン刺激で細胞内の cAMP 濃度が上昇すると，そのシグナルを介して UCP-1 遺伝子発現も上昇し，UCP-1 タンパク質量も増加し，熱産生はますます盛んになる。白色脂肪細胞もわずかに UCP-2 という UCP-1 の類縁タンパク質を発現するが（表 11-2），熱産生能は低い。

上述したように，脂肪分解の指令はカテコールアミンの分泌に起因する。食品中の辛み成分にはカテコールアミン分泌を亢進することが知られており，同様の生理応答を引き起こす。唐辛子の辛み成分カプサイシン，胡椒のピペリン，ショウガのジンゲロンなどには，このような効果があり，体脂肪の減少効果が認められる（図 11-4）。また，実際辛み成分を食べると発熱，発汗を経験することはあるが，このような機構が働

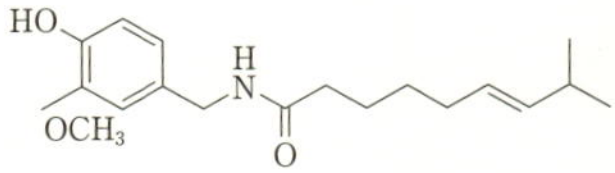

カプサイシン（唐辛子）

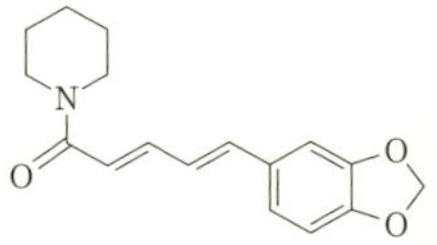

ピペリン（コショウ）

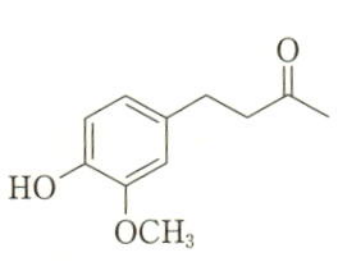

ジンゲロン（ショウガ）

図 11-4　カテコールアミン分泌を上昇させる辛味成分

いた結果といえる。

　脂肪細胞における脂肪分解において，細胞表面のβ_3アドレナリン受容体が重要な働きをしていることを述べた。カテコールアミンの機能を模した化合物ができると，脂肪組織での脂肪分解を上昇させることが可能となる。このような抗肥満薬の開発は世界中の製薬会社でしのぎを削って行われているが，なかなかヒトに効く薬物の取得に至っていないのが現状である。β_3アドレナリン受容体に関して興味深い事実として，遺伝子変異が挙げられる。アメリカ原住民のピマ族において，高頻度で肥満，糖尿病を発症する原因が調べられた結果，β_3アドレナリン受容体の64番目のアミノ酸のトリプトファンがアルギニンに変異した遺伝子多型が発見された。この変異を持ったβ_3アドレナリン受容体をもつ人は，肥満しやすく，食事，運動療法による減量効果が低い傾向がある。ピマ族は38000年前に中央アジアから北米へと移動した民族と考えられており，日本人とも遺伝的背景が近い。事実，日本人にもこの遺伝子多型は多いことが知られている。アジア系の農耕民族が寒冷気候の中で生存していくときに，この遺伝子多型をもった人は体脂肪を蓄積しやすく，寒さに強く生存に有利であったことが予想される。このような生存に有利に働いたと考えられる遺伝子は倹約遺伝子とも呼ばれる。厳しい環境の中では有利に働いた倹約遺伝子も，十分なエネルギーを摂取できる現代社会においては，種々の生活習慣病を引き起こす原因となっている可能性もある。日本人は世界の中でも肥満度が最も低い民族の中に含まれるにも関わらず，糖尿病患者数は世界の十指に入ることも，日本人特有の遺伝的背景に起因することが想定される。

(3) アディポカインとは

　脂肪細胞は脂肪滴にトリグリセリドを溜め込み，飢餓に対する備えを蓄える貯蔵庫のような役割を演じている。しかしここ20年近い研究の成果より，脂肪組織は単純な貯蔵組織ではなく，積極的に生理活性物質を分泌している分泌組織であることが明らかになっている。このような脂肪細胞から分泌される生理活性物質のことをアディポカイン（アディ

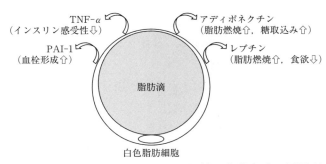

(上記の4種類のアディポカイン以外にも数多くの因子が脂肪細胞より分泌される。)

図 11-5　白色脂肪細胞から分泌されるアディポカイン

ポサイトカインとも呼ぶ）と呼ぶ．したがって，脂肪細胞から分泌されるアディポカインが全身の組織にシグナルを発信していることになる．

　アディポカインには，各種生活習慣病を改善の方向へと導く，いわゆる善玉と，逆の作用をもつ悪玉のものがある（図11-5）．興味深いことに，肥満状態では前者が減少，効果が薄れ，後者が増加する傾向にあり，肥満が生活習慣病の元凶となることを良く説明してくれる．アディポネクチンは善玉の代表格であり，健常者の適正サイズの脂肪細胞から良く分泌されるタンパク質で，肝臓，骨格筋へと到達し，そこに存在するアディポネクチン受容体に結合する．その結果，細胞内では，AMPキナーゼを活性化，それに伴い脂肪酸酸化を亢進して，代謝改善の方向へと導く．肥満の程度と反比例して血中濃度の減少することが知られており，肥満のもたらす悪影響の一部はアディポネクチン減少による．レプチンは遺伝的肥満マウスの原因遺伝子として発見されたタンパク質で，レプチンが作用しないと肥満になる．レプチンは肥満により分泌が上昇するが，肥満状態では血中レプチン濃度が高くなってもレプチン抵抗性（糖尿病の原因としてのインスリン抵抗性と同じ考え）が生じてしまう結果，レプチンの効きは低下してしまう．レプチンは食欲を抑制する点でアディポネクチンと異なるが，各組織ではアディポネクチン同様に脂肪酸酸化を上昇させ，代謝改善効果を発揮する．

TNF-α（腫瘍壊死因子α）は肥大化した脂肪細胞から分泌される悪玉分泌タンパク質である。各組織の TNF-α 受容体に結合し，インスリン受容体の下流でシグナルを伝達するインスリン受容体基質（IRS：第9章参照）のリン酸化を促す働きがある。IRS はインスリンがインスリン受容体に結合した際に，リン酸化され，シグナルを伝達する役割を担っているが，TNF-α の刺激により予めリン酸化を受けてしまうことにより，インスリンによる情報伝達が良好に進まなくなり，いわゆるインスリン抵抗性を引き起こす。

プラスミノーゲンアクチベーター阻害因子 PAI-1 は，血栓の溶解を担うプラスミノーゲンの活性化を抑制することにより結果的に血栓形成を促進する働きを発揮するタンパク質である。つまり，血栓の形成により起こる虚血性脳血管障害の遠因となる。PAI-1 は内臓の周りに集積する内臓脂肪細胞から盛んに分泌される。したがって，内臓脂肪蓄積がメタボリックシンドロームの主たる原因とされる理由の一つは高 PAI-1 分泌能による。

11-3. メタボリックシンドロームとは

(1) メタボリックシンドロームの概念

血中 LDL コレステロール値の高いことが動脈硬化性疾患発症と高い相関のあることは古くから知られていた。しかし近年になり，肥満，糖尿病，高血圧症，脂質異常症を重ねもつ人に，心血管疾患の頻発することが明らかになってきた。さらに，4種類疾患のうち，いくつを併発すると心血管疾患発症頻度が上がるかを調べると，種類が増えるほどに頻度が急上昇することがわかってきた。

さらに上述したように，内臓脂肪の蓄積が種々の疾患発症の引き金になるという事実をふまえて，これら4種類の疾患を複数もつ人に対して，新たな診断基準が2005年に設けられた。

(2) メタボリックシンドロームの診断基準

メタボリックシンドロームの診断基準の特徴は，腹部肥満に重点を置

表 11-3　メタボリックシンドロームの診断基準

項目	測定値
腹部肥満 （ウエスト周囲径）	男性　85cm 以上 女性　90cm 以上
血中トリグリセリド　または 血中 HDL コレステロール	150mg/dL 以上　または 40mg/dL 未満
血圧	収縮期　130mmHg 以上　または 拡張期　85mmHg 以上
空腹時血糖	110mg/dL 以上

腹部肥満（必須）に加えて他の2項目に該当する場合。

くことから，腹部肥満が認められた場合に限り，それ以外複数の疾患を併せもつ人をメタボリックシンドローム患者としている点である（表11-3）。ウエスト周囲径については，諸外国の診断基準とも異なり，どこに境界線を設けるかについては議論があり，今後も変更がなされる可能性がある。

（3）メタボリックシンドロームの理解

　メタボリックシンドロームは腹部肥満を根底に複数の疾病を併発した状態を指すことを示した。これまでの研究からわかっていることは，腹部肥満によりインスリンの感受性が低下し，いわゆるインスリン抵抗性を生じることがメタボリックシンドローム発症の重要な要因となっている（図 11-6）。したがって，日々の食生活，食習慣によりメタボリックシンドロームの発症を未然に防ぐことを考えた時，積極的に体重を適正に保つ努力をし，かつ，インスリンの感受性を高める方向性が考えられる。内臓脂肪は，肥満に伴い急速に増加する脂肪組織とも言われている。実際，少々気を許して食べ過ぎをしてしまった期間を過ごした時など，ウエスト径が大きくなることを経験しているはずである。その逆に，節制に心がけ体重を減少させると，比較的早い時期にウエストが細くなる。したがって，内臓脂肪の特異的な減少を目指すというより，体重減少，体脂肪の低下を心がけることが，イコール内臓脂肪減少に繋がる。

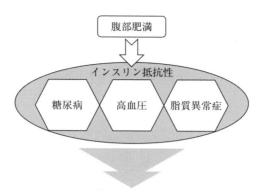

図 11-6　腹部肥満に起因するメタボリックシンドローム発症の概念

11-4. 食による肥満，メタボリックシンドロームの予防

(1) 食による抗肥満

　肥満の原因は，摂取エネルギーが消費エネルギーを上回ることによる余剰エネルギーに起因しており，日々の食生活において摂取カロリーを制限することは抗肥満にとり有効である。食事内容による抗肥満を考える時，基本的には，第9章の「食と糖尿病」，第10章の「食と動脈硬化」で述べた，食による予防と同様の注意，試みが必要となる。日本肥満学会のガイドラインによれば，BMI が 30 以上の人では，1日 1000～1400 kcal の治療食が必要とされており，摂取カロリーの制限がポイントとなる。現状では，ヒトにおいて抗肥満に関して有効な食品成分について，充分に科学的エビデンスが示された例は少ない。そこでここでは，動物実験レベルも含めて，抗肥満に期待が持てる食品成分について記述する。

　食品に含まれる機能性成分を有効に活用した抗肥満という点では，エキストラバージンオリーブオイルに含まれるオレウロペインという化合物を挙げることができる（図 11-7）。この化合物はポリフェノールの1種であり，オリーブ果実の一番搾りのエキストラバージンオイルに多く含まれている。動物実験では熱産生に関わる UCP-1 の発現を有意に上

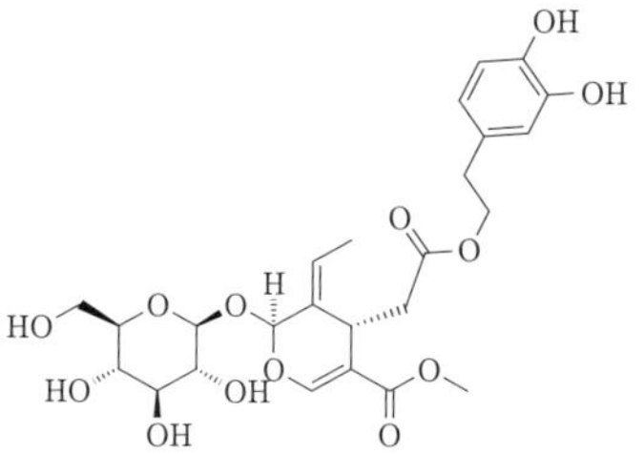

オレウロペイン（オリーブ） 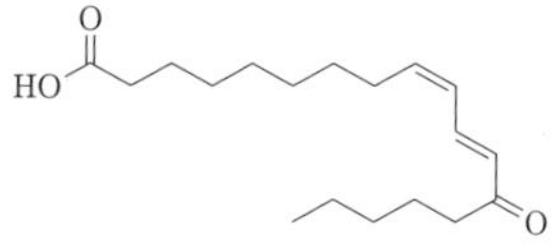　　　　13-オキソ-9,11-オクタデカジエン酸（トマト）

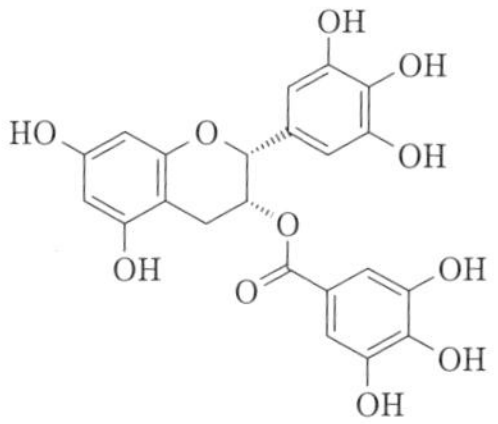

エピガロカテキンガレート（茶） 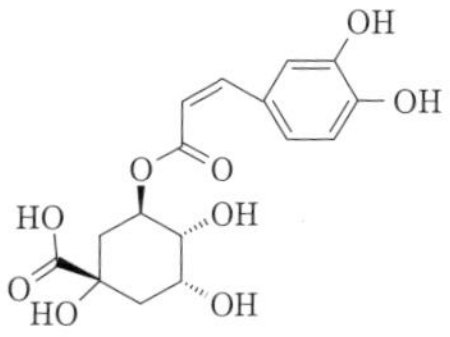　　　クロロゲン酸（コーヒー）

図11-7　抗肥満効果が期待される食品成分

昇させ，体重減少，脂肪組織重量の低下をもたらす。前述した，種々の辛味成分も，熱産生亢進を介した抗肥満効果をもつ。さらに，脂肪酸酸化を亢進して，脂肪重量を減少させ体重減少を導く成分として，魚油に含まれるω-3（n-3）脂肪酸が挙げられ，脂肪酸β酸化を担う酵素の発現を上昇させる。同様の効果は，トマトジュース製造過程でトマト由来の脂肪酸が変化した化合物13-オキソ-9,11-オクタデカジエン酸にも認められている。脂肪酸酸化を亢進して抗肥満効果が期待される成分としては，茶に含まれるフラボノイドの1種であるエピガロカテキンガレート，コーヒーに含まれるクロロゲン酸などが挙げられる。

（2）食によるメタボリックシンドローム予防

　腹部肥満を特異的に抑制する食品を見出すのは困難である。したがって，メタボリックシンドローム発症の共通基盤となるインスリン抵抗性を予防，改善することが，メタボリックシンドローム予防の可能性とし

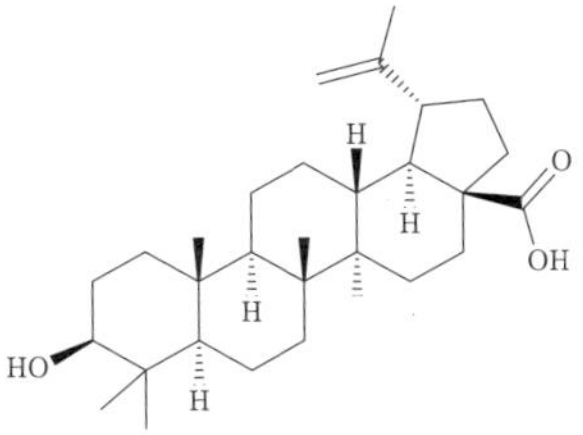

ベツリン酸 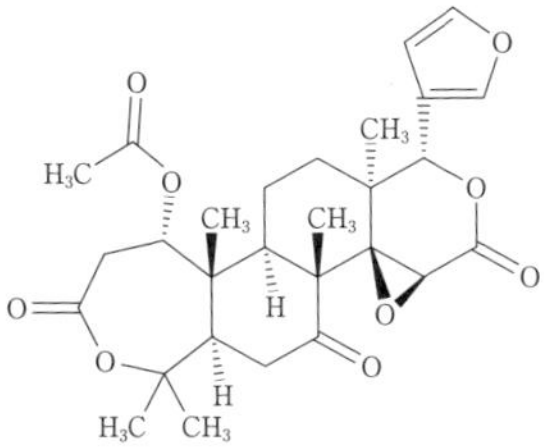　　　　　　　ノミリン（柑橘類）

図11-8　抗メタボリックシンドローム効果が期待される食品成分

て考えられる。第9章で糖尿病においてインクレチンGLP-1の重要性を解説した。GLP-1濃度を上昇させる治療薬が抗糖尿病薬としていることからも，食品成分によりGLP-1濃度を上昇させ，インスリン感受性を向上させることが期待される。GLP-1は小腸下部のL細胞から分泌され，この細胞の表面に局在する複数の受容体が，小腸管腔内の食事由来成分や胆汁酸等を結合し，その刺激によりGLP-1分泌が亢進する。ヒトでの有効性については更なる科学的エビデンスの提示が必要となるものの，次のような食品成分には機能性が期待される。不飽和脂肪酸であるαリノレン酸等にGLP-1分泌促進効果が認められている。同様の作用で，植物に含まれるトリテルペノイド類（ベツリン酸等）や，柑橘特有の成分であるノミリンにもGLP-1分泌活性が期待されている（図11-8）。また，カレースパイスのウコンの黄色色素クルクミン（図10-6参照）にもGLP-1分泌促進活性が認められている。

　上述した機能性食品成分は，バランスの取れ，かつエネルギー摂取量も適切な食生活を送った上で，更なる効果が期待されると予想されるものであり，個別の成分の機能に過大な期待をかけることは危険であることは言うまでもないことである。

研究課題

1. 高血圧の発症機序について調べてみよう。
2. 自分のBMIを計算してみなさい。また，理想体重とどのくらい違いがあるか認識してみよう。

参考文献

1) 日本肥満学会誌『肥満症診断基準』vol.17, 2011.
2) 河田照雄編著『脂肪の功罪と健康』建帛社, 2013.

12 | 食品と免疫

下条直樹

　もともと「免疫」という言葉は，ある伝染病に罹患して回復した人は同じ伝染病に2度はかからないという事実から生まれた言葉であり，狭義には感染免疫を意味していた。広義には，病原体のみでなくがん細胞などの異物を認識し排除する生体防御機構である。さらにより広い意味では，異物などによるのみでなく怪我や火傷など物理的化学的にも生体が受けた傷害を認識して傷害の原因や傷害された組織や細胞を排除・修復する生体恒常性維持システムとも考えられる。

　免疫系の異常は様々な疾患の原因となる。例えば，遺伝子異常あるいはウイルス感染等により免疫系の活動性が低下すれば，免疫不全症となり感染症や腫瘍に罹患しやすくなる。逆に免疫反応が過剰となり，それが自らの組織を攻撃するのが自己免疫疾患である。病原体ではなく無害な抗原に対して過剰に応答してしまうのがアレルギーと考えられる。さらに近年，著明に増加している糖尿病や動脈硬化などは慢性炎症性疾患であり，広義の免疫疾患とも言える。したがって，免疫系の理解や研究の推進は健康増進および病気の治療や予防において極めて大きな意義を有する。古より「医食同源」というように，健康と食事には密接な関連があり，多くの食品が免疫系に作用することが知られている。

《キーワード》　免疫系，腸管免疫，免疫発達，腸内細菌叢，母乳，食品の免疫調節機能

12-1. 生体防御システムと免疫系

　生体は外敵の侵入を防ぎ，恒常性を維持するためにいくつかのバリアを用意している。

（1）物理的・化学的障壁：皮膚や粘膜上皮細胞は物理的障壁として病原体の体内への侵入を防ぐ。胃液は塩酸の分泌により強酸性となり，細

菌の繁殖を阻んでいる。気道繊毛上皮はその上の粘液の絶え間ない移動により，微生物の繁殖や組織への侵入を阻止する。

(2) 微生物学的障壁：多くの上皮表面には，病原性のない共生微生物コロニー（正常細菌叢）が形成されており，病原体の感染を防ぐ障壁となっている。これらの共生微生物は，繁殖場所や栄養源を占有することで病原微生物の増殖を阻害する。また，共生細菌は抗菌タンパク質を産生して上皮への病原細菌の接着を阻害することもある。

(3) 自然免疫系：皮膚，粘膜の物理化学的・生物学的バリアを通過した病原体に対して最初に対応する生体防御システムは自然免疫系と呼ばれる。これには，好中球，マクロファージ，NK 細胞（ナチュラルキラー細胞），樹状細胞などの細胞群とリゾチーム，ラクトフェリン，トランスフェリン，ディフェンシン，補体などの液性抗菌・免疫活性物質がある。また自然免疫系は獲得免疫系へ病原体などの免疫情報を伝え獲得免疫系の反応性のタイプを決定する役割も担っている。

(4) 獲得免疫系：自然免疫系の生体防御機構の次には獲得免疫系が控えている。獲得免疫は抗体による体液性免疫の他に，B および T リンパ球などの細胞による細胞性免疫によって担われている。

表 12-1　自然免疫系と獲得免疫系の比較

	自然免疫	獲得免疫
担当細胞	マクロファージ，多核白血球 樹状細胞，NK 細胞	T,B リンパ球
受容体	パターン認識受容体	T 細胞レセプター 免疫グロブリン
認識機構	一群の微生物に 共通の分子構造	微細な分子構造 （ペプチドレベル）
受容体遺伝子	再構成しない	再構成する
免疫応答性	迅速	一定の時間を要する
免疫記憶	なし	あり

一般的に免疫系は(3)と(4)より構成される。自然免疫系と獲得免疫系の細胞群と微生物の認識機構の比較を表12-1に示す。なお，これらの細胞群は免疫担当細胞と呼ばれるが，自然免疫系に関わる分子は組織構成細胞（上皮など）にも発現しており，広義にはすべての体細胞が自然免疫に関与している。

12-2. 免疫担当細胞

免疫担当細胞は，骨髄に存在する造血幹細胞から分化する（図12-1）。

（1）単球，マクロファージ

単球は末梢血白血球の5-10%を構成する細胞であり，血中から組織に移行するとマクロファージに分化する。マクロファージは病原体を貪食し，活性酸素などを利用して殺菌を行う。また，死細胞の処理や貪食した病原体の情報をTリンパ球に提示する。

（2）多型核白血球（顆粒球とも言う）（好中球，好塩基球，好酸球）

好中球は末梢血白血球のおよそ半数を占める細胞で細菌や真菌などの病原体の貪食，殺菌を行う。好酸球は寄生虫などに対する免疫を，好塩

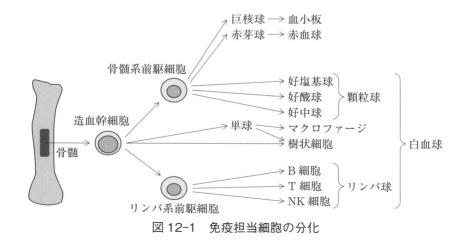

図12-1　免疫担当細胞の分化

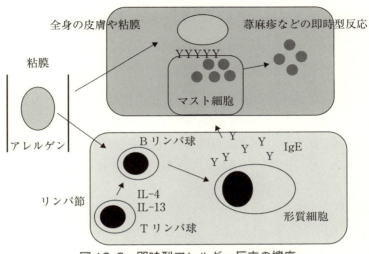

図12-2　即時型アレルギー反応の機序

基球，肥満細胞（マスト細胞）は粘膜や皮膚から侵入する病原体に対する免疫能を担っている。一方で，好酸球，好塩基球はアレルギーの病態にも関与する。マスト細胞は白血球ではなく組織に存在するが，好塩基球と同様に細胞表面に結合したIgE抗体が抗原分子によって架橋されるとヒスタミンなどの化学伝達物質を放出して蕁麻疹などの即時型アレルギー反応を惹起する（図12-2）。

（3）樹状細胞

樹状細胞は強力な抗原提示能を有し，未分化な（ナイーブ）Tリンパ球を活性化し，その機能を決定する重要な役割を担っている。樹状細胞がどのような指令をナイーブTリンパ球に送って分化の方向を決定するかは病原体の種類や樹状細胞の置かれた環境等によって決定される。

（4）NK細胞

NK細胞は，骨髄でIL-15と呼ばれるサイトカインの存在下に分化し，骨髄，肝臓，末梢血などに分布する。NK細胞は腫瘍に対して傷害作用を有することからナチュラルキラー細胞と命名されたが，産生する

サイトカインによりTリンパ球の分化などの免疫調節作用を有することも明らかになっている。

(5) Bリンパ球

　Bリンパ球は末梢血白血球の10-20％程度を占める。Bリンパ球は細胞表面上に抗原（抗体が結合する物質）を認識するB細胞受容体を発現している。Bリンパ球は抗原特異的なTリンパ球の助けを借りて抗体産生細胞（形質細胞）に分化して大量の抗体を作る。抗体は細胞から分泌されるBリンパ球受容体である。Bリンパ球は初めIgMと呼ばれる抗体を産生するが，Tリンパ球が産生する種々のサイトカイン（免疫タンパク質）によりIgG，IgA，IgEなど他のタイプ（アイソタイプ）の免疫グロブリンを産生するBリンパ球に変化する。これはクラススイッチと呼ばれている。

(6) Tリンパ球

　Tリンパ球は末梢血白血球の30-40％を占め，CD4あるいはCD8という分子の発現に基づき2つの亜群に分けられる。Tリンパ球は細胞表面のT細胞受容体というタンパク質により，樹状細胞やマクロファージなどの抗原提示細胞上の主要組織適合抗原（HLA）という分子と抗原由来のペプチドの複合体を認識する。CD8陽性のTリンパ球はキラーTリンパ球と言われ，ウイルスに感染した細胞の除去に関与している。CD4陽性Tリンパ球はヘルパーT細胞と呼ばれ，産生するサイトカインによりいくつかのサブグループに分類されている（図12-3）。Th1細胞は，IL-12の存在下にナイーブTリンパ球から分化するヘルパーTリンパ球サブセットで，産生するインターフェロンγの作用でマクロファージを活性化し細胞内細菌の殺菌に関与している。Th1細胞は，炎症性疾患や自己免疫疾患の発症にも関わっている。Th2細胞は，IL-4の存在下にナイーブTリンパ球から分化するサブセットで，寄生虫に対する生体防御を担っているが，IL-4,5,13の産生を介してアレルギー疾患の発症に重要な役割を果たしている。IL-4とIL-13はB細胞

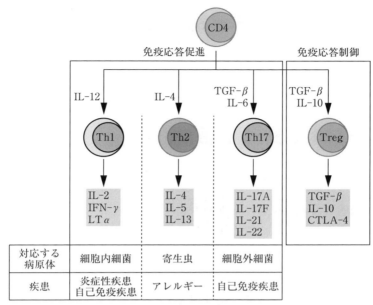

図12-3　ヘルパーTリンパ球の分化によるサブセット

からのIgE産生を促進し（図12-2），IL-5は好酸球を活性化する。Th17細胞は，TGF-βとIL-6の存在下にナイーブTリンパ球から分化するサブセットで，好中球の遊走や活性化に関わるサイトカインを分泌して細胞外細菌に対する免疫を司っている。一方，自己抗原を認識して自己免疫疾患の発症にも深く関与している。Treg細胞（制御性T細胞）はTGF-βやIL-10の存在下にナイーブTリンパ球から分化し，免疫応答の抑制に関与している。このサブセットが誘導できないと自己免疫疾患やアレルギーが発症したり悪化することが知られている。一方で，ある種の腫瘍はTreg細胞を誘導して腫瘍に対する免疫応答を抑制することも知られている。ナイーブTリンパ球からのヘルパーT細胞サブセットの分化は，存在するサイトカインの種類により決定されるが，それらのサイトカインは主に自然免疫系に属する樹状細胞から産生される。したがって樹状細胞の機能に影響を与える食品はヘルパーTリンパ球のサブセットの分化を介して免疫応答を調節することが可能である。

12-3. 自然免疫に関与する分子

　自然免疫系は，パターン認識受容体（pattern recognition receptor：PRR）を介して病原体に共通の分子構造（pathogen-associated molecular patterns：PAMPs）を認識する。PRRの代表は，ショウジョウバエでのToll分子に似ていることからToll like receptor（TLR）と呼ばれる分子である。TLRは，微生物に共通に存在し哺乳類には存在しないような構造で，微生物の生命維持に必須の構造を特異的に認識する。異なるTLRは脂質，タンパク質，核酸など異なる構造を認識する。TLRは樹状細胞などの免疫担当細胞のみならず，上皮などの組織細胞にも発現して外界から侵入してくる病原体を感知している。

　TLR1,2,4,6は細胞表面に，TLR3,7,9は細胞内に存在し，様々な分子を介して感知した情報を核内に伝えて免疫や炎症に関与する遺伝子を発現させる（図12-4）。細胞外のTLRは主に細菌由来のPAMPsを，細胞内のTLRは主にウイルス由来のPAMPsを認識する。PRRはTLRの他にもRIG-I-like receptor（RLR）やNOD-like receptor（NLR）な

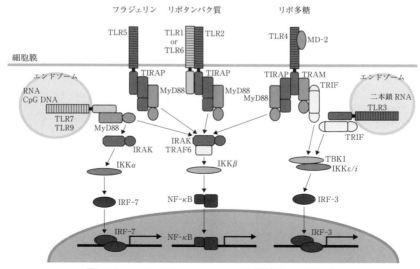

図12-4　Toll like receptorの局在とリガンド

どが存在する。樹状細胞はどの PRR が刺激されるかにより異なるサイトカインを産生して CD4 陽性ヘルパーT 細胞の機能的分化を決定する（図 12-3）。例えば，食品であるヨーグルトなどに含まれる乳酸菌は TLR2 を介して Th1 細胞を誘導することが知られている。

12-4. 腸管免疫系

　病原体は皮膚，気道，消化管，生殖器などの体の表面から生体に侵入するが，主要な侵入経路は呼吸器と消化管の粘膜である。途上国の小児の主要な死因は呼吸器感染症と消化管感染症である。すなわち生体の防御システムとして粘膜免疫系は極めて重要と言える。粘膜の中でも消化管の面積はおよそテニスコート 1.5 面と最大であり，ヒトのリンパ球の 60％が消化管に存在する。消化管は気道とは異なり，食物として栄養を摂取する臓器であり，病原体は排除しながら，食餌性抗原や腸内共生細菌叢には過剰に反応せず栄養となる物質を積極的に取り込む巧妙な機構を有している。腸管免疫系の特徴は IgA 産生による病原菌に対する防御機構と食物などの有益な物質に対する経口免疫寛容である。

　腸管免疫系を構成しているのは，(1)小腸パイエル板，(2)小腸上皮細胞とそこに存在する腸管固有リンパ球（IEL），(3)粘膜固有層とそこに存在する粘膜固有リンパ球（LPL）である。IEL は，上皮細胞 5～6 個につき 1 個くらいの割合で存在しており，腸管のリンパ球の主要な部分をなしている。パイエル版には M 細胞と呼ばれる特殊な上皮細胞が存在し，M 細胞の下には多くの免疫細胞が集積して，抗原提示細胞／T リンパ球／B リンパ球の相互作用が誘導されている（図 12-5）。

　小腸のパイエル板では M 細胞を介して腸管から入ってくる抗原に対してナイーブ IgM 陽性細胞から IgA 陽性細胞へのクラススイッチが誘導される。IgA 陽性形質芽細胞は粘膜固有層に移動して IgA 産生形質細胞へ最終分化を行い，分泌コンポーネントと共に分泌型 IgA として粘膜面に分泌される。パイエル板における T 細胞依存性 IgA クラススイッチは，潜在型（latent）TGF-β が腸管関連リンパ組織の樹状細胞が発現するメタロプロテアーゼやインテグリンによって活性化されて進行

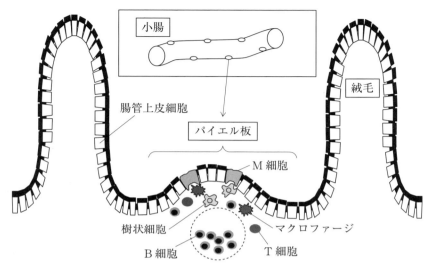

図12-5　腸管パイエル版とそれを構成する細胞群
（小城勝相，清水誠編著『改訂版　食と健康』放送大学教育振興会より一部改変）

する。IgAのクラススイッチには腸内常在細菌叢の役割が大きく，腸内細菌叢が欠如したマウスでは小腸固有粘膜層のIgA産生細胞は激減する。

　腸管における誘導性制御性T細胞（iTreg）には現在のところ，Foxp3+iTreg, TGF-β産生型iTreg（Th3細胞とも呼ばれる），IL-10産生型iTreg（Tr1とも呼ばれる）の3種類が確認されている。いずれもIL-10やTGF-βなどの抗炎症サイトカイン産生を介してその機能を発揮すると考えられている。Foxp3+iTregの誘導にはTGF-βとビタミンAからのレチノイン酸が重要であることが明らかにされている。腸管の細胞は多量のTGF-βを産生し，また腸管の樹状細胞はIL-10産生能が非常に高いことなどから腸管ではiTregが誘導されやすい環境が整っている。ある種の食品はこれらのサイトカイン産生を介して腸でのiTreg誘導を促進する可能性がある。

12-5．新生児の腸管免疫系の発達

　上にも述べたように消化管には体内のリンパ球の60％が存在すると

言われている。新生児は無菌で生まれてくるため，生後の腸管免疫の発達は腸内細菌叢の形成と母乳中に含まれる免疫活性物質によって大きく影響されることは想像に難くない。腸内細菌叢は IgA 産生に重要だが，腸内細菌をもたないマウスでは腸管リンパ組織の発達も著しく損なわれる。このように生後の腸管免疫系の正常な発達には腸内細菌叢の役割は極めて大きい。腸管の IgA は感染免疫にも重要であるがヒトでは IgA は胎盤を通過しない。そこで母乳中の IgA が受身免疫能を児に付与している。また母乳中には多量の TGF-β が含まれており児の IgA 産生ならびに Treg 誘導を促進すると考えられる。アレルギー疾患を発症した児に与えられた母乳中の TGF-β1 濃度が非発症児に与えられた母乳に比して低値であることも報告されている。一方，TGF-β2 濃度には差がなかった。TGF-β は通常活性をもたない潜在型 TGF-β として体液中に存在する。動物実験では胃酸で活性化されることが明らかとなっているが新生児の胃液の pH は低くないことを考えると母乳中の TGF-β が胃の中で活性化される可能性は高くない。腸管上皮や樹状細胞に発現しているインテグリン αvβ6 あるいはインテグリン αvβ8 は潜在型 TGF-β1 を切断・活性化するが，TGF-β2 には作用しないことが知られている。この事実は母乳中の TGF-β1 の新生児の腸管免疫の発達における重要性を示唆している。

12-6. 食品の免疫調節機能

食品中には免疫系に影響を及ぼす可能性のある様々な成分が含まれている。これらの成分の多くは免疫系を構成する自然免疫系，獲得免疫系の細胞群（腸管上皮細胞，好中球，マクロファージ，NK 細胞，マスト細胞，樹状細胞，T リンパ球，B リンパ球など）の増殖・分化やその機能を正負に制御することが知られている。以下に食品やその成分ごとに現在まで明らかになっている免疫調節作用の概略をまとめる。

(1) タンパク質

食事中のタンパク質が不足するとマクロファージ，NK 細胞，T リン

パ球の数や機能，また IgA 抗体量が低下することが明らかにされている。タンパク質はアミノ酸の供給源としての意味が大きいが，直接的に機能を有するタンパク質も存在する。例えば，ラクトフェリンやαラクトアルブミンには抗菌作用，抗ウイルス作用，抗腫瘍作用が報告されている。乳中のカゼインやβラクトグロブリンにはマクロファージの貪食能の誘導，リンパ球の増殖調節機能などがある。

（2）ペプチド

牛乳中のカゼインが消化分解されてできたペプチドには，マクロファージの食作用調節，リンパ球の増殖調節，免疫グロブリン，サイトカインの産生調節作用などが報告されている。これらの中でκ-カゼインのキモシン分解産物であるグリコマクロペプチド（GMP）は，B リンパ球や T リンパ球の増殖抑制作用が明らかにされている。また，αs1-カゼイン，β-カゼインのトリプシン分解産物であるカゼインホスホペプチド（CPP）は，サイトカイン産生を介して IgA 産生を促進することが知られている。

（3）アミノ酸

タンパク質由来のいくつかのアミノ酸は免疫活性化能を有する。グルタミンは非必須アミノ酸に分類されているが，異化が進んでいる代謝環境では生体内で合成では必要量が補えないため準必須アミノ酸とも呼ばれる。グルタミン欠乏は抗体産生低下，T リンパ球の増殖低下に繋がる。また，マクロファージの貪食能なども低下する。ヒトにとって非必須アミノ酸であるアルギニンも低下すると T リンパ球の増殖と機能の低下が起こる。非必須アミノ酸に属するシステインもマクロファージや樹状細胞を介して T リンパ球の活性化に関与している。非必須アミノ酸であるグルタミン酸も T リンパ球の活性化に関わることが報告されている。このようにアミノ酸は免疫細胞の活性化に大きな役割を果たしているが，アミノ酸補充による免疫活性化の臨床応用についてはまだ研究が必要である。

(4) ミネラル

　ヒトにおいて，機能を発現するのに亜鉛を必要とする酵素は300以上に上ると言われている。亜鉛欠乏状態ではNK細胞，好中球，単球，マクロファージの機能低下が認められる。また，リンパ球の減少，胸腺の萎縮などが見られる。栄養状態の良くない開発途上国の小児に対する亜鉛補給により免疫機能が改善することが報告されている。先進国である日本においても食品による亜鉛の充足は必ずしも十分でなく，また医薬品により吸収が阻害されることもあり注意が必要とされている。セレンは抗酸化に関連する酵素の構成成分として重要である。セレンは自然免疫，獲得免疫の両者の機能維持に必須であると考えられている。鉄は免疫細胞の増殖・分化に必須であり，その欠乏は好中球，マクロファージの機能低下，Tリンパ球数の減少，NK細胞活性低下を招くことが明らかにされている。また，多くの日本人で摂取量の不足が指摘されているカルシウムも白血球，リンパ球の活性化に重要な役割を果たすことが報告されている。

(5) ビタミンとカロテノイド

　ビタミン類は免疫担当細胞の機能に関与することが知られていた。脂溶性ビタミンであるビタミンAの欠乏は，様々な免疫能の低下と感染症への抵抗性の低下を招く。ビタミンA代謝産物であるレチノイン酸は，腸関連組織でとくに樹状細胞により産生され，Tリンパ球に小腸ホーミング特異性をインプリントするともに，Foxp3陽性：Treg細胞の分化促進，機能維持を補助することが明らかになっている。この，Tリンパ球の分化におけるビタミンAの役割はアレルギーとの関連で注目されている。ビタミンDも近年，アレルギーや感染予防において脚光を浴びているビタミンである。疫学研究からビタミンD不足は気管支喘息の重症化に関連し，ビタミンD投与は喘息の軽減化をもたらすとの報告がある。またビタミンDの投与はインフルエンザ感染症の頻度を低下させる。サイトカイン産生に対するビタミンDの効果は健康成人では認められず高齢者で観察されたことから，免疫能が低下してい

る高齢者などが補充の対象と考えられている。現在，アレルギー発症予防の可能性の評価のために妊婦および新生児へのビタミンD投与試験が海外を中心に行われている。ただ，ビタミンDの免疫細胞機能へ与える効果についてはまだまだ基礎的研究が不足しており今後の研究が望まれる。ビタミンEは抗酸化作用を有する代表的な食品成分であり，活性酸素の過剰産生を抑制することで免疫能の低下を防ぐと考えられている。ビタミンE欠乏は細胞性免疫の低下につながり，投与により感染抵抗性が増強されることが示されている。

　カロテノイドは，動植物界に広く存在する，黄色～赤色の脂溶性色素成分である。ヒトが食物として摂取するカロテノイドとしては，β-カロテン，α-カロテン，リコピン，ルテイン，など多くの種類がある。β-カロテン，α-カロテンなどはプロビタミンAとも呼ばれる。ビタミンAは過剰症が知られているが，プロビタミンAは必要量のみがビタミンAに変換されるため過剰に摂取しても大きな副作用がないことはその特徴と言えよう。β-カロテンの免疫賦活作用は当初ビタミンAの作用と考えられていたが，ビタミンAに変換されないカロテノイドも免疫賦活作用をもつことから，現在では抗酸化作用に基づくカロテノイド固有の作用とされている。

（6）脂肪酸および脂質

　脂肪酸は体内での代謝経路に基づき，飽和脂肪酸，ω-6(n-6)多価不飽和脂肪酸，ω-3(n-3)多価不飽和脂肪酸の3系列に分類される。脂肪酸は生体膜の主要な構成成分であり，炎症の増強，抑制に深く関与している。飽和脂肪酸はインフラマソームと呼ばれる細胞質蛋白複合体を活性化して症性サイトカインの産生を誘導することが近年明らかにされており，成人病に代表される慢性炎症性疾患の重要な増悪因子である。ω-6多価不飽和脂肪酸からは炎症性メディエーターであるアラキドン酸が生成されて急性，慢性炎症に関与する。一方，ω-3多価不飽和脂肪酸からは抗炎症作用を有する脂質メディエーターが産生される。慢性炎症は糖尿病，動脈硬化のみならず発ガンの原因にもなり，その抑制は

医学の主要な課題である。哺乳動物は多価不飽和脂肪酸を生体内で合成できないために栄養として摂取している。そのためω-3多価不飽和脂肪酸／ω-6多価不飽和脂肪酸が高い食品を摂取することは疾患の発症や増悪の予防に大変重要である。

(7) 多糖類

　機能性多糖類として感染免疫，腫瘍免疫の賦活化作用が研究されているものの代表がβ-グルカンである。β-グルカンはマクロファージや樹状細胞などの自然免疫系細胞上のTLRやDectin-1などのパターン受容体リセプターに結合してこれらの細胞の活性化やサイトカイン産生誘導を惹起する。免疫学的に強い活性を有するβ-グルカンは立体構造をもつことが特徴だが，その構造により凝集しやすいことが示されている。そのため消化管からの吸収が少ない可能性がある。現在まで抗がん作用を含めて多くの研究が腹腔内や経静脈的投与であり，経口投与に関するデータは多くない。今後の課題は実際に食品として経口投与での免疫学的賦活効果があるか否かの検証である。その他，多糖類としては海藻などに含まれるフコイダン，甲殻類の殻に含まれるキチン，キトサンなどがあるが，試験管内の研究結果が主であり経口投与による効果については報告が限られている。

(8) プロバイオティクス

　プロバイオティクスは，「腸管フローラを改善することによって，宿主に有益な作用をもたらす生きた微生物」と定義されている。わが国の腸内細菌叢研究の権威である光岡は，好ましいプロバイオティクスとして以下の条件を挙げている。(ⅰ)安全であること，(ⅱ)腸内フローラの一員であること，(ⅲ)胃液・胆汁に対して抵抗性を有すること，(ⅳ)生きていること，(ⅴ)ヒトに対して有効であり，腸管に付着すること，食品中に高い菌数を維持すること，(ⅵ)安価であること。

　プロバイオティクスに求められている上記の条件をすべて満たしていることが科学的に証明された菌株は多くはないが，プロバイオティクス

としての可能性をもつ微生物は乳酸菌と考えてよい．乳酸菌は古来人類が発酵食品を通じて摂取してきた細菌群でもあり，経験的にみて安全性の高いことが保証されていることから，"GRAS（Generally Recognized As Safe）Bacteria" と呼ばれている．また，多くの学術研究による裏付けにより，保健上重要な細菌群としての一般認識も高い．乳酸菌の抗感染，抗炎症，抗アレルギー，抗がん作用の多くが宿主の免疫能の調節によるものであることが証明されている．菌種や菌株によってその作用は異なることに注意しなくてはならないが，多くの乳酸菌はマクロファージの貪食能，NK 細胞活性を増強する．さらに B 細胞からの IgA 産生を促進する．また，炎症を抑制する IL-10 を産生する調節性 T 細胞を誘導する．乳酸菌が免疫系に作用を及ぼす機序は，生きた菌として産生する乳酸や酪酸などの短鎖脂肪酸によるもの，菌の表面の分子（プロテオグリカンなど）や菌由来の核酸などによるもの，の 2 種類がある．後者は，乳酸菌の免疫賦活作用が死菌でも得られることにより証明されている．プロバイオティクスは，発酵乳（乳またはこれと同等以上の無脂乳固形分を含む乳等を乳酸菌または酵母で発酵させ，糊状又は液状にしたものまたはこれらを凍結したもの）や乳酸菌飲料として摂取されることが多い（表 12-2）．

代表的な日本食である納豆は，枯草菌のひとつである納豆菌による大豆発酵食品である．納豆菌はプロバイオティクスではないが，腸内の乳酸菌を増やし，いわゆる悪玉菌であるウェルシュ菌を減らす作用が報告されている．また，乳酸菌と同様の免疫賦活化活性を有することも明らかにされている．

表 12-2 発酵乳，乳製品乳酸菌飲料，乳酸菌飲料の成分規格

種類	項目	無脂乳固形分	乳酸菌数または酵母数	大腸菌群
発酵乳		8.0%以上	1,000万以上	陰性
乳製品乳酸菌飲料	生菌	3.0%以上	1,000万以上	陰性
	種菌	3.0%以上	—	陰性
乳酸菌飲料		3.0%未満	100万以上	陰性

（乳酸菌数または酵母数は 1 mℓ 当たりの数）

(9) オリゴ糖

　タマネギ，ごぼうなどの植物中に含まれ，精製物が食品としても販売されているフラクトオリゴ糖は，血糖に影響を与えない難消化性オリゴ糖である。フラクトオリゴ糖はビフィズス菌や乳酸桿菌などの乳酸菌に栄養として使われてこれらの善玉菌の増殖を促し，酢酸，酪酸，プロピオン酸などの短鎖脂肪酸を産生させる。これらの短鎖脂肪酸は腸管での制御性Tリンパ球の分化に重要であり，フラクトオリゴ糖の投与は腸の炎症を抑制することが明らかにされている。また，フラクトオリゴ糖はBリンパ球からのIgA産生を促進する。フラクトオリゴ糖は多くの乳酸菌に利用可能であることから，プレバイオティクスと呼ばれるが，乳酸菌と合わせたシンバイオティクスとしての効果が期待されている。

　ヒトや牛の乳に含まれるガラクトオリゴ糖や大豆，てん菜，サトウキビなどに含まれるラフィノースもフラクトオリゴ糖と同様な乳酸菌増殖作用を有しており，消費者庁より規格基準型特定保健用食品としての認証が与えられている。また，蜂蜜，麹汁などに含まれるニゲロオリゴ糖は，乳酸菌の増殖作用はないが，動物実験，ヒト臨床試験でフラクトオリゴ糖と同様の免疫賦活，調節作用があり，腸管から吸収されて直接免疫担当細胞に作用する可能性が指摘されている。オリゴ糖は食経験が豊富であり安全性が高い。シンバイオティクスとしてプロバイオティクスと組み合わせての使用も有用であろうが，単品としてはプロバイオティクスよりも調整の点からも優れており今後のヒトにおける臨床研究が望まれる。

(10) ポリフェノール

　ポリフェノール（polyphenol）とは，分子内に複数のフェノール性ヒドロキシ基をもつ植物成分の総称であり，ほとんどの植物に含まれ，極めて多くの種類がある。フランス人が，他の西欧諸国の人々よりも乳脂肪，動物性脂肪の摂取量が多いにも関わらず心臓病の死亡率が低いのは，赤ワインに豊富に含まれるポリフェノールによるとする「フレンチパラドックス」は良く知られている。最近の研究では，日本人が最も多

くポリフェノールを摂取している飲料はコーヒーとの報告がある。一般的にポリフェノールはその抗酸化作用が良く知られている。

フラボノイドの一つである緑茶カテキン，リンゴポリフェノールのプロシアニジン，トマトのナリンゲニンカルコンなどに即時型アレルギーに重要なマスト細胞や好塩基球の活性化抑制作用があり，様々なアレルギー疾患に有効であることが報告されている。大豆などの豆類に多く含まれるイソフラボンはエストロジェン類似の作用を有するが，ポリフェノールに属する。イソフラボンの一つであるゲニステインは細胞内シグナル伝達に関連するチロシンキナーゼの阻害作用を有し，免疫調節作用を示すことが明らかにされている。

研究課題

1. 免疫系を構成している細胞と分子，さらにそれらを調節する食品成分がどのようなものかを整理し，感染防御やアレルギーにどのように関わっているのかを考えてみよう。

参考文献

1) 日本食品免疫学会編『食品免疫・アレルギーの事典』朝倉書店，2011.
2) 清野宏編『臨床粘膜免疫学』シナジー，2011.

13 | 食品とアレルギー

下条直樹

　社会の近代化に伴い，アレルギー疾患は近年急増している。日本人のおよそ1/3が何らかのアレルギー疾患に罹患しており，アレルギーは「国民病」とも呼ばれるようになっている。アレルギー疾患の著明な増加の理由はまだまだ明らかではないが，食生活を含むライフスタイルの変化が関与するとの考えもある。様々なアレルギー疾患の中でも生命活動に欠かすことができない食物の成分に対するアレルギーは生活の質（QOL）を大きく損なう。さらに食物アレルギーでは死亡に繋がる強い全身症状（アナフィラキシー）も稀ではなく，医学的緊急性も高い疾患である。しかしながら社会における食物アレルギーの認知はまだまだ高くなく，食物アレルギーは社会的にも大きな問題である。食物アレルギーに関しての正確な情報をもつことは食健康科学を学ぶ者にとって必須である。

《キーワード》　アナフィラキシー，食物不耐症，クームス分類，アレルゲン性，交差反応性，食事療法，薬物療法，免疫療法，発症予防，食品表示

13-1. 食物アレルギーの概念・定義

　第12章で述べたように，人には細菌やウイルスなどの病原体の侵入から体を守る「免疫」という働きがある。ところが，この免疫が有害な病原体ではなく，本来無害なはずの食べ物や花粉などに過敏に反応して，私たち自身を傷つけることがある。これがアレルギーである。食物アレルギーとは，「食物によって引き起こされる抗原特異的な免疫学的機序を介して生体にとって不利益な症状が惹起される現象」をいう。具体的には，食物を食べた時のみではなく，触ったり，吸い込んだりした時に起きる，体に有害な反応すべてを呼ぶ。
　食物を摂取してなんらかの有害な反応が出現したときには，摂取した食物に対するアレルギーがあると考えやすいが，これは必ずしも正しく

はない。食物の摂取による有害な反応は様々な機序で起こる（表13-1）。食物を摂取して出現した蕁麻疹の大部分は食物に含まれる薬理活性物質により惹起された症状であることが明らかにされている。表13-2に代表的な薬理活性物質とそれが含まれる食物を示す。このように非常に多くの食物に薬理活性物質が含まれていることに注意したい。

表13-1　食物による不利益な反応

・毒性物質による反応（Toxic reactions）
　　　　（すべてのヒトに起こる現象）
　　―細菌毒素や自然毒など
・非毒生物質による反応（Nontoxic reactions）
　　　　（ある特定のヒトに起こる現象）
　　―食物アレルギー反応（Food allergy）
　　　　（免疫学的機序を介する現象）
　　　・IgE依存性反応
　　　・非IgE依存性反応
　　―食物不耐症（Food intolerance）
　　　　（免疫学的機序を介さない現象）
　　　・薬理活性物質による反応
　　　・代謝性疾患（乳糖不耐症など）

表13-2　食物不耐症を引き起こす物質を含む食物の例

薬理活性物質	食物
ヒスタミン	ほうれん草，なす，トマト，エノキダケ，牛肉，鶏肉，発酵食品，鮮度の悪い青背魚
アセチルコリン	タケノコ，トマト，なす，ピーナッツ，ソバ　ヤマイモ，サトイモ，マツタケ
セロトニン	トマト，バナナ，キウイ，パイナップル，メロン　アボガド，プラム
チラミン	チーズ，ワイン，チョコレート，アボガド　プラム，バナナ，なす，トマト，鶏レバー
フェニルアラニン	赤ワイン，チョコレート
イノリン	サンマ，タラ，サケ
トリメチルアミン	エビ，カニ，イカ，タコ，アサリ，ハマグリ　カレイ，タラ，スズキ

（表13-1・表13-2　『食物アレルギー診療ガイドライン2012』（協和企画）より）

13-2. 統計・疫学

(1) 有病率

　食物アレルギーの頻度を正確に調べることは難しいが，わが国の調査では，乳児で10％，3歳児で5％，学童以降で1.3〜2.6％，全年齢で1〜2％と推定されている。即時型食物アレルギーで食後60分以内に症状が出現し病院を受診した患者3,882例中，0歳が1,270例（32.7％）と最も多く，1歳までに50.7％と，受診例の半数以上を占め，4歳以下では70.7％を占めていた。年齢とともに受診例は減少していくが，20歳以上の成人も366例（9.4％）であり，成人の食物アレルギー患者も相当数存在すると考えられる（図13-1）。

(2) 食物アレルギーの原因食物アレルゲン

　上記の調査での3882例における原因アレルゲンでは，鶏卵，牛乳，

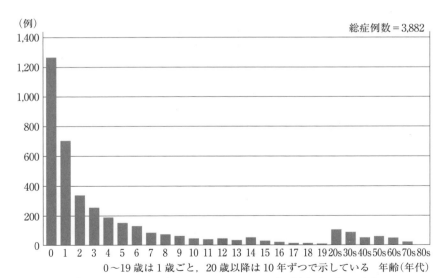

（『食物アレルギー診療ガイドライン 2012』（協和企画）より）

図13-1　年齢別即時型食物アレルギー患者数

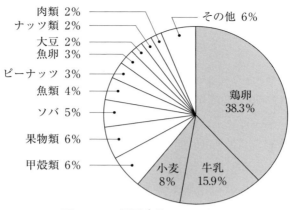

図 13-2　原因食物アレルゲン

表 13-3　年齢別の食物アレルゲン頻度

		0歳 1270	1歳 699	2,3歳 594	4～6歳 454	7～19歳 499	20歳以上 366
鶏卵	n	789	312	179	106	76	24
	(%)	(62.1)	(44.6)	(30.1)	(23.3)	(15.2)	(6.6)
牛乳	n	255	111	117	84	41	8
	(%)	(20.1)	(15.9)	(19.7)	(18.5)	(8.2)	(2.2)
小麦	n	90	49	46	24	48	54
	(%)	(7.1)	(7.0)	(7.7)	(5.3)	(9.6)	(14.8)
果物類	n	40	30	30	40	45	47
	(%)	(3.1)	(4.3)	(5.1)	(8.8)	(9.0)	(12.8)
大豆	n	22	16	9	8	9	12
	(%)	(1.7)	(2.3)	(1.5)	(1.8)	(1.8)	(3.3)
魚類	n	21	32	22	18	37	41
	(%)	(1.7)	(4.6)	(3.7)	(4.0)	(7.4)	(11.2)
甲殻類	n	7	17	30	41	80	66
	(%)	(0.6)	(2.4)	(5.1)	(9.0)	(16.0)	(18.0)
魚卵	n	4	47	29	8	8	2
	(%)	(0.3)	(6.7)	(4.9)	(1.8)	(1.6)	(0.5)
ソバ	n	4	23	45	27	54	26
	(%)	(0.3)	(3.3)	(7.6)	(5.9)	(10.8)	(7.1)
ピーナツ	n	4	22	31	28	22	3
	(%)	(0.3)	(3.1)	(5.2)	(6.2)	(4.4)	(0.8)
木の実	n	4	8	19	20	19	4
	(%)	(0.3)	(1.1)	(3.2)	(4.4)	(3.8)	(1.1)
その他	n	30	32	37	50	60	79
	(%)	(2.4)	(4.6)	(6.2)	(11.0)	(12.0)	(21.6)

(図 13-2・表 13-3　『食物アレルギー診療ガイドライン 2012』（協和企画）より）

小麦が上位3位を占めており，これらの3つの食物でおよそ60％を占めていた（図13-2）。

しかし，原因となる食物アレルゲンは年齢によって異なり，成人では小麦，果物，魚類，甲殻類が多い（表13-3）。

13-3. 病態生理

アレルギー反応はクームスによって4つに分類されている（表13-4）。

（1）IgE依存性食物アレルギー

生体が食物抗原に感作されてその抗原に特異的に反応するIgE抗体（抗原特異的IgE）が産生されると，その一部はマスト細胞や好塩基球の表面上の高親和性IgE受容器（Fc ε receptor I；Fc ε RI）に結合する。再度同じ抗原が体内に入ると，マスト細胞あるいは好塩基球上の抗原特異IgEが抗原を捕捉して結合するが，抗原が複数の抗原決定基を有する場合には細胞上の複数のIgEが抗原と結合する。これにより，抗原を介して複数のIgEさらにFc ε RIが架橋（crosslink）される。この架橋により刺激が細胞内に伝達されて，細胞に予め蓄えられていたヒスタ

表13-4　アレルギー反応の分類

	I型	II型	III型	IV型
抗原	外因性抗原	細胞表面抗原	外因性または自己抗原	外因性または自己抗原
関与する抗体	IgE	IgG，IgM	IgG，IgM	関与しない
補体の関与	なし	時にあり	あり	なし
関与する細胞	マスト細胞 好塩基球	NK細胞 好中球 マクロファージ	好中球 マクロファージ 血小板 リンパ球	Tリンパ球 マクロファージ
メディエーター	ヒスタミン ロイコトリエン	リソソーム 補体	リソソーム	サイトカイン
皮膚反応	即時型 （15～20分）		遅発型 （3～8時間）	遅延型 （24～48時間）
疾患	蕁麻疹 アナフィラキシー アレルギー性鼻炎 気管支喘息	自己免疫性溶血性貧血 特発性血小板減少性紫斑病	血清病 糸球体腎炎 ループス腎炎	接触皮膚炎 過敏性肺炎 移植拒絶反応

ミンや種々の化学伝達物質が産生・放出される（図12-2参照）。これらの物質は血管や気管支などの標的臓器に作用し，血管透過性の亢進や血管拡張による浮腫，有効循環血液量の低下，血圧低下（ショック）や，気管支平滑筋の収縮による呼吸困難，上皮細胞からの粘液分泌亢進などを生じる。この一連の反応は一般に抗原刺激後数分以内に見られることから，IgE依存性アレルギー反応の即時相（early phase reaction）と呼ばれ，Coombsのアレルギーの分類で即時型アレルギー（I型アレルギー）に分類される。IgE依存性アレルギー反応は，即時相に加え抗原刺激後数時間して見られる遅発相（late phase reaction）を伴うことがある。IgE依存性アレルギー反応の遅発相は，FcεRIの架橋により活性化されたマスト細胞，好塩基球から多くのサイトカインが産生・放出され，好酸球，好中球，リンパ球が反応局所に呼び寄せられて生じるアレルギー性の炎症と考えられる。

（2）非IgE依存性食物アレルギー

　非IgE依存性食物アレルギーの病態生理は十分には解明されていないが，クームス分類のⅣ型に属する反応と考えられる。新生児消化管アレルギーやアトピー性皮膚炎，接触皮膚炎などが該当する。

（3）食物アレルギーの成立機序

　長く食物アレルギーは食物に対する経口免疫寛容誘導の異常と考えられてきた。すなわち，特定の食物に対するIgE抗体産生はその食物に対する過剰な免疫反応を抑制するTreg細胞が少ないために惹起されるとの仮説である。実際，対照健常人に比して食物アレルギー患者の末梢血中にはTreg細胞が少ないとする報告がある。しかし，食物にかぎらないがアレルゲンに対して特異的IgE抗体ができても（感作があっても）必ずしもアレルギーは発症しない。アレルギー発症には，感作以外の因子も重要であることがわかる。しかし，アレルギーの発症の必要条件である感作の率は近年増加していることは確かである。遺伝子そのものの変化は短期間では起こりえないので，感作を起こりやすくする何ら

かの環境因子が増加していると考えられる。それらの環境因子の候補として，腸管免疫に影響を与える腸内細菌叢や母乳中の免疫活性物質の変化，さらに西欧型の食生活への転換などが挙げられている。また最近では，母乳や家のほこりの中に存在する食物抗原が湿疹のある乳児の皮膚から体内に侵入し感作が惹起されるという「経皮膚感作」の概念が注目を集めている。炎症がある皮膚では自然免疫系細胞からTh2細胞を誘導するサイトカインが産生されるために侵入した抗原に対するIgE抗体が産生されるという考えである。最近わが国で加水分解小麦を含む石鹸の使用により小麦アレルギーが発症する例が相つぎ，社会問題となった。この例は，経皮膚感作仮説を証明したといえる。乳児期の湿疹が食物アレルゲンの感作を促進するのであれば，湿疹を早期に治療することが食物アレルギーの予防に繋がる可能性があり，研究が進められている。

13-4. 食物アレルゲンの特徴

　食物アレルゲンの大部分はタンパク質であるが，すべての食物タンパク質がアレルゲンとなる訳ではない。実際には，食物アレルギーの原因アレルゲンとしては，ピーナッツ，牛乳，鶏卵，小麦，などが多くを占めている。このようにかぎられた種類の食物タンパク質が高いアレルゲン性を示す理由として，食物中の抗原量，ヒトのタンパクとの構造上の違いの程度，タンパク質としての安定性，エピトープ（Tリンパ球や抗体が認識する部位）の質的・量的特徴などが挙げられる。

　ある食物の中でタンパクとしての含有量が多いものは免疫系に認識される可能性が高い。牛乳，鶏卵，ピーナッツ，大豆，ナッツ，小麦などに存在するアレルゲンタンパクは量的に主要なタンパクである。例えば，牛乳中のカゼインは乳タンパクのおよそ半分を占めるためアレルゲン性が強いと考えられている。また，同じく牛乳中のβ-ラクトグロブリンはヒトには存在しないタンパクであり異物として認識されやすく，主要な牛乳アレルゲンとなっている。

　即時型アレルギー反応は，肥満細胞上の食物アレルゲン特異的IgE

抗体が食物アレルゲン上のエピトープ（抗原決定基）により架橋されることにより開始される。IgE 抗体が特異的に結合するエピトープは，食物アレルゲン分子の高次構造に基づく"構造依存性（conformational）"エピトープとアミノ酸の一次構造からなる"線状（linear）"エピトープに分類される。構造依存性エピトープは加熱などにより変性しやすいので，高次構造を認識する抗体は熱処理した抗原に対する結合能が低下しやすい。食物は加熱し調理したものを食べることが多く，未処理のタンパク質を摂取することは少ない。食物アレルゲンとなるタンパク質の多くは熱処理に安定であり，アレルゲン性を加熱により失わない。例えば，牛乳の主要アレルゲンであるカゼインや鶏卵のオボムコイドは熱処理等に安定であり，IgE 抗体との結合能が余り低下しない。また，多くの食物アレルゲンは金属や脂質を結合する。このようなリガンドの結合はタンパク質の骨格を安定させて熱変性や酵素による分解に抵抗性を増す。魚の筋肉の弛緩に重要なパルブアルブミンは Ca イオンを結合することによりその機能を果たすが，Ca イオンの結合がパルブアルブミンの安定性に強く関連している。またタンパク質の安定性に重要な分子内，分子間結合としてジスルフィド結合（S-S 結合）が知られている。種子貯蔵タンパク質に属するブラジルナッツの 2S アルブミン Ber e1 は 4 つの保存された S-S 結合を有し，他のブラジルナッツのタンパクに比べて酵素分解に対する抵抗性が強い。植物の生体防御に関連する感染特異的タンパク質（pathogenesis-related proteins：PR タンパク質）に属する nonspecific lipid transfer protein（nsLTP）も 4 つの S-S 結合により酵素分解，熱変性，酸処理に強い抵抗性を示す。

　調理による食物アレルゲンの安定化はピーナッツでよく知られている。ローストされたピーナッツの抽出物は生のピーナッツ抽出物よりも 90 倍強く患者の IgE に結合する。ローストでの温度は 170℃であるが，高温により Ara h1 が安定な三量体をとり消化に対する抵抗性が増加したり，Maillard 反応（還元糖とアミノ酸との反応）によって生のピーナッツにはない新しい IgE 抗体結合エピトープが生成されたりすると考えられている。中国では米国と同様にピーナッツが大量に摂取されて

いるが米国と異なりピーナッツアレルギーが少ない。その理由として中国ではピーナッツを揚げたり煮たりして調理するが、米国では上記のようにローストしているためである可能性が示唆されている。

13-5. 食物間あるいは食物と食物以外のアレルゲンとの交差反応性

　近縁の種族を超えて進化の過程で保存されてきた酵素や結合性タンパク質をパンアレルゲンと呼ぶことがある。パンアレルゲンとしては、植物に広く存在するアクチン結合タンパクであるプロフィリン、PRタンパク質に属するキチナーゼやnsLTP、トロポミオシン、種子貯蔵タンパク質など多くのタンパク質があり、その共通の抗原性により交差反応性に関連している。このような交差反応性の一部は臨床的には、口腔アレルギー症候群（oral allergy syndrome：OAS）／花粉・食物アレルギー症候群（pollen-food allergy syndrome：PFAS）、ラテックス・フルーツ症候群（LFS）として知られている。PFAS/OASは、通常の食物アレルギーと異なり、食物を消化吸収する消化器系の最初の入り口である口腔粘膜とその周囲の粘膜組織において生じる即時型食物アレルギー症状である。しかし中にはアナフィラキシーショックなどの全身症状に至る場合もある。PFAS/OASに関連する交差反応性としては、カバ花粉とリンゴ、セロリ、サクランボ、ナシ、モモなどの間、ブタクサ花粉とメロン、バナナなどの間の交差反応性などが知られている（表13-5）。

　LFSは、ゴムのラテックスにアレルギーを示す患者が、しばしばバナナ、アボガド、キウイ、ブドウ、パイナップル、クリなどに対する交差反応により蕁麻疹、気道症状、ショックなどの全身反応を生じる病態である。この場合、これらの果物に含まれるキナーゼの構成成分であるヘベイン（Hevein）がラテックスアレルゲンとの交差反応性抗原として重要であるとされている。

　最近では、経口感作による食物アレルギーをクラス1食物アレルギーと呼び、花粉などの吸入アレルゲンに感作後の交差反応性による食物ア

表13-5 花粉との関連が報告されている主な果物・野菜

花粉	果物・野菜
シラカンバ	バラ科（リンゴ・西洋ナシ，サクランボ，モモ，スモモ，アンズ，アーモンド），セリ科（セロリ，ニンジン），ナス科（ポテト，シシトウガラシ），マタタビ科（キウイ），カバノキ科（ヘーゼルナッツ），ウルシ科（マンゴー）
スギ	ナス科（トマト）
ヨモギ	セリ科（セロリ，ニンジン），ウルシ科（マンゴー）
イネ科	ウリ科（メロン，スイカ），ナス科（トマト，ポテト），マタタビ科（キウイ），ミカン科（オレンジ），豆科（ピーナッツ）
ブタクサ	ウリ科（メロン，スイカ，カンタロープ，ズッキーニ，キュウリ），バショウ科（バナナ）
プラタナス	カバノキ科（ヘーゼルナッツ），バラ科（リンゴ），キク科（レタス），イネ科（トウモロコシ），豆科（ピーナッツ）

表13-6 完全食物アレルゲン／不完全食物アレルゲン クラス1／クラス2食物アレルギー

	完全食物アレルゲン	不完全食物アレルゲン
アレルゲンの例	食物	花粉
経口感作能	あり	なし
経口誘発能	あり	あり
食物アレルギーのタイプ	クラス1	クラス2

レルギー症状をクラス2食物アレルギーと呼ぶことがある。またアレルゲン側から見た場合，経口感作能と誘発能を有する食物アレルゲンを完全食物アレルゲンと呼び，経口感作能はなく誘発能のみをもつものを不完全食物アレルゲンと呼ぶ（表13-6）。

13-6. 臨床症状と病型分類

即時型反応を示した患者の調査では，皮膚症状が最も誘発されやすく，88.6％が蕁麻疹などの症状を認める。次いで呼吸器症状が26.8％，粘膜症状が23.8％に認められる。10.9％にショック症状が認められ，食物アレルギーが重症化しやすいことがわかる（図13-3）。

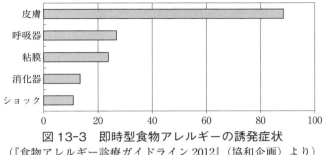

図 13-3 即時型食物アレルギーの誘発症状
(『食物アレルギー診療ガイドライン 2012』(協和企画) より)

　食物アレルギーは臨床的には，アレルゲンに曝露されて2時間以内に出現する即時型反応と2時間以後に症状が出現する非即時型反応の2つに分けられる。非即時型反応は食物摂取と症状出現までの時間が長いので診断が簡単ではない。また，免疫学的な機序からは，IgE 依存性反応と非 IgE 依存性反応とに分類される。即時型反応では IgE が関与している。即時型食物アレルギーの特殊型として口腔アレルギー症候群(oral allergy syndrome)や食物依存性運動誘発アナフィラキシー(food-dependent exercise-induced anaphylaxis) などがある (表 13-7)。口腔アレルギー症候群は，花粉に対する IgE 抗体が，果物や野菜の蛋白と交差反応するために起こる即時型アレルギーである。消化されると反応しなくなるため通常は口腔内の症状にとどまるが，時に全身症状が出現することがある。食物依存性運動誘発アナフィラキシーは，アレルゲンである食物を摂取し，食後2時間以内に運動した場合に全身性の即時型反応が出現する。アレルゲンである食物を摂取したのみ，あるいは運動のみでは症状は誘発されない。原因食物は，小麦製品と甲殻類が大部分である。発症には「食物＋運動負荷」に加えてアスピリンなどの非ステロイド性抗炎症薬の使用や疲労などが増強因子として関与する。非 IgE 依存性反応には，IgG など IgE 以外の抗体，補体，細胞性免疫などが関与して発症する。食物アレルギーが関与する乳児アトピー性皮膚炎の発症機序には主に IgE が関与すると考えられているが，湿疹の形成には細胞性免疫が関わっている可能性がある。このタイプは通常母乳を介して児が曝露する食物アレルゲンの量が非常に少ないための即時型の

表 13-7　食物アレルギーの臨床分類

臨床型		発症年齢	頻度の高い食物	耐性獲得（寛解）	アナフィラキシーショックの可能性	食物アレルギーの機序
新生児・乳児消化管アレルギー		新生児期	牛乳（育児用粉乳）	（＋）	（±）	主にIgE非依存型
食物アレルギーの関与する乳児アトピー性皮膚炎		乳児期	鶏卵，牛乳，小麦，大豆など	多くは（＋）	（＋）	主にIgE依存型
即時型症状（蕁麻疹，アナフィラキシーなど）		乳児期〜成人期	乳児〜幼児：鶏卵，牛乳，小麦，そば，魚類など　学童〜成人：甲殻類，魚類，小麦，果物類，そば，ピーナッツなど	鶏卵，牛乳，小麦，大豆など（＋）その他の多く（±）	（＋＋）	IgE依存型
特殊型	食物依存性運動誘発アナフィラキシー（FEIAn/FDEIA）	学童期〜成人期	小麦，エビ，イカなど	（±）	（＋＋＋）	IgE依存型
	口腔アレルギー症候群（OAS）	幼児期〜成人期	果物・野菜など	（±）	（±）	IgE依存型

（『食物アレルギー診療ガイドライン 2012』（協和企画）より）

反応が明らかではないが，本人が直接アレルゲンを摂取すると即時型反応が誘発されることがしばしばある。新生児・乳児消化管アレルギーは細胞性免疫が主体で発症すると考えられている。

13-7．食物アレルギーの診断

　診断の流れを図 13-4 に示す。ここで注意しなくてはならないことは，1) 詳細な問診が最も重要なこと，2) 検査結果が陽性でも食物アレルギーと必ずしも診断できないので最終的には負荷試験が必要であること，3) 負荷試験を行う前に合併しているアレルギー疾患（特にアトピー性皮膚炎）を適切に治療しておく，の3点である。先に述べたように，食物アレルギーは特異的 IgE 抗体が関与する反応と関与しない反応がある。一般的な食物アレルギーである IgE 抗体が関与する即時型アレルギーの診断に比べて，IgE が関与しない非即時型アレルギー反応の診断は難しい。

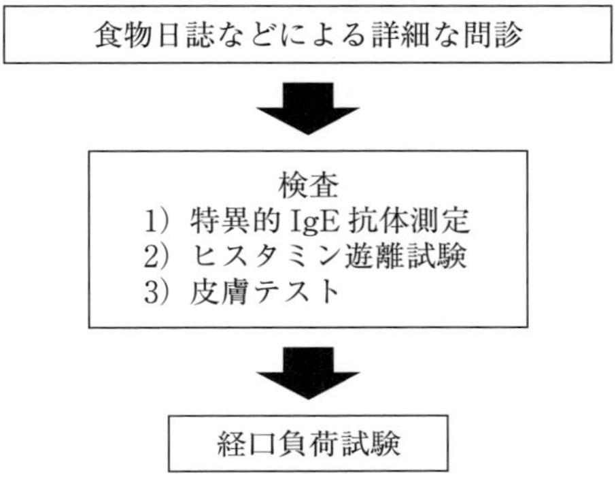

```
┌─────────────────────────────┐
│ 食物日誌などによる詳細な問診 │
└─────────────────────────────┘
```

```
┌─────────────────────────┐
│ 検査                    │
│ 1) 特異的IgE抗体測定    │
│ 2) ヒスタミン遊離試験   │
│ 3) 皮膚テスト           │
└─────────────────────────┘
```

```
┌──────────────┐
│ 経口負荷試験 │
└──────────────┘
```

図13-4　食物アレルギーの診断

　繰り返しになるが，食物アレルギーの診断上注意しなくてはならないことは，食物に対する特異的IgE抗体が陽性であるからといって，実際に食物アレルギーとはかぎらないということである。採血検査のみで従来問題なく摂取できていた食物，あるいは摂取が可能であり得る食物を除去してしまう例は少なくない。そのような場合，かえって食物アレルギーの重症化や発症を促進してしまうことがある。仮にある食物に対する特異的IgE抗体が陽性であっても摂取して症状がないならばその食物を除去せず摂取するのが良い。

　負荷試験は非常に重要で必須の診断法であるが，負荷試験において症状が誘発されることがあり得る。そのため入院ベッドをもたない開業医での負荷試験は必ずしも簡単ではなく，開業医が外来で負荷試験を行う場合には入院ベッドを有する病院との連携が必要になる。そのため，負荷試験を受けられずに採血検査のみで除去を継続している小児が少なくなく社会的な問題ともなっている。食物アレルギー診療においては負荷試験を行うシステム作りが大きな課題である。

13-8. 食物アレルギーの治療

　食物アレルギーの治療は原因食物の診断を正しく行うことからスタートする。治療は，原因療法として行う食事療法と出現した症状に対する薬物療法を中心とする対症療法からなり，特に重篤なアナフィラキシー

に対しては速やかな対応が必要である。食物アレルギーは成長とともに寛解してゆくことが多いので，食品除去を開始した後耐性の獲得の有無について定期的に評価を行い，いたずらに除去を継続しない。

(1) 食事療法

アレルゲン除去食の目的は，早期の耐性獲得を図ること，すなわち，症状を起こさずに「食べること」であり，いつまでもアレルゲンの回避を続けることではない。食事療法の基本は，正しい抗原診断に基づいて原因アレルゲンと診断された食品の必要最小限の除去である。食品除去を行う場合には，その食品のもつ栄養面と調理科学的特性の代替が必要となる。アレルゲンである食物を除去すると腸管での炎症が終息し，腸管免疫機能が回復する。それにより，アレルゲン食物に対する寛容誘導が起こりやすくなり，また新たなアレルゲン感作が抑制されると考えられる。

食品によっては加熱・調理による抗原性の低下が可能であり，また市販の低アレルゲン化食品を上手に利用することも重要である。乳は重要なカルシウム源であるので，牛乳アレルギーがある時は乳タンパク加水分解乳を料理等にも用いるとよい。また，一般的に，発酵食品はアレルゲン性が大きく低下するため，小麦や大豆アレルギーがあっても，味噌や醤油などは問題なく摂取できることが多い。缶詰も加工過程での圧力による変性のため摂取できることが多い。

乳児期発症の食物アレルギーの関与するアトピー性皮膚炎では，症状改善のために授乳中の母親の食事内容からも原因と診断できた食品の除去が必要となることが多い。母乳中の抗原濃度は非常に低いので母乳を介して児が摂取した食物アレルゲンで明確な即時型反応が惹起されることは少ないが，最近は母がアレルゲン食物を摂取後に与えた母乳で児に全身性の蕁麻疹が出現した例も報告されている。

また，食物成分は，医薬品の有効成分あるいは添加物として用いられることがあるので注意が必要である。卵，乳の成分は市販薬にもしばしば入っている。

（2）薬物療法

　食物アレルギーを治せる薬はない。薬物治療は主に誤食などにより出現した即時型症状に対する対症療法である。誤食時の症状は，限局性の皮膚・粘膜症状からアナフィラキシーショックに至るまでさまざまである（表13-8）。

　軽度で限局性の蕁麻疹などでは，マスト細胞や好塩基球からのヒスタミン遊離を抑える抗ヒスタミン薬が使われる。もしも，症状が複数の臓器に及んだ場合にはアドレナリンの注射が必要になる（表13-9）。

　アドレナリン自己注射薬はエピペン®の名称で医師によりアナフィラキシーの危険がある食物アレルギー患者に処方される。学校や園では食物アレルギー児がアナフィラキシーを発症した時には職員がエピペン®を患児の代わりに注射することが認められている。誤食によるアレルギー誘発は，自宅，園・学校，レストラン，など多くの場所で起こり得るので，一般の市民もエピペン®の取り扱いを知っている方がいいと考えられる。エピペン®の使用法についてはインターネットでの動画も見ることができる。海外での報告も同じであるが，アナフィラキシーで

表13-8　食物アレルギー症状への対応：重症度の目安

	軽症	中等症	重症
皮膚症状 （発疹・かゆみ・蕁麻疹）	顔などの限られた部位	一か所にとどまらず，別の部位にも拡大	全身に広がるはれやむくみが広範囲に出現
粘膜症状	結膜充血・かゆみ・口唇・舌・口腔内違和感，くしゃみ，鼻汁，鼻閉	結膜・眼瞼の浮腫口唇・舌・口腔粘膜の浮腫・多量の鼻汁・強い鼻閉	
消化器症状	嘔気 軽い腹痛	反復しない 嘔吐・下痢 持続する腹痛	反復する 嘔吐・下痢 強い腹痛
呼吸器症状	単発的な咳	断続的な咳 ゼイゼイ ・ヒューヒュー 息苦しさ	間断ない咳 呼吸困難 声が出しづらい 唾を飲み込めない 口唇チアノーゼ
全身症状 （神経症状）	元気あり	元気なし 不機嫌	ぐったり 興奮　意識低下

表13-9 食物アレルギー症状への対応：処置と対応

	軽症	中等症	重症
抗ヒスタミン薬 （粉末を用意）	内服する	内服する	できれば内服する
ステロイド薬		（内服する） 即効性はない	できれば内服する
気管支拡張薬		呼吸器症状があれば 使用する	可能なら使用する
アドレナリン 自己注射 （エピペン®）	準備する	いつでも注射できる ようにする	注射する （症状が皮膚のみの場合 必ずしも必要ない）
医療機関受診	通常は不要	連絡の上受診する	救急車で緊急搬送
保護者 （園や学校）	連絡する	呼び出す	呼び出す

あっても多くの場合，エピペン®を自己注射しないことが多いと言われている。打つべきか迷った時には，エピペン®を躊躇なく使用することが奨められている。

（3）免疫療法

　長期にわたり食事療法（除去食）を続けていても，学童期になってなお微量のアレルゲンを含む食品の誤食により重篤な症状を繰り返す症例が存在する。このような患者や家族にとっては生活の質が著しく低下するため，食事療法以外の治療法が求められてきた。まず，花粉やダニアレルギーに対して以前より行われていた皮下注射免疫療法（アレルゲンをごく少ない量から皮下に注射して行き，その量を増やして体をアレルゲンに慣れさせて行く方法）が米国で試みられたがアナフィラキシーショックなどが起こりやすいため中止された。その後，2000年代に入り舌下免疫療法（アレルゲンとなる食物を舌の下に数分間おく方法），それに続いて経口免疫療法（アレルゲンとなる食物を微量から経口摂取する方法）が海外で行われ，日本でも臨床研究が開始された。現在まで，重症の卵，小麦，牛乳などに対しての効果が報告されている。しかしながら，治療中の症状誘発の危険性は，経口免疫療法においても最も大きな問題である。安全性を考慮して，2010年に発表された米国の食物ア

レルギーガイドラインでは一般診療における治療法としては免疫療法を推奨しないとしている。現時点でこの治療法は研究段階であり，一般診療において広く実施される以前に，適応となる患者の選択，実施方法，短期あるいは長期的な効果と安全性，患者の負担，効果を来す作用機序の解明などについてさらなる検討が必要である。最近では，皮膚に食物アレルゲンを貼付する「経皮膚免疫療法」やリンパ節に直接食物アレルゲンを注射する方法など新たな免疫療法も研究が開始されている。免疫療法は治癒を目指すことが可能な治療法であり，今後の展開に期待したい。

13-9. 食物アレルギーの発症予防

アレルギーの家族歴がある妊婦からしばしば児のアレルギーを予防する方法を尋ねられる。アレルギーの予防については，妊娠中，出産後にアレルゲンとなりやすい食物の除去が行われた時期があった。しかし，食物アレルギーの発症を食物除去で予防しようという試みは成功しなかったことから，予防に対する考え方は大きく変わってきている。

(1) 妊娠中の母親の食物除去

欧米を中心とした現在までの多くの報告では，妊娠中の母親の食物除去が児のアレルギー疾患の発症を予防するという科学的な証拠は得られなかった。これらの結果に基づき，現在ではアレルギー疾患の発症予防のための妊婦の食物除去は推奨されていない。

(2) 授乳中の母親および児の食物除去

授乳中の母親と児の食事制限に関しても，アレルギー疾患の発症を予防する効果は認められていない。児の離乳食の開始を遅らせることで食物アレルギーの発症を予防できるというエビデンスもなく，むしろ最近のデータでは離乳食を遅らせることがかえって食物および吸入アレルゲン感作を促進することが明らかとなっている。わが国での授乳・離乳支援ガイドライン 2007 では離乳食の開始時期を生後 5〜6 か月頃を適当

としており,これより早めたり遅らせることは推奨されない。

(3) 母乳栄養とアレルギーの関連

母乳栄養が児のアレルギー疾患の発症に与える影響については,母乳栄養児のほうがアレルギー疾患の発症率が低いという報告,母乳栄養児のほうがアレルギー疾患を発症しやすいという報告,また栄養法とアレルギー疾患発症に関連を認めないとする報告が見られており,まだ完全な結論が出ていない。母乳栄養とアレルギー疾患発症の関連に一定の結論が出ていない理由としては,母親のアトピー素因の有無や母乳栄養期間の違いなどが指摘されているが,おそらく最も大きな理由は母乳成分の検討がなされていないことであろう。母乳中にはアレルギーを抑制する物質と促進する物質の両者が存在し,そのバランスが食物アレルギーの発症に関連すると考えられる。

(4) 食品によるアレルギー発症の予防

食物アレルギーを含むアレルギー疾患の発症予防として,プロバイオティクス,多価不飽和脂肪酸,抗酸化物質,ビタミン類などの母体あるいは児への投与の臨床研究が行われているが,十分なエビデンスはまだ得られてはいない。

13-10. 食物アレルギーに対する社会的対応

(1) 食品衛生法における特定原材料表示 (表 13-10)

消費者の加工食品の誤食による重篤なアレルギー症状の誘発を回避

表 13-10 アレルギー物質を含む加工食品の表示 (2013 年 9 月現在)

特定原材料 使用の際,表示が義務付けられる 7 品目	小麦,そば,卵,乳,落花生,えび,かに
特定原材料に準ずるもの 使用の際,表示が推奨される 20 品目	あわび,いか,いくら,オレンジ,カシューナッツ,キウイフルーツ,牛肉,くるみ,ごま,さけ,さば,大豆,鶏肉,豚肉,まつたけ,もも,やまいも,りんご,ゼラチン,バナナ

し，健康被害の発生を防止する観点から，わが国では食品衛生法でアレルギー物質の表示を義務付けている。アレルギー物質は，2013 年 9 月の時点で，特定原材料 7 品目（卵，乳，小麦，えび，かに，落花生，ソバ）が，症例数が多いか症状が重篤であり生命に関わるために義務表示となっており，それ以外の 20 品目が特定原材料に準ずるものとして推奨表示となっている。推奨表示の 20 品目は必ずしも表示されない可能性があるので注意を要する。アレルギー表示は特定原材料等が数 ppm（100 万分の 1）の濃度でその加工食品などに含有される場合に表示が必要となる。

容器包装された加工食品および添加物であって，対面販売や店頭での量り売り，惣菜やパンやケーキ，また飲食店（ファミリーレストランやファストフードなど）は本法に規定する表示の義務はない。あくまでも販売者や製造者のサービスの一環で表示されているのであり，ppm レベルでの厳密な管理はされていないので，完全除去を必要とする児は注意を要する。これはレストランなどでの誤食事故が多い原因ともなっている。

（2）保育所，幼稚園・学校での食物アレルギーへの対応

文部科学省は「アレルギー疾患に関する調査研究報告書」を平成 19 年に発表している。そこでは，「アレルギー疾患はまれな疾患ではなく，学校保健を考える上で，既に，学校に，クラスに，各種のアレルギー疾患の子どもたちが多数在籍しているということを前提としなければならない状況になっている」という認識の下に，「学校生活管理指導表（アレルギー疾患用）」（図 13-5）ならびに「学校のアレルギー疾患に対する取り組みガイドライン」を呈示している。また，この学校生活管理指導表に準拠する形で，平成 22 年には保育所におけるアレルギー対応ガイドラインおよび保育所管理指導表が厚生労働省から発表された。これらの管理指導表を適切に学校や園が使用することが食物アレルギーの誤食等の事故を防ぎ，子ども達の安全を守る意味からきわめて重要である。

裏 **学校生活管理指導表（アレルギー疾患用）**

名前＿＿＿＿＿＿＿＿ 男・女 平成＿年＿月＿日生（＿歳） ＿＿＿＿＿＿学校＿年＿組 提出日 平成＿年＿月＿日

	病型・治療	学校生活上の留意点	
食物アレルギー（あり・なし） アナフィラキシー（あり・なし）	**A. 食物アレルギー病型（食物アレルギーありの場合のみ記載）** 1. 即時型 2. 口腔アレルギー症候群 3. 食物依存性運動誘発アナフィラキシー **B. アナフィラキシー病型（アナフィラキシーの既往ありの場合のみ記載）** 1. 食物（原因　） 2. 食物依存性運動誘発アナフィラキシー 3. 運動誘発アナフィラキシー 4. 昆虫 5. 医薬品 6. その他（　） **C. 原因食物・診断根拠**　該当する食品の番号に○をし、かつ《　》内に診断根拠を記載 1. 鶏卵《　》 2. 牛乳・乳製品《　》 3. 小麦《　》 4. ソバ《　》 5. ピーナッツ《　》 6. 種実類・木の実類《　》（　） 7. 甲殻類（エビ・カニ）《　》 8. 果物類《　》（　） 9. 魚類《　》（　） 10. 肉類《　》（　） 11. その他1《　》（　） 12. その他2《　》（　） ［診断根拠］該当するもの全てを《　》内に記載 ① 明らかな症状の既往 ② 食物負荷試験陽性 ③ IgE抗体等検査結果陽性 **D. 緊急時に備えた処方薬** 1. 内服薬（抗ヒスタミン薬、ステロイド薬） 2. アドレナリン自己注射薬（「エピペン®」） 3. その他（　）	**A. 給食** 1. 管理不要 2. 保護者と相談し決定 **B. 食物・食材を扱う授業・活動** 1. 配慮不要 2. 保護者と相談し決定 **C. 運動（体育・部活動等）** 1. 管理不要 2. 保護者と相談し決定 **D. 宿泊を伴う校外活動** 1. 配慮不要 2. 食事やイベントの際に配慮が必要 **E. その他の配慮・管理事項（自由記載）**	**【緊急時連絡先】** ★保護者 電話： ★連絡医療機関 医療機関名： 電話： 記載日　年　月　日 医師名　㊞ 医療機関名
アレルギー性鼻炎（あり・なし）	**病型・治療** **A. 病型** 1. 通年性アレルギー性鼻炎 2. 季節性アレルギー性鼻炎（花粉症） 主な症状の時期；　春　、　夏　、　秋　、　冬 **B. 治療** 1. 抗ヒスタミン薬・抗アレルギー薬（内服） 2. 鼻噴霧用ステロイド薬 3. その他（　）	**学校生活上の留意点** **A. 屋外活動** 1. 管理不要 2. 保護者と相談し決定 **B. その他の配慮・管理事項（自由記載）**	記載日　年　月　日 医師名　㊞ 医療機関名

㈶日本学校保健会 作成

●学校における日常の取り組み及び緊急時の対応に活用するため、本表に記載された内容を教職員全員で共有することに同意しますか。

1. 同意する
2. 同意しない　　保護者署名：＿＿＿＿＿＿＿＿＿＿

図 13-5　学校生活管理指導表（アレルギー疾患用）での食物アレルギー記載欄

（財団法人　日本学校保健会ホームページより）

研究課題

1. 食物に対するアレルギーの機序を理解し，食物アレルギーの発症予防，症状誘発時の対応法，誤食の予防などについて整理してみよう．

参考文献

1) 福田健編『総合アレルギー学』南山堂，2010.
2) 日本小児アレルギー学会食物アレルギー委員会編，宇理須厚雄，近藤直実監修『食物アレルギー診療ガイドライン2012』協和企画，2011.
3) 宇理須厚雄総監修『ぜん息予防のためのよくわかる食物アレルギーの基礎知識 2012年改訂版』独立行政法人環境再生保全機構，2012.

14　機能性食品

清水　誠

　1980年ごろから日本人の平均寿命は男女ともに世界のトップクラスになったが，このことはその後の高齢化社会に向けて，高齢者の健康維持，医療費の削減など新しい課題に国家が取り組まなければならないことを示すものでもあった。高齢者の健康を維持するためには，医療システムの発展とともに食生活の改善が何よりも求められる。このような背景のもと，食による健康増進に関する研究プロジェクトが発足し，それを基盤に「食の機能性」「機能性食品」という新しい概念が誕生した。

《キーワード》　特定保健用食品，腸内細菌改善，腸管吸収調節，代謝調節，体内動態

14-1. 食品の機能性

　1984年にスタートした文部省（現文部科学省）の特定研究プロジェクト「食品機能の系統的解析と展開」において，食には3つの機能があると考えようという提案がなされた。3つの機能とは，一次機能：身体に対する栄養素の機能，二次機能：感覚器官に対する香味成分の機能（嗜好性），三次機能：生体調節機能の3つである（図14-1）。中でも三次機能は，それまで食品の役割としては明確に定義されてこなかった「病気予防や健康増進」という役割を食品に与えたという点で注目された。

14-1-1. 生体調節機能をもつ食品成分

　三次機能は，摂取された食品成分が，免疫系，内分泌系，神経系，循環系，消化系など，各種の生体系に影響を与えて，疾病予防や健康の回復などの作用を示すという機能である。上記プロジェクトの開始以来，

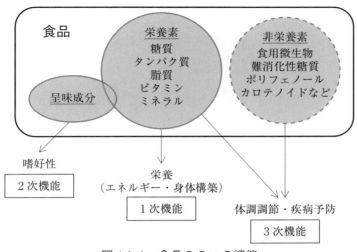

図 14-1　食品の 3 つの機能

このような機能をもつ食品成分の探索とその作用機構の解明に多くの研究者が携わり，多数の成果が報告されるに至った。「食品の機能性」に関する関心は，その後国際的にも急速に拡がって行き，現在は世界各国で食品の三次機能の基礎研究・応用研究が進められている。

　これまでに何らかの三次機能をもつことが報告されている食品成分としては，単糖類，糖アルコール，オリゴ糖，多糖類，アミノ酸，ペプチド，タンパク質，不飽和脂肪酸，リン脂質，セラミド，植物ステロール，カロテノイド，ポリフェノール，ビタミン類，ミネラル，核酸，乳酸菌類などがある。単一成分としてではなく，様々な食品素材あるいは抽出液として生理機能性が見出されているものもある。そこに含まれるどのような成分が機能性を担っているかは明らかでない場合も多いが，伝統的に食品素材抽出液を健康食品製造に用いている例は少なくない。

14-1-2. 機能性食品の制度

　一定の科学的エビデンスが得られている機能性成分を用いることにより，特定保健用食品のような機能性食品が開発されるようになった結果，それらを規制する制度が必要になった。図 14-2 には，1991 年に特

<table>
<tr><td>1991</td><td>医薬品</td><td colspan="5">特定保健用食品（トクホ）</td><td>一般食品
（いわゆる
健康食品を
含む）</td></tr>
<tr><td rowspan="2">2001</td><td rowspan="2">医薬品</td><td colspan="5">保健機能食品</td><td rowspan="2">一般食品
（いわゆる
健康食品を
含む）</td></tr>
<tr><td>栄養機能
食品</td><td colspan="4">特定保健用食品（トクホ）</td></tr>
<tr><td rowspan="4">2005</td><td rowspan="4">医薬品</td><td colspan="5">保健機能食品</td><td rowspan="4">一般食品
（いわゆる
健康食品を
含む）</td></tr>
<tr><td rowspan="3">栄養機能
食品</td><td colspan="4">特定保健用食品（トクホ）</td></tr>
<tr><td rowspan="2">従来型</td><td colspan="3">新型トクホ</td></tr>
<tr><td>規格基準型</td><td>疾病リスク
低減型</td><td>条件付き</td></tr>
</table>

図 14-2　日本における「保健機能をうたった食品」の位置づけ

定保健用食品制度ができて以降のわが国の機能性食品の分類・位置づけを示した。

「特定保健用食品」は，医薬品と一般食品の間に位置する食品として分類されたものである。2001 年には，新たに「栄養機能食品」という食品群が制定され，特定保健用食品と併せて「保健機能食品」と呼ばれることになった。栄養機能食品は，すでにその栄養機能が広く認知されているビタミン類やミネラル類を関与成分として含む食品であり，2013 年時点では，ビタミン K 以外の 12 種類のビタミン（A，D，E，B_1，B_2，B_6，B_{12}，C，ナイアシン，パントテン酸，葉酸，ビオチン）と 5 種類のミネラル（カルシウム，マグネシウム，鉄，銅，亜鉛）について，定められた範囲の配合量を満たしていれば栄養機能食品として製造・販売ができることになっている。

2005 年に，特定保健用食品は 4 つの種類（従来型，規格基準型，疾病リスク低減型，条件付き）に分類された。【規格基準型】は，これまでに許可された実績が多い関与成分を用いて製造され，科学的なエビデンスがすでに十分にあると認められるもので，簡略化した審査によって

特定保健用食品の許可が得られる。難消化性デキストリンを用いた製品などが該当する。【疾病リスク低減型】は，すでに疾病との関係が多くのエビデンスによって明らかと考えられる機能性成分を含むもので，病名を表示中に記載することを例外的に認めるというものである。2013年時点では，骨粗しょう症の予防と密接に関係があると認識されているカルシウム，および子供の神経管閉鎖障害を予防すると認識されている葉酸の２種類が対象となっている。【条件付き】は，これまでに許可されている特定保健用食品に比べて機能性のエビデンスレベルが低いものも特定保健用食品として認めようという国の方針のもとに設定されたものである。一方，サプリメントなどのいわゆる健康食品は「一般の食品」の中に分類されていて，その機能性を表示することは2013年時点においては許されていない。

14-2. 特定保健用食品の効能・効果

　特定保健用食品制度は，食品に対してその保健の用途（効能，機能）を表示することを国が許可するという世界最初の制度であった。特定保健用食品は，科学的なエビデンスをもとにその機能性および安全性が確認され，一定の機能性表示が認められた食品であり，当初は厚生省（現厚生労働省），2009年からは消費者庁によって審査・認定されている。

14-2-1. 特定保健用食品の保健の用途

　2013年時点では，保健の用途（健康増進機能）によって，特定保健用食品は以下に示したような9種類に分類される。
（1）お腹の調子を整える食品：腸内環境を整え，下痢や便秘を予防する。
（2）血糖値が気になり始めた方の食品：血糖値の上昇を抑え，糖尿病のリスクを低減化する。
（3）コレステロールが高めの方の食品：血中コレステロール濃度を低下させ，動脈硬化を予防する。
（4）血中中性脂肪，体脂肪が気になる方の食品：血中の中性脂肪濃度

を低下させ，肥満を予防する。
（5）血圧が高めの方の食品：高血圧のリスクを低減化する。
（6）ミネラルの吸収を助ける食品：骨や歯の健康に必要なカルシウムをはじめ，鉄など有用なミネラルの腸管吸収を助ける。
（7）骨の健康が気になる方の食品：骨量や骨密度を高め，骨粗しょう症などを予防する。
（8）むし歯の原因になりにくい食品，歯を丈夫で健康にする食品：むし歯を予防する。歯の脱灰を防ぎ，再石灰化を促進する。
（9）歯ぐきの健康を守る食品：歯を支える骨を丈夫にし，歯ぐきの炎症を抑えることにより歯周病を予防する。

特定保健用食品は医薬品ではないので，疾病リスク低減型のものを除くと疾病の名前などを表示に記載することはできないが，許可されているそれぞれの「保健の機能」が意味するところは上記のようなものと考えてよい。

14-2-2. 作用メカニズム

特定保健用食品の最も重要な性質は「科学的エビデンスが得られている」ということである。科学的エビデンスを得るために必要なことは，用いられている関与成分の同定と特性の解明，動物やヒトを用いた効果・効能の試験，安全性の試験，そして作用機構の解明である（図14-3）。

特定保健用食品は，その作用の場・作用機構から3つのグループに大別することが出来る（図14-4）。それぞれの内容を以下に説明しよう。
① グループ1：腸内細菌叢を制御する食品（図14-5）

我々の腸管内には100兆個を超えるといわれる細菌が棲息している。これらの菌（腸内細菌）の菌体成分あるいは代謝産物が我々の健康改善に大きな影響をもっていることが近年明らかになってきている。腸内フローラのバランスを改善し，いわゆる善玉菌（乳酸菌やビフィズス菌など）の比率を高めることによって様々な健康増進効果が期待できる。このような作用をもつ食品としてプロバイオティクスとプレバイオティクスがある。前者は「消化管に定住する常在細菌群に働きかけて，あるい

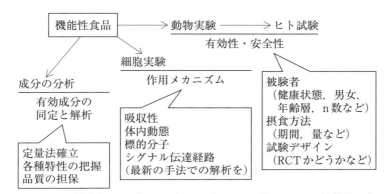

図 14-3　特定保健用食品の申請に当たって求められる科学的証拠

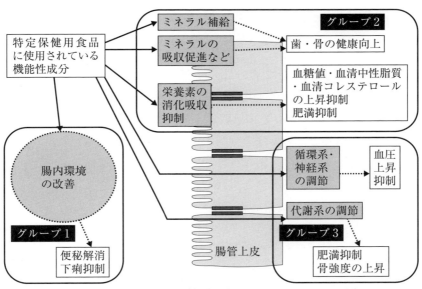

図 14-4　関与成分の作用機構と作用の場から 3 つに分類した特定保健用食品の成分（2013 年の時点）

は単独で，生体に有益な効果をもたらす生きた菌」のことをいい，後者は「腸内常在の有益菌を増やす，あるいは活性化させることで宿主に有利な影響を与える難消化性食品物質」と定義されている．プロバイオティクスやプレバイオティクスは，便通改善機能などを有する特定保健

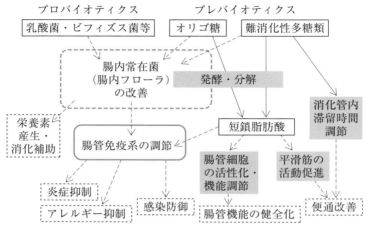

図14-5 腸内細菌叢を改善する特定保健用食品（グループ1）のもたらす効果

用食品の機能性素材としてすでに広く利用されているが，それ以外にも，短鎖脂肪酸（酢酸，プロピオン酸，酪酸など）を生産して腸管内pHを低下させ，カルシウムの吸収性を高めたり，悪玉菌（大腸菌やクロストリジウムなど）の増殖を抑制するなどの効果を生み出す。善玉菌によるビタミン類の産生，消化されにくい乳糖の消化補助，発育促進効果などにも関わっていると考えられる。

近年になって，腸内細菌は腸管免疫系の働きを調整することによって，アレルギーの予防，がんの予防，消化管内感染の予防などに役立つこと，さらには骨粗しょう症の予防，血中コレステロール濃度の低下，肥満の予防など，メタボリック症候群発症のリスク低減にも役立つことを示す報告が相次いでいる。プロバイオティクスやプレバイオティクスの果たす役割は今後さらに拡大してくるものと思われる。

② グループ2：腸管での栄養素吸収を制御する食品（図14-6）

糖尿病のような生活習慣病の予防のためには，食事中の糖や脂質の腸管吸収を制御することによって食後血糖値や血中脂質濃度の上昇を抑えることが有効であると考えられてきた。一方で，ある種の食物繊維が腸管内で糖質や脂質を結合し，その腸管吸収を抑制することも以前から知

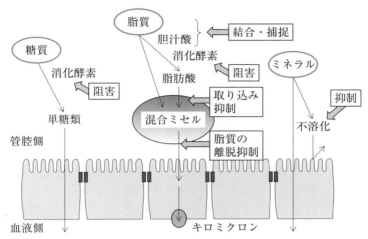

図 14-6　栄養素吸収を抑制する特定保健用食品（グループ2）の効果と作用機構の例

られていた。近年の特定保健用食品では，このような食物繊維による制御に加えて，以下に挙げるような多様な食品成分による多様な腸管吸収制御が利用されるようになっている。

第1は消化酵素の阻害であろう。糖質の場合には，腸管内の α-アミラーゼや α-グルコシダーゼを食品成分によって阻害することが食後血糖値の上昇抑制に有用である。また，中性脂質の消化吸収を制御する場合は，トリアシルグリセロールの分解を司る膵リパーゼの活性を阻害することが有効であり，阻害作用をもつポリフェノール重合体等が利用されている。

第2は腸管内の物理的環境を変えることである。食物繊維（難消化性多糖類）などを用いて腸管内容物の粘性を上昇させ，腸管内の糖や脂質の拡散速度を低下させることも有効とされている。

第3は吸収を制御したい栄養素等を結合・捕捉し，吸収経路に乗らないようにする方法である。キトサンのような食物繊維や大豆タンパク質・ペプチドによる腸管内でのコレステロール吸着，胆汁酸吸着はその例である。

第4は腸管上皮における栄養素の輸送過程を抑制する方法である。コ

レステロールやモノアシルグリセロールなどの脂質成分は，腸管内でリン脂質，モノアシルグリセロール，胆汁酸などによって形成される混合ミセルに取り込まれ，そこから腸管上皮細胞に受け渡される。このプロセスを抑制することは上記脂質成分の腸管吸収を抑制することになるので，混合ミセルへの脂質成分の取り込み阻害は一つの制御方法となる。植物ステロールはコレステロールの混合ミセルへの取り込みを阻害することにより，また茶カテキンは混合ミセルからの脂質の離脱を阻害することにより，脂質成分の吸収を抑制すると考えられている。

　ちなみに，健康増進のために栄養素の腸管吸収を促進することが求められる場合もある。腸管での吸収効率が低いカルシウムの場合には，その吸収性向上が望まれている。カルシウムの吸収性が低いのは，小腸下部でのpH上昇によるカルシウムの不溶化が原因といわれているので，カルシウムに結合し，その溶解性を高めるカゼインリン酸化ペプチドのような成分の摂取が有用とされている。

③　グループ3：循環系・代謝系・神経系等の調節を行う食品

　血圧上昇を抑制するための特定保健用食品の素材として最初に用いられたのは，昇圧酵素であるアンギオテンシン変換酵素（ACE）を阻害する牛乳由来ペプチドであった。その後，イワシタンパク質，鰹節，ワカメ，海苔，ゴマ，ロイヤルゼリーなど牛乳以外の食品素材由来のペプチド（あるいはタンパク質分解物）中にも同様の活性をもつものが多数見出され，利用されている。一方，副交感神経系の活性化，交感神経系の不活性化はいずれも血圧上昇を抑制するので，このような神経系の調節を介して血圧上昇を抑制する製品も登場した。さらに，血管における一酸化窒素（NO）合成酵素を活性化してNO産生を増加させることによって血管を弛緩させ，血圧を低下させるような機能性食品成分を利用した製品も登場している（表14-1）。

　代謝系を抑制する特定保健用食品としては，2013年時点では脂質代謝を調節するものと骨代謝（カルシウム代謝）を調節するものが認められている（表14-2）。脂質代謝を調節するものとしては，肝臓における脂肪酸合成酵素など脂質合成系の酵素活性を低下させるもの，肝臓や脂

表 14-1　血圧上昇を抑制する食品成分の例とその作用機構

標的	作用機構	機能性食品成分
循環系	アンギオテンシン変換酵素の阻害	ペプチド
	アデノシンを介した血管拡張	酢酸
	血管内皮 eNOS の活性化	クロロゲン酸
副交感神経系	ムスカリン受容体を介した亢進	ゲニポシド酸
交感神経系	GABA 受容体を介した抑制	γアミノ酪酸

表 14-2　代謝系を調節する代表的な食品成分とその作用機構

標的	作用機構	機能性食品成分
脂質代謝系	肝臓での脂肪酸合成の抑制	EPA/DHA
		カテキン
	末梢組織での脂肪酸 β 酸化の促進	β-コングリシニン
		カテキン
	肝臓でのコレステロールの異化促進	S-メチルシステインスルホキシド
骨代謝系	骨芽細胞の活性化	MBP（キニノーゲン由来ペプチド）
	オステオカルシンの活性化（Gla 化）	メナキノン（ビタミン K2）
	破骨細胞の抑制	MBP（牛乳シスタチン）
	破骨細胞の抑制（女性ホルモン様作用）	イソフラボン（女性ホルモン様作用）

肪組織における脂肪酸の β 酸化を促進して脂質の消費（燃焼）を促進するものなどがある。これらの食品の摂取は血中の中性脂質濃度を低下させ，体脂肪の蓄積を抑制することが期待できる。また，肝臓でコレステロールを胆汁酸に代謝することがコレステロールの体外排出を促進することから，肝臓におけるコレステロールの異化を促進する成分を用いた製品も開発されている。

　骨代謝は複雑だが（第 8 章を参照のこと），骨の健康増進を目的とする特定保健用食品の開発においては，骨形成を担う骨芽細胞，骨形成に関わるタンパク質であるオステオカルシン，および骨からのカルシウム溶出を司る破骨細胞が標的となっている。牛乳の塩基性タンパク質画分（MBP）中には骨芽細胞を活性化するキニノーゲン由来ペプチドや，破骨細胞の活性を抑制するシスタチンが含まれている。またオステオカルシンの活性化を促進するビタミン K_2 や破骨細胞の活性化を抑制するイ

ソフラボンも骨の健康増進に役立つことが示され，これらの成分は特定保健用食品の素材として用いられている。

④ 機能性成分の体内動態

腸管内で作用するグループ1およびグループ2に該当する特定保健用食品でも，その関与成分は消化されたり，腸内細菌によって代謝されて，生理活性を消失する場合があり得る。しかし，体内に吸収された後に生体調節系に作用するグループ3ではその作用機構はさらに複雑である。機能性成分は体内に入るまでに消化酵素による分解，腸内細菌による代謝を受けるほか，腸管での吸収・透過のプロセスを経ることが要求される。腸管吸収された後も，肝臓での代謝，血流中での代謝，標的細胞への到達，標的分子への結合など，様々なステップを経なければ機能を発揮できない（図14-7）。このような「機能性成分の体内動態」の理解は，科学的証拠に依拠した機能性食品開発を目指す上で避けては通れない。グループ3に該当する特定保健用食品に用いられる機能性成分では，その多くが薬物と作用機構が類似しており，創薬と同様の開発戦略が用い

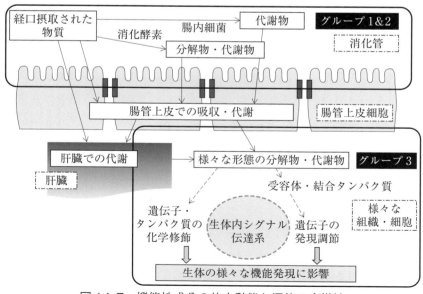

図14-7　機能性成分の体内動態と標的の多様性

られている場合もある．人体の仕組みが分子レベルで解明されていくに従い，用いられる作用機構はさらに多様化していくものと考えられる．

14-2-3. 注目される機能性食品成分とその特性

これまで，特定保健用食品を例にとって，食品の機能性とその作用メカニズムについて述べてきた．本節では，特定保健用食品の機能性素材として用いられているもの以外の成分も含めて，食品中に見出された特徴的な機能性成分について学ぶことにしよう．

14-2-3-1. 食品由来機能性ペプチド

食品中のタンパク質はアミノ酸の給源として重要であると考えられていた．しかし，20世紀の終盤になって，タンパク質の消化過程で生じるオリゴペプチド（アミノ酸が数個つながったペプチド）に特有の生理機能が見出されるようになった（表14-3）．これまでに報告されている食品タンパク質由来ペプチドの機能としては，すでに述べた血圧上昇抑制作用，ミネラル吸収促進作用のほかに，オピオイド作用（モルヒネ様作用，鎮痛作用），免疫調節作用，抗菌作用，血中コレステロール低下作用，血中中性脂質低下作用，歯の脱灰抑制・再石灰化促進作用，抗酸化作用などがある．

① オピオイド作用

生体の調節にはオピオイドと呼ばれる生理活性ペプチドが働いてい

表14-3　タンパク質の消化・分解の過程で生じるペプチドには新たな機能性がある

タンパク質の状態	腸管吸収性	機能性
ポリペプチド ⇩	通常は吸収されない	タンパク質としての本来の機能
オリゴペプチド ⇩	吸収性は低い	新たな機能性
トリペプチド・ジペプチド ⇩	吸収性高い	新たな機能性
アミノ酸	吸収性高い	アミノ酸としての機能

る。それらの内因性ペプチドは各種の細胞・組織に発現しているオピオイド受容体（λ-, μ-, κ-受容体など）に結合し，各種生理作用を発揮する。食品タンパク質の分解物中に存在するペプチドの中にはこれらの受容体に結合し，その活性化（アゴニスト作用），不活性化（アンタゴニスト作用）を誘導するものがあることが，受容体との結合性試験，動物の組織の収縮を測定する試験などによって報告されている。消化酵素による分解性，腸管での吸収性，受容体との結合親和性などを考慮すると，経口摂取によって実際にオピオイド作用を示すかどうかは不明の部分も多いが，一部の動物試験では食品由来のペプチドがオピオイド作用を示すという結果も得られている。

② 免疫調節作用・抗菌作用

　牛乳のタンパク質分解物中には多様な免疫調節性ペプチドが見出されている。乳が哺乳類の乳児の成長や健康増進を目的に分泌されていることを考えると，乳中に免疫調節作用をもつ成分が潜在していることは合目的的であり興味深い。これまでカゼインや乳清タンパク質の分解によって生じたペプチドに見出された免疫調節機能としては，マクロファージの貪食作用促進，リンパ球のマイトジェン活性，リンパ球の増殖促進，NK（ナチュラルキラー）活性の増進，好中球の浸潤能の増強，リンパ球のネクローシス誘導，抗体産生促進などがある。例えば，κ-カゼイン由来の糖ペプチドであるグリコマクロペプチドについては，サイトカイン IL-2 の受容体発現抑制などを介してリンパ球の増殖抑制を誘導することが，また α_s-カゼインや β-カゼイン由来のリン酸化ペプチドである CPP（第4章参照）については，脾臓細胞における IL-5，IL-6 などのサイトカイン産生を高め，IgA 抗体の産生を促進するということが，マウスを用いた経口投与実験によって示されている。

　乳に含まれる鉄結合性タンパク質であるラクトフェリンは環境中の鉄を捕捉することで細菌の増殖を抑制することが昔から知られていたが，ペプシン分解によって生成するペプチドであるラクトフェリシンはさらに強い抗菌活性を示す。C型肝炎ウィルスのようなウィルスと結合してその感染を阻害することも報告されている。

③ 血中中性脂質の低下作用

　グロビンタンパク質を酸性プロテアーゼで分解したときに得られるペプチド中に血中中性脂質を低下させる作用をもつものがあることが，ヒト試験において見出されている。有効成分の一つである4残基のペプチド Val-Val-Tyr-Pro は膵リパーゼを阻害することによって食事中の脂質消化を抑制し，食後の血中中性脂質レベルの上昇を抑えるのみならず，リポプロテインリパーゼや肝リパーゼを活性化することによって，脂質代謝を促進することが報告されている。

④ 歯の脱灰抑制・再石灰化促進作用

　カゼインを分解したときに生じるリン酸化ペプチド CPP と，非結晶性リン酸カルシウム（APC）が結合した CPP-APC は，カルシウムやリン酸を唾液中にイオン状態で維持することができるので，う蝕に伴って起こる歯の表面の脱灰を抑制し，再石灰化を促進することが見出された。CPP-APC を含むチューインガムを2年間学童に摂取させた試験では，CPP-APC がう蝕の進行を有意に抑制し，歯の健康を増進することに役立っていることが示されている。

　機能性ペプチドの配列は，さまざまな食品タンパク質の中に潜在している。一つのタンパク質の中に，多数の機能性ペプチドの配列が隠れている場合もある。図 14-8 には牛乳の主要タンパク質である β カゼインの一次構造中に存在する機能性ペプチド配列の例を示した。これらは腸管内でのタンパク質消化の過程で切り出されて機能を発揮する可能性がある。微生物酵素によって初めて切り出される機能性ペプチドもある。

14-2-3-2. ポリフェノール類

　ポリフェノール類の中でもフラボノイド類やフェノールカルボン酸には特に多くの機能が報告されている。フラボノイドは図 14-9 に示したような基本骨格をもつ物質で，フラバノン，フラバノール，フラボン，フラボノール，イソフラボン，カルコン，アントシアニジンなど構造の少しずつ違う化合物の総称である。従来から，ポリフェノール構造に起因する抗酸化作用が知られているが，近年それ以外にも多くの生理機能

```
                                         10                    15     17  18  19  20
Arg— Glu— Leu— Glu— Glu— Leu— Asn— Val— Pro— Gly— Glu— Ile— Val— Glu— Ser— Leu— Ser— Ser— Ser— Glu—
                                                                       P       P   P   P
①
                                30                       35                            40
Glu— Ser— Ile— Thr— Arg— Ile— Asn— Lys— Lys— Ile— Glu— Lys— Phe— Gln— Ser— Glu— Glu— Gln— Gln— Gln—
                                                                 P
                               50                                                      60
Thr— Glu— Asp— Glu— Leu— Gln— Asp— Lys— Ile— His— Pro— Phe— Ala— Gln— Thr— Gln— Ser— Leu— Val— Tyr—
                                                                                                  ②
                              70
Pro— Phe— Pro— Gly— Pro— Ile— His— Asn— Ser— Leu— Pro— Gln— Asn— Ile— Pro— Pro— Leu— Thr— Gln— Thr—
        ④                                                           ③
                                      90                                              100
Pro— Val— Val— Val— Pro— Pro— Phe— Leu— Gln— Pro— Glu— Val— Met— Gly— Val— Ser— Lys— Val— Lys— Glu—
          ③
                             110                                                      120
Ala— Met— Ala— Pro— Lys— His— Lys— Glu— Met— Pro— Phe— Pro— Lys— Tyr— Pro— Val— Gln— Pro— Phe— Thr—
                             130                                                      140
Glu— Ser— Gln— Ser— Leu— Thr— Leu— Thr— Asp— Val— Glu— Asn— Leu— His— Leu— Pro— Leu— Pro— Leu— Leu—
                             150                                                      160
Gln— Ser— Trp— Met— His— Gln— Pro— His— Gln— Pro— Leu— Pro— Pro— Thr— Val— Met— Phe— Pro— Pro— Gln—
                             170                                                      180
Ser— Val— Leu— Ser— Leu— Ser— Gln— Ser— Lys— Val— Leu— Pro— Val— Pro— Glu— Lys— Ala— Val— Pro— Tyr—
                                                                              ③
                             190                                                      200
Pro— Gln— Arg— Asp— Met— Pro— Ile— Gln— Ala— Phe— Leu— Leu— Tyr— Gln— Glu— Pro— Val— Leu— Gly— Pro—
                                            ④    ⑤
                             209
Val— Arg— Gly— Pro— Phe— Pro— Ile— Ile— Val
```

図14-8 牛乳βカゼインの一次構造とその中に潜在している機能性ペプチドの例。(①カルシウム吸収促進ペプチド，②オピオイドペプチド，③血圧上昇抑制ペプチド，④免疫活性化ペプチド，⑤リンパ球増殖促進ペプチド)

(小城勝相，清水誠編著『改訂版 食と健康』放送大学教育振興会より)

が報告されるようになった。

① 抗菌・抗ウィルス作用

　緑茶カテキンや紅茶に含まれるテアフラビンのようなフラボノイドは風邪のウィルスや病原細菌に結合して，その感染を予防することが報告されている。

② 免疫調節作用

　動物細胞が病原菌やウィルスの構成成分を認識する際の受容体としてToll様受容体（Toll-like receptor：TLR）が知られている。フラボノイドの中には，菌体成分とTLRの相互作用に影響を及ぼすものがあることが知られている。また，T細胞の分化にフラボノイドが影響するという実験結果がある。

　カテキン，ナリンゲニンカルコンなどのフラボノイドや，クロロゲン

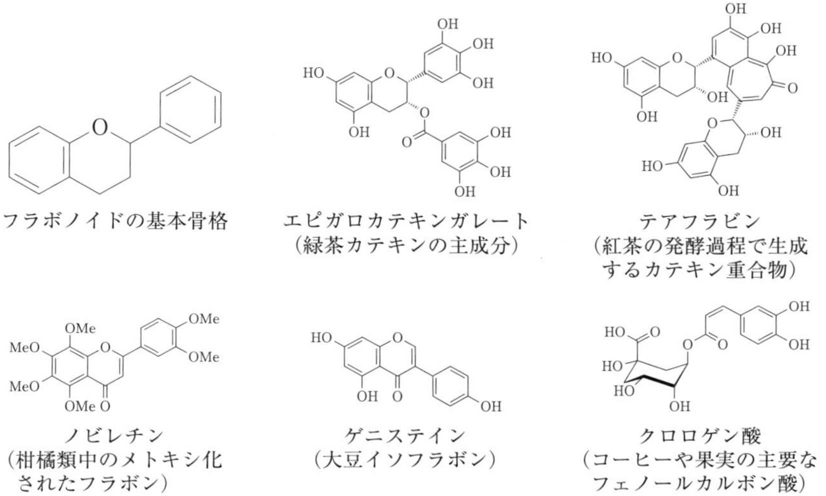

図 14-9　代表的な機能性ポリフェノールの構造

- フラボノイドの基本骨格
- エピガロカテキンガレート（緑茶カテキンの主成分）
- テアフラビン（紅茶の発酵過程で生成するカテキン重合物）
- ノビレチン（柑橘類中のメトキシ化されたフラボン）
- ゲニステイン（大豆イソフラボン）
- クロロゲン酸（コーヒーや果実の主要なフェノールカルボン酸）

酸，ロスマリン酸などのフェノールカルボン酸には抗アレルギー作用があることが知られている。ヒスタミンなどの炎症性物質を産生するマスト細胞はこれらのポリフェノールが作用する主要な場と考えられており，そこでの IgE 受容体の発現抑制，顆粒分泌の抑制などが作用メカニズムとして報告されている（アレルギーの成因については第 13 章を参照のこと）。

③ 脂質代謝調節作用

　緑茶カテキン，特にその主成分であるエピガロカテキンガレートは肝臓における脂肪酸の β 酸化を促進し，脂肪の燃焼を助ける作用があることが報告されている。高脂肪食を与えたマウスにカテキンを経口摂取させることにより，肝臓中の acyl-CoA oxidase のような β 酸化系の酵素が高発現したり，脂肪酸合成に関わる fatty acid synthase の発現が低下するなどの変化が起こる。また，カテキンは脂肪細胞の分化を抑制することが見出されており，それらの分子機構も解明されつつある。同様の作用はかんきつ類に多いヘスペリジンのようなフラボノイドにおいても認められている。

④ 骨代謝調節作用

　女性ホルモン（エストロゲン）は，骨吸収を司る破骨細胞のアポトーシスを誘導することが知られている。大豆のイソフラボンには弱い女性ホルモン作用があり，閉経後の女性における骨吸収の進行を抑制することが知られている。またイソフラボンの一種であるゲニステインはチロシンキナーゼ阻害作用をもつことから，破骨細胞の活性を抑制する可能性がある。ノビレチン，ヘスペリジンなどのフラボノイドにも骨代謝の改善作用が報告されている。

⑤ 血圧調節作用

　コーヒーや果実に多く含まれるフェノールカルボン酸であるクロロゲン酸には血圧を低下させる作用があることが知られている。その作用メカニズムは，クロロゲン酸が体内で代謝されて生じたフェルラ酸による血管の弛緩作用であることが報告されている。また，ハイペロサイドやイソクエルシトリンのようなフラボノイドにも血管弛緩作用を介した降圧効果が報告されている。

14-2-3-3. カロテノイド類

　野菜・果実に多く含まれるβ-カロテンやリコピンのようなカロテン類，海洋生物に含まれるアスタキサンチンや野菜・果実に含まれるルテインなどのキサントフィル類は，鮮やかな赤色や黄色を呈する色素成分である（図14-10）。いずれも抗酸化活性をもち，1重項酸素をはじめとする有害な活性酸素種を消去するが，それとともに多様な生理機能性を発現することが報告されている。

① 免疫調節作用

　β-カロテンはプロビタミンAであり，摂取された動物体内で2分子のビタミンA（レチノール）になる。レチノールは腸管の樹状細胞によってレチノイン酸に代謝される。レチノイン酸はリンパ球のアポトーシスや機能分化を引き起こし，さらにはT細胞を小腸指向性の細胞に分化させてホーミングを誘導することが明らかになった。このような働きを介して，β-カロテンは小児の腸管での感染症を抑制する。リコピン

カロテン類
β-カロテン
(ニンジン，カボチャの黄色色素)

リコピン
(トマトの赤色色素)

キサントフィル類
ルテイン
(緑色野菜の黄橙色色素)

クリプトキサンチン
(温州ミカンなどの黄橙色色素)

アスタキサンチン
(エビ，カニ，サケの赤色色素)

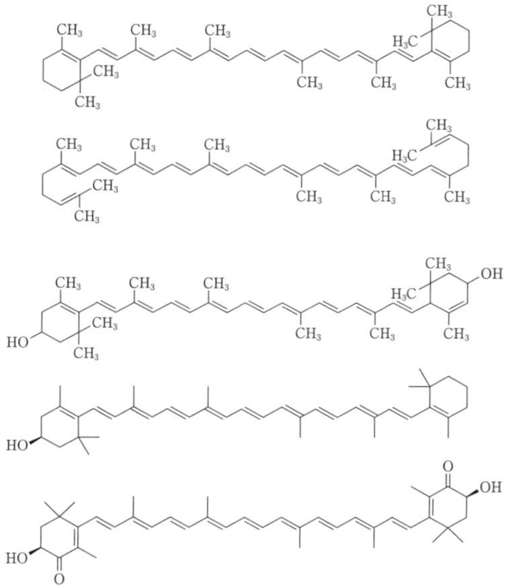

図14-10　代表的な機能性カロテノイドの構造

はがん細胞のアポトーシス誘導，炎症抑制などの作用を示すが，特に前立腺がんの予防について有効と言われている。アスタキサンチンは強い抗酸化活性を介して免疫賦活，抗炎症作用を示すことが報告されている。ルテインも免疫担当細胞における炎症反応の制御分子である NFκB の活性化を抑制し，炎症の抑制に有用とされている。

② その他の作用

強い抗酸化作用をもつために，カロテノイドは発がん抑制，抗老化などの機能を有すると考えられてきた。アスタキサンチンは強い抗酸化活性を介して抗ストレス，視力調節，網脈血流量増加作用などを示すことが報告されている。β-カロテンの血中濃度とアルツハイマー病の発症の間には相関があるという報告がある。ルテインやその異性体であるゼアキサンチンの摂取は加齢黄斑変性あるいは白内障の発症を予防する可能性があることが報告されている。これはルテインが網膜に蓄積し，その中心部にある黄斑の色素濃度を高めるためと考えられている。抗酸化

作用は，LDLの酸化抑制，血管での炎症抑制などを介して，動脈硬化，心血管疾患の予防効果をもつことが期待される．

14-2-3-4. その他の機能性成分

ニンニクに含まれるアリシンやブロッコリに含まれるイソチオシアナートなどの含硫化合物，ウコンに含まれるクルクミン，イチョウ葉に含まれるギンコライド等も，さまざまな機能が報告されている機能性食品成分である．図14-11にこれらの構造と機能を簡単に示した．

上記のような機能性食品成分に加え，これまでは栄養素として身体の構築やエネルギー源として働くと考えられてきたアミノ酸にも，ある種のシグナル分子として細胞機能を制御する作用があることが明らかになってきている．ミネラル，核酸，脂肪酸などの基本的な栄養成分にも多彩な生理機能性が見出されるようになり，食品の機能性成分の定義は難しくなってきた．食品のおいしさ・味覚刺激が神経系を介して全身に影響を及ぼすことも考慮すると，「一次機能＝栄養機能，二次機能＝感覚機能，三次機能＝生体調節機能」という従来の食品機能の分類は，新

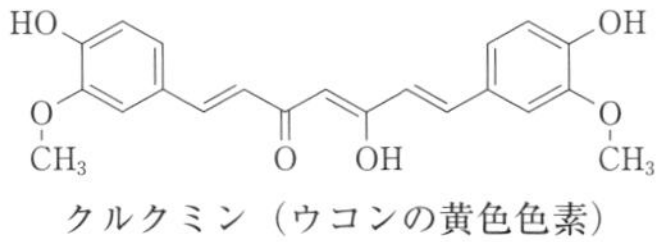

クルクミン（ウコンの黄色色素）
肝機能改善，脂質代謝亢進，抗炎症作用

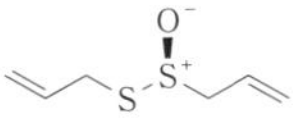

アリシン（ニンニクのチオールスルフィネート）
抗菌作用，抗ウィルス作用，発がん抑制作用

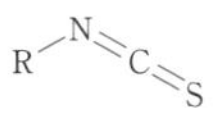

イソチオシアネート（アブラナ科植物の香辛成分）
発がん抑制，神経突起伸長作用

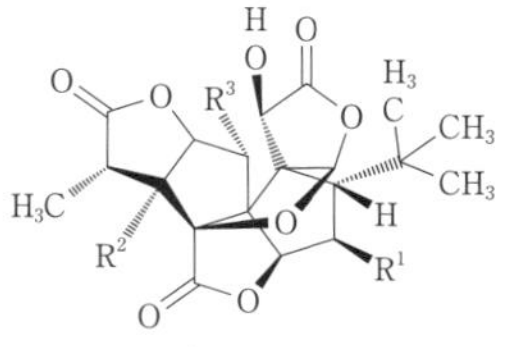

ギンコライド（イチョウ葉のテルペン）
血栓形成抑制，アルツハイマー予防，抗炎症作用

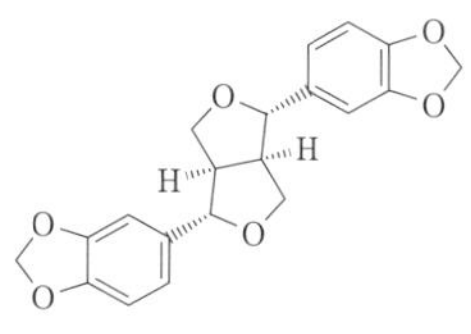

セサミン（ゴマのリグナン）
脂質代謝調節，血圧上昇抑制，発がん抑制作用

図14-11　機能性が期待されているその他の成分

たな修正を加える段階に来ているとも考えられる。

　日本における機能性食品の開発を牽引してきた特定保健用食品制度も，新たな作用機構の発見，評価手法の発展，食品の機能性そのものの考え方の変化などに伴い，今後新たな枠組みの中で議論されていく可能性も考えられる。また2015年から，特定保健用食品や栄養機能食品とは別に，サプリメントや農水産物に対しても新たに機能性表示が認められるようになった。食品の機能性に関する制度や考え方については，これからも常に新しい情報を収集するように努力していただきたい。

研究課題

1. 腸管内で働くグループ1や2のような機能性食品は，グループ3の機能性食品と比較してどのような長所をもっているのか考えてみよう。

参考文献

1) （独立行政法人）国立健康・栄養研究所監修『特定保健用食品データブック』南山堂，2008.
2) 城西大学薬学部医療栄養学科編著『保健機能食品・サプリメント』カザン，2007.
3) 上野川修一，清水俊雄，清水誠，鈴木英毅，武田英二編『機能性食品の作用と安全性百科』丸善出版，2012.
4) 日本食品免疫学会編『食品免疫・アレルギーの事典』朝倉書店，2011.
5) 荒井綜一，阿部啓子，吉川敏一，金沢和樹，渡邊昌編『機能性食品の事典』朝倉書店，2007.

15 食品のリスクと安全性確保に向けた取り組み

清水　誠

　食品には様々なリスクが存在する。人類はそのリスクを低減するために様々な手法を用い，安全な食材の選択と食品の製造を行ってきた。しかし，それでも食品の安全性を100％確保することは不可能である。近年，食の安全性向上に向けての意識が高まり，安全性向上のための3つの要素の重要性が社会的にも認知されるようになった。これらは，①リスク評価（リスクアセスメント），②リスク管理（リスクマネージメント），③リスクコミュニケーションの3つである。

《キーワード》　内因性危害因子，外因性危害因子，誘起性危害因子，リスク評価，リスク管理

15-1. はじめに

　①リスク評価（リスクアセスメント）では，危害因子を検出し，科学者による科学的な食品健康評価を基盤にその危険性の評価が行われる。具体的には内閣府の食品安全委員会が行う科学的な安全性評価である。②リスク管理（リスクマネージメント）は，危害因子を減らし安全性を高めるための方策である。具体的には厚生労働省や農林水産省などによる行政的な対応（法規制）が中心になるが，生産・加工・流通・販売などの業者がその実現に向けて行動しなければならない産業的なアプローチという意味合いもある。③リスクコミュニケーションは，食品の危険性・安全性を社会（消費者）に伝え，食のリスクを最小にしようという社会的なアプローチである。ここでは行政，産業界，消費者が意見交換を進めながら食の安全性向上を目指すが，消費者教育も重要な要素となる。本章では①を中心に安全性の議論を行うが，②，③についても適宜

説明する。

15-2. 食品中の危害因子

食品中の危害因子としてはどのようなものがあるのだろうか。その分類の仕方は様々であるが，ここでは，内因性，外因性，誘起性の3つに大別して考えてみよう。

15-2-1. 内因性危害因子

我々が食品として利用している素材の中には，ヒトに対して有害な物質がもともと含まれる場合がある。食品素材に内在するこのような危害因子の例を挙げてみよう。

① **植物性の因子**（図 15-1）

アルカロイドは強い毒性をもつが，ジャガイモの発芽部分に特に多いアルカロイド配糖体であるソラニンのように，日常摂取する食品にもしばしば含まれる。青梅，豆，イモにはリナマリンのような青酸配糖体が含まれる可能性がある。ワラビにはプタキロシドという発がん性物質が

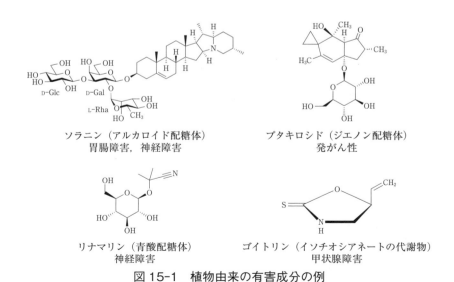

ソラニン（アルカロイド配糖体）
胃腸障害，神経障害

プタキロシド（ジエノン配糖体）
発がん性

リナマリン（青酸配糖体）
神経障害

ゴイトリン（イソチオシアネートの代謝物）
甲状腺障害

図 15-1　植物由来の有害成分の例

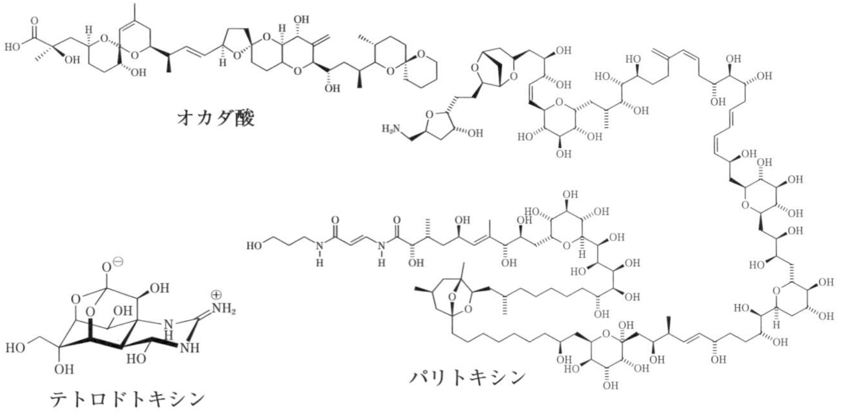

図15-2　動物（魚介類）由来の有害成分の例

ある。アブラナ科の植物に含まれるグルコシノレートは腸内細菌によって代謝されてゴイトリンという物質になるが，これは甲状腺障害を引き起こすことが知られている。

② 動物性の因子（図15-2）

　海産生物には強力な毒性物質を含むものが多い。フグの卵巣に蓄積する猛毒のテトロドトキシンは細胞のナトリウムチャネルを阻害する神経毒であり，現在でも死者の出ることがある。この30倍もの毒性をもつポリエーテル化合物であるパリトキシンは渦鞭毛藻類が産生し，サンゴ礁の魚類に蓄積する。下痢性貝毒の成分であるオカダ酸はフォスファターゼ阻害物質であり，発がんプロモーター作用を示す。

③ 微生物性の因子（図15-3）

　キノコの毒性物質がこれに相当する。ヒラタケやシイタケのような食用キノコと類似したツキヨタケにはイルージンSと言う毒性物質が含まれ，嘔吐を引き起こす。シロタマゴテングタケにはアマニチンという神経毒がある。アマニチンは環状ペプチドで，腸管から吸収され，肝臓や腎臓に障害を与える。日常的に摂食されるエノキタケにもフラムトキシンというタンパク質性の溶血毒素があるが，加熱をすると失活するので通常は問題はない。

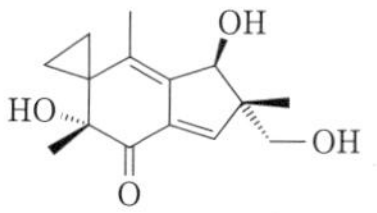

イルージン S（ムッシモール）

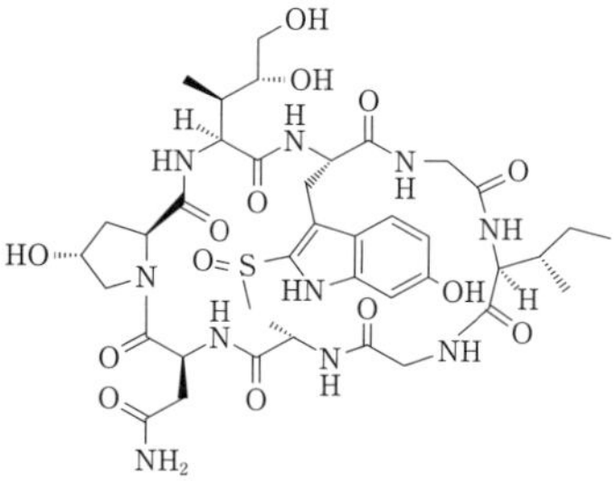

アマニチン（環状ペプチド）

図 15-3　微生物（キノコ）由来の有害成分の例

　食品として摂取される素材の中には，このような多種多様な毒性成分が多数存在する。摂取量が少なかったり，調理によって毒性が減弱したために健康被害を引き起こすほどの影響を与えていないだけで，「自然は安全である」というような一面的な考えは誤りであることを知っておく必要がある。

④　その他の内因性因子

　牛乳を摂取すると下痢がおこる場合がある。これは，腸管内の乳糖分解酵素活性が低い人では牛乳中の乳糖が分解できず，腸管内に残存した乳糖が腸内細菌の増殖を過度に促進したり，高浸透圧による腸管内への水分の流入を増加させるために起こる現象で，乳糖不耐性と呼ばれる。また，食品アレルゲンもある種の内因性危害因子と言えるが，アレルギーは摂取する側の免疫系のバランスに依存する有害事象である。

　乳糖不耐性や食物アレルギーは，健康に関わる食の課題として重要なものではあるが，摂食する個人の身体状況に依存する部分が大きい。乳糖や卵白タンパク質が一般的な意味での有害物質とは言えないので，本章では詳述しないことにする。アレルギーに関しては第 13 章を参照していただきたい。

15-2-2. 外因性危害因子

　食品衛生の面からみて最も重要な食の危害因子は外来性のものであろ

表 15-1　食中毒を引き起こす病原菌・ウィルスの例

病原体名	おもな原因食品など	おもな症状
サルモネラ	鶏卵，肉	嘔吐，急性胃腸炎
腸炎ビブリオ	魚介類，海水	下痢，腹痛，嘔吐
カンピロバクター	鶏肉，牛肉，水	頭痛，吐き気，下痢
リステリア	乳製品，肉加工品	発熱，髄膜炎，敗血症
腸管出血性大腸菌	ウシ，土壌，井戸水	出血性下痢，腎機能障害
ボツリヌス菌	野菜，自家製缶詰	神経麻痺，呼吸困難
黄色ブドウ状球菌	動物に広く分布	吐き気，嘔吐，下痢
ノロウィルス	生カキ，生魚	嘔吐，激しい下痢

う．すなわち，食品中に混入した病原性物質あるいは有害化学物質によって引き起こされる有害事象である．

① 感染性病原菌・ウィルス（表 15-1）

　1996 年に関西〜西日本地域で起こった腸管出血性大腸菌 O157 の集団感染は社会に大きなインパクトを与えたが，20 世紀の終わりころになって，それ以外にも様々な病原菌による食中毒事件が多発するようになった．鶏卵が主要な原因食品になったサルモネラ（*Salmonella enteritidis* など），魚介類が汚染される腸炎ビブリオ，我々の周辺に広く分布している黄色ブドウ球菌などによる食中毒の発生は，いずれも 1990 年代の後半に急激に増加した．その原因の一つは，原因菌に毒性の強いものが現れたことだと考えられている．例えば O157 は，感染すると尿毒症を引き起こすベロ毒素（志賀毒素）のような強力な毒素を生成する性質を獲得した大腸菌で，症状を引き起こすのに必要な最低の菌数（MID = Minimum infectious dose）が従来の病原性大腸菌よりも少ないと言われている．サルモネラでも，近年流行した *S. enteritidis* では病原性がこれまでのものに比べて増大していたという報告もある．腸管ビブリオでは，海水温の上昇などによって耐熱性溶血毒素をもったタイプの菌が増加したことが発症の増加に関わっていると考えられている．

　ノロウィルスによる食中毒も，特に冬を中心に増加している．糞便等を介して環境中に出たノロウィルスは海水中で生カキの中腸腺に濃縮・蓄積され，それを食した人の腸管内で増殖して激しい腸炎を引き起こ

す。

上記のような食中毒菌・ウィルスに対しては，調理や生活の中での手洗いや，食材の取り扱い，加熱殺菌などによってそのリスクを低減できることから，これらの危害因子に対する社会の認識が一段と高まった21世紀になってからは，件数が低下した食中毒もある。

② **カビ毒**

カビ毒（マイコトキシン）も重要な危害因子である。ピーナッツに付着するカビ *Aspergillus fravus* が生産するアフラトキシンはその代表例である。アフラトキシンが腸管や肝臓の解毒酵素で代謝されることによって生成したエポキシ体が遺伝子に結合することにより，変異やがん化を誘導すると考えられる（図15-4）。アフラトキシンにはB1，B2，G1，G2などの誘導体があるが，B1の肝ガン誘導作用は，自然界の物質の中で最も高いと言われており，すべての食品について，アフラトキシンの濃度は10ppb以下と定められている。

③ **プリオン**

1980年代に英国で見出されたウシ海綿状脳症（BSE）と，罹患したウシの肉を摂取したヒトにおこる若年型クロイツフェルト・ヤコブ病は，プリオンの構造変化により引き起こされる神経変性疾患であることが明らかにされた。プリオンは細菌でもウィルスでもないタンパク質で

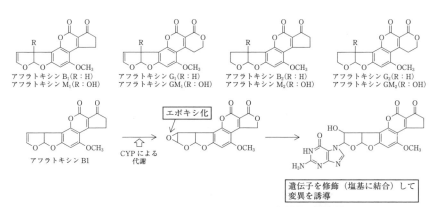

図15-4　アフラトキシンとその毒性発現機構

あるが，変性した異常プリオンはタンパク質分解酵素でも分解されず，高温・高圧でも変性しない。異常プリオンタンパク質は，脳や神経組織で正常なプリオンタンパク質を徐々に変性させ，最終的に脳症を引き起こす。タンパク質という物質自身が病原体となる，ということはそれまでの科学では考えられないことであり，それを止める手立ても見つからなかったが，牛の飼料として肉骨粉を用いたことが原因であることがわかり，肉骨粉の飼料への添加を中止したことにより BSE の発症は世界規模で終焉に向かった。

④ 化学物質

　環境中に放出された化学物質が食品に混入することによる危害はしばしば報告されている。半世紀ほど前には，乳児用粉乳にヒ素が混入して死者を含む多くの患者が出た事件，環境中に放出された有機水銀やカドミウムなどの重金属が食物中に混入して起こった水俣病やイタイイタイ病，食用油に PC（ポリ塩化ビフェニル）が混入したカネミ油症などが社会問題になった。20 世紀の末には，トリブチルスズ，ダイオキシン類（TCDD や PCB），ビスフェノール A，フタル酸エステルなどの化学物質（図 15-5）が性ホルモンの受容体に作用して正常な生殖を阻害するという報告が相次いだ。幸いにも，これらの物質によるホルモン作用攪乱（内分泌攪乱作用）のリスクはヒトでは無視できるレベルのものであるらしいことがその後の研究で示されたが，世代を超えた毒性を発揮

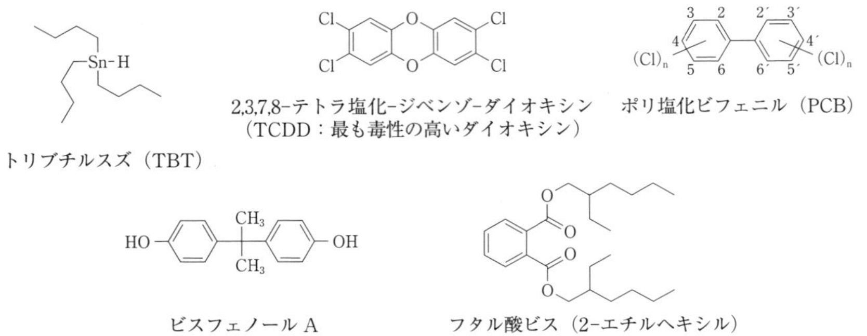

トリブチルスズ（TBT）

2,3,7,8-テトラ塩化-ジベンゾ-ダイオキシン
（TCDD：最も毒性の高いダイオキシン）

ポリ塩化ビフェニル（PCB）

ビスフェノール A

フタル酸ビス（2-エチルヘキシル）

図 15-5　環境化学物質の例

する化学物質「環境ホルモン」として大きな話題を呼んだ。

ダイオキシン類に代表されるような炭化水素系の塩素化合物やその他の疎水性化合物の中には，腸管や肝臓などの組織で解毒酵素系を強く亢進するものがある。解毒酵素系の中でも第1相解毒系を構成するシトクロム P450（CYP）が活性化されると，CYPの作用によって多様な変異源物質が生成してしまい，それが強い発がん性を示すことになる。図 15-4 はその一例である。したがって，このような化学物質の食品への混入には十分な注意が必要である。人体に対して有害な作用を示す農薬類の混入については，農産物等の厳密なチェック体制ができてからはわが国ではほとんど問題にならなくなったが，それでも海外から輸入される農産物等において基準を超えた濃度の農薬類が検出される可能性を否定することはできない。さらに，意図的に混入された農薬等の有害化学物質が加工食品中に検出される事件が起こる可能性は常に存在するので，農水産物，加工食品等の検査体制の整備は重要である。

⑤ 放射性物質

2011 年 3 月の東日本大震災に起因する原子力発電所の事故と放射性物質の環境中への放出は，国内外に大きな衝撃を与えた。放出された放射性ヨウ素は一時期，水道水中にも検出され，放射性セシウムも農水産物中に基準を超えて検出された。その後も続くセシウム，トリチウム，ストロンチウムの環境中への放出は，農水産物の流通や市場にも大きな影響を与えた。現在流通している食品素材の放射線量は安全基準を下回っており，健康に悪影響を及ぼすことは科学的には考えにくいが，食物連鎖等によって高濃度に放射性物質が蓄積された農水産物などを継続的に摂取するようなことがあれば，発がんなどへの悪影響も懸念される。環境中における放射性物質の動態の研究や，低線量の放射性物質の人体影響に関する研究が進められている。

15-2-3. 誘起性危害因子

食品の製造，加工，調理に伴って新たに生成してしまう有害物質を，ここでは誘起性の危害因子と呼ぶことにする。我々は食材を加熱した

り，他の食材と混ぜて加工・調理することが多い。加工・調理は，食品成分をより安全においしく摂取するための人類の知恵であるが，同時に食品の安全性に関わる新しい問題を誘起する場合もあるという事実を，いくつかの例を用いて説明することにしたい。

① ニトロソアミン

　亜硝酸は，肉の色調や風味を改善し，ボツリヌス菌の増殖を抑えて保存性を高めることから，食品添加物として食肉の加工に広く使われている。この亜硝酸と海産物等に多く含まれるアミンが共存すると，酸性条件下で両者が反応しニトロソアミン（N-ニトロソアミン）が生成する（図15-6）。香辛料に含まれる成分（ピペリン等の3級アミン）と亜硝酸の反応でもニトロソアミン（C-ニトロソアミン）が生成する。ニトロソアミンは肝臓で代謝された後に，遺伝子（DNA）のグアニン塩基等をアルキル化するために，強力な発がん作用を示すことが知られている。ニシン中のアミンと保存料として使用した亜硝酸が反応してニトロソアミンが生成し，このニシンを与えられた家畜が多数死亡するという事故が1967年に海外で起こったが，これはニトロソアミンによるものとされている。亜硝酸は，野菜中に多く含まれている硝酸が口腔内や消化管内の微生物によって代謝されても生じ，そのレベルは魚介類中のレベルを大幅に上回っている。しかし，ニトロソアミンの生成はビタミンC，ビタミンE，アルギニン，植物ポリフェノールなどの存在によって抑制されることが明らかになっており，通常の食事をしている限りにおいては，ニトロソアミンの危害はほとんどないと考えられる。

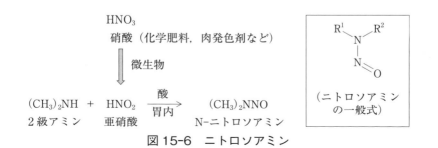

図15-6　ニトロソアミン

② ヘテロサイクリックアミン

　魚肉，畜肉などのタンパク質を加熱することによって生じる物質で，トリプトファンから生じる Trp-P-1 や Trp-P-2，グルタミン酸から生じる Glu-P-1，Glu-P-2 のようなアミノ酸の加熱分解物や，大豆グロブリンから生じる AαC，イワシから生じる IQ のようなタンパク質加熱分解物など，多様なヘテロサイクリックアミンが見出されている（図15-7）。これらの生成にはアミノカルボニル反応が関与している。ヘテロサイクリックアミンは強い変異原性を示し，発がんを引き起こすという報告がある。摂取すると体内の解毒酵素系によってヒドロキシアミンの形になり，そこから発生する活性酸素が遺伝子の損傷を引き起こすのがその原因だと考えられる。ヘテロサイクリックアミンは大根おろし等の食品や唾液中に含まれるパーオキシダーゼの作用により分解されるので，これも通常の食生活の中ではほとんど心配することはないと思われる。

③ 過酸化脂質

　不飽和脂肪酸，特に多価不飽和脂肪酸は酸化されやすく，酸化によってヒドロペルオキシドのような過酸化物を生成する。この酸化反応は酸素が存在する限り連鎖的に進行するので自動酸化と呼ばれる。過酸化物

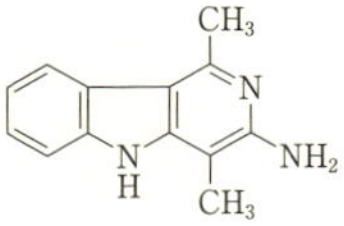

Trp-P-1
（トリプトファン）

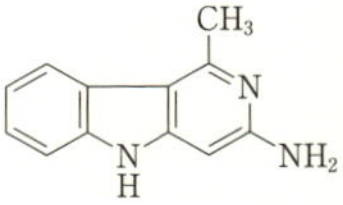

Trp-P-2
（トリプトファン）

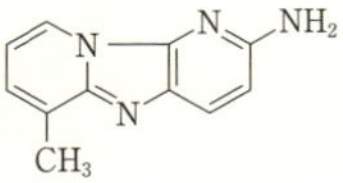

Glu-P-1
（グルタミン酸）

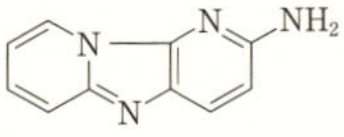

Glu-P-2
（グルタミン酸）

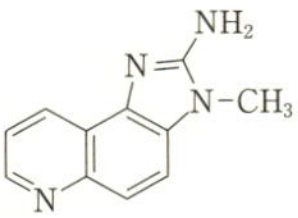

IQ
（丸干しイワシ）

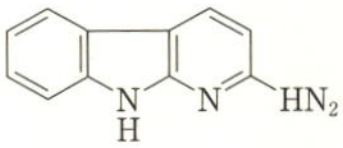

AαC
（大豆グロブリン）

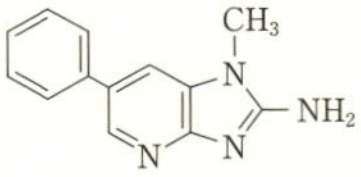

PhIP
（フェニルアラニンとクレアチニン）

図 15-7　代表的なヘテロサイクリックアミンと原因となる食品成分

は分解してアルデヒドやケトンのようなカルボニル化合物，アルコール，炭化水素などを生成するが，特にアルデヒドはタンパク質やDNAに結合して生理機能を低下させ，疾病を誘導するなど，身体にとって有害な作用をもつことが知られている。

④ アクリルアミド

アクリルアミドは化学製品に用いられるポリアクリルアミドの原料となるもので，発がん性が懸念される物質とされている。2002年にスウェーデンの研究グループによって，高温の油で揚げた食品（ポテトチップス，フライドポテト等）の中に高濃度のアクリルアミドが含まれていることが報告された。この原因について研究が進められた結果，高温でアミノ酸とジカルボニル化合物が反応してアクロレインが生成し，それが酸化，アミド化されてアクリルアミドが生成するという経路が示された（図15-8）。アクロレインは高温で加熱した脂質の分解物からも生成する有害なアルデヒドであり，油による胸やけの原因の一つとも言われている。ちなみに油脂の高温加熱では，分解によって生じたグリセロールの脱水反応の結果，グリシドールのような発がん性物質が生じることもある。

⑤ トランス脂肪酸

不飽和脂肪酸が多く，室温で液状の植物油脂の場合，その融点を上昇

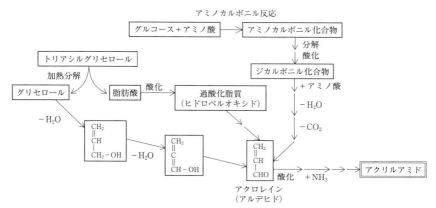

図15-8　高温加熱した食品中でのアクリルアミドの生成経路

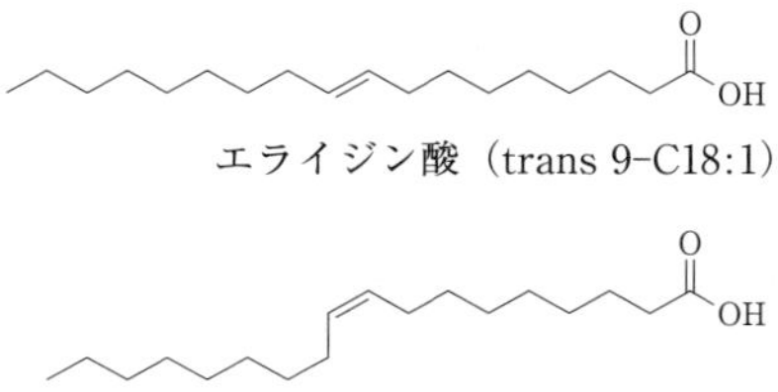

エライジン酸（trans 9-C18:1）

オレイン酸（cis 9-C18:1）

図 15-9　トランス脂肪酸の例

させてマーガリンやショートニングのような固体油脂にするために水素添加のような処理が行われる。また原料油脂の臭いを除去するために高温の水蒸気を用いることがある。このような処理によって通常はcis型である脂肪酸内の2重結合がtrans型に変換されることがある。その結果生じた脂肪酸をトランス脂肪酸と呼ぶ（図15-9）。トランス脂肪酸はLDLコレステロールを増加させ，HDLコレステロールを減少させることが報告されており，その過剰摂取は心血管疾患を増加させるという疫学的研究もある。したがって，WHO/FAOでは，トランス脂肪酸の摂取量は全脂肪摂取量の1％以下（エネルギー換算）とすることを勧告している。通常の食事では問題ないが，偏った食生活ではこの量を超えるケースも考えられるので注意が必要である。

　油脂を用いた，特に高温での処理を伴う食品製造においては，上記③，④，⑤に示したような有害成分の生成が起こる可能性があることを認識しておく必要があるだろう。

15-3. 安全性の評価と管理

15-3-1. リスク評価の手法

　混入あるいは生成した有害物という視点から食品がもつリスクを評価する場合には，3つの視点が必要とされている。

① 有害性確認

　当該食品に含まれる危害因子は何か，その危害物質がヒトに対して有害性を示す可能性があるか，どのような有害性をもつのかなどを明らか

にする。有害性の判断は，国際的基準に従って行った動物実験（毒性試験）の結果をもとに行われる。

② 用量作用評価

対象となる危害物質をどのくらい摂取することによって有害作用が引き起こされるかを動物試験によって評価し，その結果をもとに，一生涯にわたって毎日摂取しても毒性影響が出ない用量（無毒性量）を設定する。ヒトに適用する場合には，安全係数として通常 1/100 倍した数値を一日許容摂取量（ADI：acceptable daily intake）とする。ADI の単位は［mg/kg 体重/日］であり，この数字に体重をかけたものが一日に摂取できる量ということになる。

③ 曝露評価

ヒトが実際にその危害物質をどのくらい摂取する（暴露される）ことがあるのかを測定したり，予測したりする。

リスク管理では，上記の試験で得られたリスク評価の結果を総合して，危害物質やそれを含む食品の規格基準を決めるわけだが，その危害の種類，対象とするヒト（たとえば乳幼児，小児，妊婦など），地域性，国際的な配慮などの要因によって，設定される許容量等は変わり得る。

15-3-2. 安全管理のためのシステム

食品の製造〜流通において有害物の混入・生成をいかに防ぎ，その安全性をどのように確保するかという課題の解決を目指して，いろいろな対策が考えられてきた。その中で，実効性があるものと評価され，国際的に広く利用されるようになった代表的なシステムの例を以下に紹介する。

① HACCP（Hazard Analysis and Critical Control Point）

HACCP は日本語では「危害分析重要管理点方式」と呼ばれるシステムである。もともとは米国 NASA で宇宙食の安全性を確保するために考案されたシステムである（図 15-10）。7 つの原則（表 15-2）が定められており，製造者はそれに従って，すべての工程において設定された重要な管理点での作業が正しく行われたかを，定められた手順に従って

第 15 章　食品のリスクと安全性確保に向けた取り組み　｜　279

工程	危害の内容	重要管理点（CCP）と内容
原料受け入れ ⬇	有害物質，微生物汚染	
保管 ⬇	微生物増殖	
計量 ⬇	保存料計量ミス	← CCP（保存料のチェック）
撹拌・混合 ⬇	微生物増殖，夾雑物	
成形 ⬇	量目変化，温度制御	← CCP（量目のチェック）
揚げ ⬇	加熱不足	← CCP（加熱温度，時間のチェック）
油切り ⬇	2次汚染	
揚げ油 ⬇	油の酸化	← CCP（油の酸価のチェック）
冷却 ⬇	冷却不足	← CCP（品温のチェック）
包装 ⬇	2次汚染	
保管	微生物増殖	← CCP（保管温度のチェック）

図 15-10　加工食品（揚げ物）の製造における HACCP の設定（例）

表 15-2　HACCP 7つの原則

原則 1	危害分析を実施する
原則 2	重要管理点（CCP）を決定する
原則 3	管理基準（許容限界）を設定する
原則 4	CCP の管理をモニタリングする方法を設定する
原則 5	モニタリングにより個々の CCP が管理基準から逸脱していることが示されたときの改善措置を設定する
原則 6	HACCP システムが効果的に作動していることを検証する方法を設定する
原則 7	これらの原則及びその適用に関するすべての手法及び記録に関する文書の作成方法を設定する

詳細に確認することを求められる。いわば徹底的な工程管理方式がHACCPである。

② トレーサビリティー

BSE問題で、感染したウシが食肉製造工程に乗り、消費者の口に入るリスクを低下させるために、消費者が購入した牛肉がどこで飼育されたウシ由来のものであり、どこの加工工場で処理され、どのような流通ルートで店頭に並んだかをチェックできるようにしたのが、トレーサビリティーシステムが発展した理由と考えられる。この目的で、牛には個体ごとに固有の識別番号が与えられ、出生・輸入年月日とともに台帳に記載され、商品にも表示されるようになった。この方式は、他の農水産物においても導入されるようになり、野菜などもその生産履歴と流通履歴が店頭でわかるようになってきている。このようなシステムは、食のリスクコミュニケーションの考え方を基盤に生まれたものと理解することもできる。

15-3-3. 安全性評価をめぐるいくつかの話題

① 食品添加物

食品添加物は表15-3に示したような要件を満たし、食品の加工製造において使用することが認められている物質である。かつては健康影響が明らかに危惧される物質も用いられていたが、現在では表15-4に示したような毒性試験を経てADIが求められ、安全性が確認できないものは使用禁止となった。現在許可されている食品添加物は、適切に使用される限りにおいては安全と考えるべきであるが、いまだに「食品添加物＝有害物質」と考える消費者がいるのも事実であり、十分なリスクコミュニケーションが必要である。

② 遺伝子組み換え食品

遺伝子組み換え技術は1970年代から急速に進展し、他の生物の遺伝子を組み込んで新規な特性をもたせた農産物（遺伝子組み換え農作物：GMO）が開発されるようになった。除草剤耐性、病害虫耐性、栄養素強化などの特性をもったGMOは農作業の負担軽減、高品質の農作物の

表 15-3　食品添加物として指定されるための条件

（1）安全性が実証または確認されるもの

（2）使用により消費者に利点を与えるもの
　① 食品の製造，加工に必要不可欠なもの
　② 食品の栄養価を維持させるもの
　③ 腐敗，変質，その他の化学変化などを防ぐもの
　④ 食品を美化し，魅力を増すもの

（3）使用した時の効果が十分に期待できるもの

（4）化学分析などの試験法で，その使用を確認できるもの

（5）以下のものは指定しない
　① 品質をごまかし，消費者を惑わす目的で使用するもの
　② 栄養価を低下させるもの
　③ 医療効果を目的とするもの
　④ 使用しなくても比較的安価に食品を製造加工できる場合

表 15-4　食品添加物に求められる安全性試験

（1）急性毒性試験：2種以上の動物へ大量投与し，1週間以上観察。その結果からLD_{50}（半数致死量）を求める。
（2）亜急性毒性試験：実験動物の寿命の約1/10の期間投与し，毒性を調べる。
（3）慢性毒性試験：実験動物に離乳直後から全生涯にわたって経口投与して各種検査を行うとともに，終了後臓器中の成分についても調べる。
（4）次世代に及ぼす影響に関する試験：交配前3ヶ月経口投与する。交配後，2世代以上にわたって催奇性試験，繁殖性試験を行う。
（5）発がん性試験・変異原性試験：慢性試験と同様に行うが，細菌や動物細胞を用いた染色体異常試験や遺伝子変異の修復試験なども行う。
（6）1年間反復投与毒性試験：1年間の反復投与試験で，毒性や発がん性を調べる。
（7）抗原性試験：実験動物を用いて抗原性（アレルゲン性）を調べる。
（8）一般薬理試験：中枢神経系・自律神経系・消化系などに悪影響を与えないかを調べる。
（9）体内動態試験：体内での吸収・代謝・分布・蓄積・排泄などを調べる。

提供といった長所をもっている。また，食品製造に用いられる各種の酵素を遺伝子組み換えにより生産することも行われている。わが国では，用いた遺伝子組み換え技術の妥当性，組み換えタンパク質のヒトに対する毒性・アレルゲン性・体内動態などを詳細にチェックした上で，その

農産物あるいは食品の安全性を審査し，許可するかどうかを決めている。2010年現在で，トウモロコシ，ジャガイモ等126種の農作物と，産業用酵素14品目が認められているが，実際に安全性で問題が出た例はこれまでない。生態系への影響などの環境的な問題は別として，食品としての安全性は確保されていると考えられる。しかし，GM食品を危険な食品と認識している消費者は依然として多く，GMOの有用性もきちんと理解されているとは言えない。これも今後リスクコミュニケーションを深めなければならない課題である。

③ 機能性食品

特定保健用食品では，効果効能だけでなく安全性も厳しく審査される。細胞を用いた変異原性試験，動物を用いた通常の毒性試験に加えて，通常の一日使用量の3倍量〜5倍量を摂取させた過剰摂取ヒト試験で，健康状態の異常のチェックや血液生化学試験の結果などを示すことが求められる。また，関与成分（機能性成分）の体内動態や食経験なども吟味される。用いられている関与成分は食経験のある食品素材に由来するものであることが多いが，これまでの食生活で摂取されてきた量を大きく上回る摂取量が設定されている場合は，その安全性についてあらためて評価がなされることになっている。

④ 食品－薬品の相互作用

フラボノイドのような機能性成分は，摂取した際に腸管や肝臓の解毒代謝系に作用することがあり，それは薬剤の効果に影響を及ぼすことが知られている。これを「食と薬の相互作用」と呼ぶ。この相互作用には，食品成分を摂取することによって薬の効果が増強（減弱）される場合と，薬品を摂取することによって，食品成分の作用が増強（減弱）される場合がある。その例を表15-5に示した。高齢社会になって，高血圧，高血糖，脂質異常症などの治療のために薬を服用している人が増えてきており，食と薬の相互作用は大きな問題になっている。また，機能性食品の中には薬と同じ作用機構で効果を発揮するものも存在するので，摂取によって薬の効果に影響が出る可能性が一般食品よりも大きいと危惧されている。このような食品－薬品相互作用も近代の食の安全性に関わる

表 15-5　食品成分と薬物の相互作用の例

食材（食品成分）	影響を受ける薬剤の例	作用メカニズム
グレープフルーツ（フラノクマリン等）	カルシウム拮抗薬，免疫抑制剤	腸管上皮細胞のP糖タンパク質の阻害　薬物代謝酵素CYP3A4の阻害
イチョウ葉（ギンコライドB）	抗血液凝固剤	血小板活性化因子の阻害
納豆（ビタミンK）	抗血液凝固剤	血小板活性化因子の阻害

薬剤	影響を受ける食材の例	作用メカニズム
抗結核薬，抗うつ薬	チーズ，ワイン（チラミン）	MAOを阻害し，チラミンの毒性を発現
ヒスタミンH2ブロッカー	コーヒー，茶（カフェイン）	代謝酵素CYP1A2, 2C9などを阻害し，カフェインの作用を増強

MAO：モノアミンオキシダーゼ（体内でチラミンを分解する酵素）

課題の一つである．特定保健用食品の場合には，「病人や医師の治療を受けている人は当該食品の摂取をする前に医師に相談するように」というような注意喚起がなされている．

研究課題

1. 食品に100％の安全性はなく，すべての食品にはリスクがある。食品に関わるリスク因子（危害要因）を考えられるだけ書き出し，自分の考えでリスクの大きい順に並べてみよう。

参考文献

1) 一色賢司編『食品衛生学 − 第二版 − 』東京化学同人，2005.
2) 中村好志，西島基弘編著『食品安全学 − 第二版 − 』同文書院，2010.
3) 清水俊雄著『食品安全の制度と科学』同文書院，2006.

索引

● A～Z・記号等

(−)-メントール　117
1,25-ジヒドロキシコレカルシフェロール　99
13-オキソ-9,11-オクタデカジエン酸　205
1α-ヒドロキシラーゼ　99
25-ヒドロキシコレカルシフェロール　99
2重結合　19
3重結合　19, 20
7-デヒドロコレステロール　99
8-オキソグアニン　138, 139
ADI　278
ADP　124, 125
AMP　24, 25
AMPキナーゼ　170
ATP　22, 88, 124, 125, 126, 127, 129, 137
ATPシンターゼ　128, 129
Body Mass Index（BMI）　192
BSE　272
Ca^{2+}　96
Ca^{2+}結合タンパク質　99
cAMP　22, 23, 24, 25, 98
cAMP依存性プロテインキナーゼ　22, 23, 24, 25
CD4　212
CD8　212
CoA　86
CPP　259
CYP　273
DNA　124
DNA合成反応　126
D-アミノ酸　66
D-グルコース　29
D-フルクトース　29
FAD　87, 89
$FADH_2$　87
FDA　14
FMN　89
GLUT4　171
H_2O_2　128
HACCP　278
HMGCoA還元酵素　185
HOCl　131, 132
IgA　212
IgE　211
IgE依存性食物アレルギー　229
IGF-I　100
IgG　212
IgM　212
IL-1　100
IL-6　100
James Lind　14
John Snow　13
LDL受容体　178
L-アスコルビン酸　91
L-アミノ酸　66
L-アラビノース　174
L-デヒドロアスコルビン酸　91
M細胞　215
NAD^+　84, 85, 87, 123
NADH　85, 87, 123, 127, 128, 129
NADHデヒドロゲナーゼ　128
NADPH　131
NADPHオキシダーゼ　131
NK細胞　211
nm　17
NOD-like receptor　214
O_2^-　127, 128, 131, 137
P450　129, 130
PAMPs　214
pg　21
PTH　98, 99, 100
p-アミノ安息香酸　92
QOL　225

RIG-I-like receptor　214
ROS　138
SOD　131
S-S 結合　67
Sutherland　24
TCA 回路　40, 123
TDP　84
TGF-β　216
Th17 細胞　213
Th1 細胞　212
Th2 細胞　212
TNFα　100
TNF-α（腫瘍懐死因子α）　202
Toll like receptor　214
TPP　84
Treg 細胞　213
T リンパ球　211
UCP-1　199
WHO　14
Xenobiotics　129
α_1-受容体　97
αケト酸　154
α細胞　21
α-トコフェリルラジカル　93, 94
α-トコフェロール　93, 94
αヘリックス　67
β_3アドレナリン受容体　200
β-カロテン　93
β-カロテンジオキシゲナーゼ　93
β構造　67
β-シトステロール　61
β-受容体　98
ω-3(n-3)多価不飽和脂肪酸　220
ω-3(n-3 ともいう)系脂肪酸　188
ω-6(n-6)多価不飽和脂肪酸　220

●あ 行

亜鉛　95
アクリルアミド　276
アクロレイン　276
味の相互作用　115
味の相乗現象（相乗効果）　115
味の変調現象　115
亜硝酸　274
アスコルビン酸　91
アスタキサンチン　106, 188
アスパルテーム　111
アセチル CoA　40, 84, 86, 123, 185
アセチル基　86
アセチルコエンザイム A　40
アセチルリポアミド　89
アセチルリポ酸　88
アセチレン　19
アディポカイン　200
アディポネクチン　201
アデニル酸シクラーゼ　22, 23, 98
アデニン　85
アデノシン　20
アデノシン-三リン酸　88
アデノシン 5'-二リン酸　124
アデノシン 5'-三リン酸　124
アデノシントリリン酸　22
アデノシンモノリン酸　24
アトピー性皮膚炎　238
アドレナリン　91, 97, 98
アドレナリン自己注射薬　239
アナフィラキシー　237
アナフィラキシーショック　233
アフラトキシン　271
アポリポタンパク質 B_{100}　179
アポリポタンパク質 B_{48}　179
アミノ安息香酸　92

アミノ・カルボニル反応　108
アミノ酸　63, 218
アミノ酸スコア　77
アミノ酸トランスポーター　153
アミノ酸配列　63
アミノ基転移反応　90
アミロース　35
アミロペクチン　35
アラキドン酸　60
アリイナーゼ　119
アリシン　120
アリルイソチオシアナート　120
アルカリホスファターゼ　95
アルカロイド　267
アルギン酸　38
アルコールデヒドロゲナーゼ　95, 130
アルドース　28
アレルギー　208, 225
アレルギー物質を含む加工食品の表示　242
アンギオテンシン変換酵素　254
安息香酸　130
アントシアニン　107, 188
アンモニア　18
イコサノイド　60
イコサペンタエン酸　60
イソチオシアナート　119
一原子酸素添加酵素　99
一次機能　10, 246
一次構造　63
一日許容摂取量　278
一酸化窒素（NO）合成酵素　95
遺伝子　138
遺伝子組み換え　80
遺伝子組み換え食品　280
イヌイット　13
インスリン　21, 98, 160

インスリン受容体　163
インスリン抵抗性　161
インスリン様成長因子　100
インターロイキン-1　100
ウィンタリング　55
うま味　114
ウロン酸　32
栄養機能　10
栄養機能食品　248
栄養素　9
栄養素等摂取量　12
疫学　13, 227
エストロゲン　100
エストロゲン受容体　100
エタン　19
エチレン　19
エネルギー産生　123
エネルギー摂取量　11
エピガロカテキンガレート　205
エピトープ　231
エラー説　133
塩素　95
塩素イオン　131
オイゲノール　117
おいしさ　102
オキソグアニン　138, 139
オピオイド　257
オリゴ糖　32, 157, 223
オリゴペプチド　71, 153
オルガネラ　129
オレイン酸　48
オレウロペイン　204

●か 行

外因性危害因子　269
壊血病　14
解糖系　40, 123

外膜　128
カイロミクロン　176
香り成分　116
化学結合エネルギー　124
化学伝達物質　211
架橋　96
獲得免疫系　209
過酸化脂質　275
過酸化水素　127, 128, 131, 132, 137, 138
加水分解　124
カゼイン　72
カゼインホスホペプチド　218
カゼインミセル　73
家族性高コレステロール血症　182
カタラーゼ　95, 137
脚気　14, 83
学校生活管理指導表　243
褐色脂肪　194
活性酸素　128, 133, 137, 138
滑面小胞体　129
カテキン　115
加熱香気　119
カビ毒　271
カフェイン　112
カプサイシン　116, 196, 199
花粉・食物アレルギー症候群　233
粥状硬化（アテローム性硬化）　183
辛味　114
カラメル化　108
カリウム　95
カルシウム　94, 96, 154
カルシトニン　99
カルバニオン　89
カルビンディン　154
カルビンディン-D タンパク群　99
カルモジュリン　97, 98
カロテノイド　219, 262

カロテン　93, 105
カロテンジオキシゲナーゼ　93
癌　139
肝細胞　21
環状 AMP　22, 97
環状ヌクレオチドホスホジエステラーゼ　98
感染症　208
感染性病原菌　270
寒天　37
甘味　111
キサントフィル　105
基礎代謝量　127
キチン　43
軌道　15
キナーゼ　23
機能性食品　246
機能性ペプチド　257
キノコ　268
起泡性　76
基本味　110
キモシン　74
吸熱反応　123
共役脂肪酸　61
狭心症　183
共有結合　17, 134
虚血性心疾患　183
許容上限摂取量　13
キロミクロン　60, 151
菌株　222
菌種　222
金属酵素　70
グアニン　138
グアバ葉ポリフェノール　174
クエン酸回路　40, 87
クラススイッチ　215
グリコーゲン　21, 23

グリコーゲン合成　97
グリコーゲンシンターゼ　23, 97
グリコーゲン分解　97
グリコシド結合　33
グリシン　130, 131
グリチルリチン　111
グルカゴン　21, 23, 24, 98
グルカゴン受容体　21, 22, 23, 24
グルカゴン様ペプチド-1（GLP-1）　165
クルクミン　107, 188
グルクロン酸　131
グルコース　21, 23, 29, 123, 162
グルコーストランスポーター　148
グルコマンナン　37
グルセロリン脂質　51
グルタチオンペルオキシダーゼ　95, 137
グルタミン　154
グルタミン酸　92
クロム　95
クロロゲン酸　205
クロロフィリン　103
クロロフィル　103
経口免疫療法　240
経皮膚感作　231
経皮膚免疫療法　241
血圧調節　262
血液凝固　94
血漿　21
血糖値　21, 97
ケトース　28
解毒酵素系　275
解毒代謝系　282
ゲル化　76
ケルセチン　106, 188
ケン化価　53
健康　208
原子　16

原子核　15
原子軌道　16, 17
倹約遺伝子　200
抗悪性貧血因子　90
好塩基球　210
硬化油　55
好気的条件　127
口腔アレルギー症候群　233, 236
高血圧　94
抗原提示細胞　212
光合成　123
交差反応性　233
抗酸化活性　262
抗酸化系　137
抗酸化剤　58, 91
抗酸化物質　242
好酸球　210
恒常性　9
甲状腺　99
甲状腺ホルモン　95
光増感酸化　56
酵素的褐変　107
好中球　131, 210
高分子化合物　124
呼吸　123
骨　96, 100
骨芽細胞　96, 98, 100, 255
骨吸収　98, 100
骨吸収性サイトカイン　100
骨形成　94, 100, 155
骨代謝　254
骨代謝調節　262
コバラミン　91
小麦アルブミン　174
コラーゲン　73, 91, 96, 100
コレカルシフェロール　99
コレステロール　52, 88

コレステロールエステル 176
コレラ 13
混合ミセル 151, 254

● さ 行

最外殻 19
サイトカイン 100, 212
細胞質ゾル 96
細胞小器官 129
酸化ストレス 137, 139
三次機能 10, 246
三次構造 67
三重鎖ヘリックス構造 96
酸素 19, 127, 134
酸素添加反応 129
酸敗 56
酸味 112
次亜塩素酸 131
ジアシルグリセロール 56
シアニジン 107
ジアリルジスルフィド 117
塩味 112
紫外線 99
視覚 93
色素 103
シクロデキストリン 44
自己免疫疾患 208
脂質 46, 135
脂質異常症 192
脂質代謝 254
脂質ヒドロペルオキシド 137
脂質メディエーター 220
シス-ジャスモン 117
システアミン 86
ジスルフィド結合 86
自然放射線 139
自然免疫系 209

シッフ塩基 108
自動酸化 56
シトクロム 95
シトクロム c 128, 129
シトクロム P450 129
シトクロムオキシダーゼ 95, 128, 129
ジヒドロキシコレカルシフェロール 99
ジヒドロリポイルトランスアセチラーゼ 89
渋味 115
脂肪細胞特異的トリグリセリドリパーゼ ATGL 197
脂肪酸 47, 88, 220
脂肪酸 β 酸化 189, 255
脂肪滴 195, 196
十二指腸 145
樹状細胞 211
受動拡散 147, 155
授乳・離乳支援ガイドライン 241
腫瘍 208
腫瘍壊死因子 α 100
消化酵素 144, 253
常在細菌 250
常在細菌叢 216
脂溶性ビタミン 92
脂溶性物質 130
小腸上皮細胞 215
小腸パイエル板 215
少糖類（オリゴ糖） 32
上皮小体 98
食事 208
食事摂取基準 13
食事療法 238
食品 208, 225
食品衛生法 242, 243
食品添加物 280
食品-薬品の相互作用 282

植物ステロール　190, 254
食物繊維　253
食胞　131
食物アレルギー　225
食物アレルギーの関与する乳児アトピー性皮膚炎　236
食物アレルゲン　227
食物依存性運動誘発アナフィラキシー　236
食物除去　241
食物繊維　41, 157
食物による不利益な反応　226
食物不耐症　226
食物連鎖　9
女性ホルモン　100
心筋梗塞　183
ジンゲロール　116
ジンゲロン　199
新生児・乳児消化管アレルギー　236
腎臓　100
シンナムアルデヒド　118
シンバイオティクス　223
水素　15, 128
水素陰イオン　85
膵臓　21
水素原子　16
水素分子　16
水溶性　131
水溶性ビタミン　83
スクラロース　111
スクロース　34
スタチン　186
ステアリン酸　48
ステビオシド　111
ストレッカー分解　120
スーパーオキシド　127
スーパーオキシドジスムターゼ　95, 131
スピン　17
スフィンゴリン脂質　51
生活習慣病　132
生体異物　129
生体恒常性維持　208
生体調節機能　246
生体防御機構　208
成長ホルモン　100
セカンドメッセンジャー　24, 97
舌下免疫療法　240
ゼラチン　75
セルロース　37
セレノシステイン　95
セレン　95
側鎖　64
即時型食物アレルギー　227
疎水結合　67

●た　行

第1制限アミノ酸　77
ダイオキシン　273
耐性獲得　238
大腸　143
耐糖因子　95
タイトジャンクション　147
体内動態　256
高木兼寛　14
多価不飽和脂肪酸　48, 188
多型核白血球　210
脱共役タンパク質　195
多糖類　34, 221
ダルトン　97
炭化水素　135
単球　210
短鎖脂肪酸　47, 157, 252
胆汁酸　152, 186
単純脂質　50

炭水化物　27
炭水化物制限食　172
炭素　17
炭素陰イオン　89
単糖　28
タンパク質　124, 217
タンパク質分解酵素　132
チアゾール　88
チアミン　83, 84
チアミン二リン酸　84
チアミンキナーゼ　83
チアミンピロリン酸　84
チオール基　86
窒素　18
チミジン 5'-三リン酸　126
中間密度リポタンパク質（IDL）　178
中性子　15
中性脂肪　50
腸管吸収　252
腸管固有リンパ球　215
腸管出血性大腸菌　270
腸肝循環　186
腸管免疫　215
腸管免疫系　252
超低密度リポタンパク質（VLDL）　178
腸内細菌　143, 157, 250
低血糖　21
呈味成分　110
低密度リポタンパク質（LDL）　178
鉄　95
テトロドトキシン　268
デヒドロアスコルビン酸　91
デヒドロコレステロール　99
添加物　238
電気化学エネルギー　129
電子　15
電子雲　16

電子対　17, 134
電子伝達系　128
テンパリング　55
デンプン　35
デンプンの糊化　36
デンプンの老化　36
銅　95
ドウ　75
糖アルコール　32
糖脂質　51
糖質　27
糖新生　25
糖代謝系　149
糖タンパク質　69
豆鼓（トウチ）エキス　174
糖尿病　160
動脈硬化　176
特定保健用食品　42, 248, 282
ドコサヘキサエン酸　60
トコフェロール　93, 94
突然変異　139
トランスグルタミナーゼ　80
トランスサイトーシス　147
トランス脂肪酸　55, 276
トランスポーター　146
トリアシルグリセロール　50
トリグリセリド　50, 163, 176
トリプトファン　85
トルエン　130
トレーサビリティー　280

●な 行
ナイアシン　85
内因性危害因子　267
内臓脂肪　193
内分泌攪乱作用　272
内膜　128

ナトリウム　94, 95
ナノメーター　17
ナノ粒子　148
ナリンギン　113
難消化性デキストリン　43, 174
難消化性デンプン　39
苦味　112
ニコチンアミド　84, 85
ニコチンアミドアデニンジヌクレオチド　84
ニコチン酸アミド　84
二次機能　10, 246
二次構造　67
ニトロソアミン　274
乳化性　76
乳酸菌　222, 250
乳酸デヒドロゲナーゼ　95
乳糖不耐性　269
尿　130
ネオヘスペリジン　113
ネオン　19
燃焼　123, 135
燃焼熱　124
粘膜固有リンパ球　215
脳血管障害　183
ノミリン　206
ノルアドレナリン　91, 97, 98
ノロウィルス　270

●は　行
白色脂肪　194
バクテリア　131
破骨細胞　96, 98, 100, 255
パターン認識受容体　214
白血球　131
発酵食品　222
発酵乳　222

発熱反応　123
馬尿酸　130
バニリン　118
パンアレルゲン　233
パントテン酸　86
非 IgE 依存性食物アレルギー　230
ビオチン　92
皮下脂肪　193
皮下注射免疫療法　240
非酵素的褐変　107
ピコグラム　21
微生物　131
ビタミン　83, 219
ビタミン A　93, 216
ビタミン B_1　83, 84, 123
ビタミン B_{12}　90
ビタミン B_2　87, 89
ビタミン B_6　90
ビタミン C　91, 94, 96, 137
ビタミン D　98, 99, 154
ビタミン D_3　99
ビタミン E　93, 137
ビタミン K　94
必須アミノ酸　77
必須脂肪酸　60
ヒドリド　85, 127
ヒドロキシアパタイト　96
ヒドロキシコレカルシフェロール　99
ヒドロキシラーゼ　99
ヒドロキシルラジカル　135, 138
ヒドロペルオキシド　57
ビフィズス菌　250
ピペリン　116, 199
肥満　12
肥満細胞　211
ピラジカル　134, 136
ピラジン　120

ピリジン　84, 85
ピリドキサール　90
ピリドキサミン　90
ピリドキシン　90
ピルビン酸　84, 87, 88, 123
ピルビン酸デヒドロゲナーゼ　84, 87, 88
貧食　131
フェオフィチン　103
フェオフォルビド　103
フェノール　94
フェノールカルボン酸　259
フォスフォセリン　72
複合脂質　51
副甲状腺　98
副甲状腺ホルモン　98
複合体Ⅰ　128, 129
複合体Ⅲ　129
複合体Ⅳ　129
不対電子　127, 134
プテリジン　92
不飽和脂肪酸　47
プラスミノーゲンアクチベーター阻害因子
　PAI-1　202
フラビン　87
フラビンアデニンジヌクレオチド　87
フラビンタンパク質　128
フラビンモノヌクレオチド　89
フラボノイド　106, 259
フラボノイド類　157, 188
プリオン　271
フルクトオリゴ糖　44
フルクトース　29
フルフラール　119
プレニル化　70
フレーバー　116
プレバイオティクス　42, 223, 250
プログラム説　132, 133

プロテアーゼ　79, 132
プロバイオティクス　42, 221, 250
分化　20
分子　15
分子軌道　16, 17
分子シャペロン　68
分泌コンポーネント　215
閉経後骨粗鬆症　100
ペクチン　37
ヘテロサイクリックアミン　275
ペプチド　218
ペプチドトランスポーター　153
ペプチドホルモン　71
ヘム　91, 95
ヘム色素　105
ヘムタンパク質　129
ヘモグロビン　95
ヘモグロビン A1c 値　168
ペラグラ　86
ペリリピン　197
ペルオキシダーゼ　95
ベンジルアルコール　130
変性　74
ベンゼン　20
保育所管理指導表　243
保育所におけるアレルギー対応ガイドライ
　ン　243
補因子　83, 91
抱合化　158
抱合反応　129, 130, 131
放射性物質　273
放射線　139
泡沫細胞　185
飽和脂肪酸　47, 220
保健機能食品　248
補酵素　83, 84
補酵素 A　86

ホスファチジルコリン（レシチン） 51
ホスホジエステラーゼ 24, 25
ホスホタンパク質ホスファターゼ 98
ホスホプロテインホスファターゼ 24
ホスホリラーゼ 23, 97
ホスホリラーゼキナーゼ 23, 97
母乳栄養 242
ホメオスタシス 9
ポリフェノール 223, 259
ホルモン感受性リパーゼ HSL 197
翻訳後修飾 69

● ま 行
マグネシウム 95
マクロファージ 131, 184, 210
マクロミネラル 95
マスト細胞 211
マトリックス 128
マルトース（麦芽糖） 33
マンガン 95
慢性炎症性疾患 208
ミエロペルオキシダーゼ 131, 132
ミオグロビン 95, 105
ミクロミネラル 95
水 18, 19, 127
ミトコンドリア 95, 124, 127, 128
ミトコンドリアの電子伝達系 137
ミネラル 219
ミリシーベルト 139
ミロシナーゼ 119
無毒性量 278
メタボリックシンドローム 192
メタン 18, 134, 135
メチル基 135
メチルコバラミン 90
メチルヒドロペルオキシド 136
メチルペルオキシラジカル 136

メチルラジカル 135, 136
メト化 105
メラノイジン 108
免疫 208
免疫活性物質 231
免疫調節 258, 260, 262
免疫調節性ペプチド 258
免疫不全 208
免疫療法 240
メントール 117
モノオキシゲナーゼ 99

● や 行
薬物代謝酵素 129
有機金属 91
誘起性危害因子 273
油脂 50
ユビキノン 128, 129
葉酸 92
陽子 15
ヨウ素 95
ヨウ素価 53
四次構造 68

● ら 行
ライフスタイル 225
ラジカル 93, 133, 134
ラジカル説 133
ラジカル連鎖反応 135
ラテックス・フルーツ症候群 233
リコペン 188
リサイクリング 181
リスク管理 266
リスクコミュニケーション 266
リスク評価 266
リノール酸 48
リパーゼ 189

リボース　85
リポアミド　89
リポ酸　86
リポタンパク質　152, 176
リポタンパク質リパーゼ（LPL）　177
硫酸　131
緑茶カテキン　261
リン　95
リン酸化　23
リン酸化ペプチド　72, 254, 258
リン酸カルシウム　96

リン脂質　51, 176
ルテイン　188
レスベラトロール　188
レチナール　93
レチノイン酸　93, 216
レチノール　93
レプチン　201
連鎖反応　136
レンチオニン　119
老化　132, 133

分担執筆者紹介

(執筆の章順)

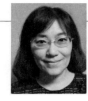

菊﨑　泰枝 (きくざき・ひろえ)　・執筆章→2・3・6

1960 年　大阪府大阪市に生まれる
1984 年　大阪市立大学大学院生活科学研究科前期博士課程修了
現在　　奈良女子大学大学院教授・博士（生活科学），管理栄養士
専攻　　食品成分化学，調理科学
主な著書　食品機能性の化学（共著　産業技術サービスセンター）
　　　　　健康と栄養のための有機化学（共著　建帛社）
　　　　　スパイス・ハーブの機能と最新応用技術（共編著　シーエムシー出版）
　　　　　新版　食べ物と健康「食品学総論」（共著　八千代出版）
　　　　　改訂版「食と健康」（共著　放送大学教育振興会）

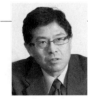

佐藤　隆一郎 (さとう・りゅういちろう)　・執筆章→9・10・11

1956 年　東京都に生まれる
1985 年　東京大学大学院農学系研究科博士課程修了
現在　　東京大学大学院教授・農学博士
専攻　　食品生化学，脂質代謝制御学
主な著書　生活習慣病の分子生物学（共著　三共出版）
　　　　　基礎栄養学（共著　医歯薬出版）
　　　　　食べ物と健康（共編　学文社）
　　　　　マッキー生化学（共訳　化学同人）
　　　　　わかりやすい食品機能栄養学（共編　三共出版）

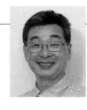

下条　直樹（しもじょう・なおき） ・執筆章→ 12・13

1954 年	東京に生まれる
1979 年	千葉大学医学部卒業
現在	千葉大学大学院医学研究院小児病態学教授・医学博士
専攻	小児の免疫アレルギー疾患
主な著書	食物アレルギー診療ガイドライン 2012（共著　協和企画）
	食品と免疫・アレルギーの事典（共著　朝倉書店）
	臨床粘膜免疫学（共著　シナジー）

編著者紹介

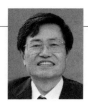

小城　勝相 （こじょう・しょうすけ）
・執筆章→ 1・5・7

1948 年	大阪府に生まれる
1975 年	京都大学大学院博士課程退学
現在	放送大学教授（奈良女子大学名誉教授），薬学博士
専攻	栄養学
主な著書	生命にとって酸素とは何か―生命を支える中心物質の働きをさぐる（講談社ブルーバックス）
	生活科学Ⅰ―食の科学―（編共著　放送大学教育振興会）
	食と健康　食品の成分と機能（編共著　放送大学教育振興会）
	食安全性学（編共著　放送大学教育振興会）
	食健康科学（編共著　放送大学教育振興会）
	Antioxidants as biomarkers of oxidative stress. In *Biomarkers for Antioxidant Defense and Oxidative Damage: Principles and Practical Applications*,（共著, Wiley-Blackwell）.

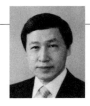

清水　誠 （しみず・まこと）
・執筆章→ 4・8・14・15

1949 年	東京に生まれる
1977 年	東京大学大学院農学系研究科博士課程修了
現在	東京農業大学教授（東京大学名誉教授）・農学博士
専攻	食品化学・食品機能科学
主な著書	機能性食品の作用と安全性百科（共編著　丸善）
	食品免疫・アレルギーの事典（共編著　朝倉書店）
	ミルクの事典（共編著　朝倉書店）
	食品機能性の科学（共編著　産業技術サービスセンター）
	Nutraceutical and Functional Food Regulations in the United States and around the World, Second Edition（共著　Elsevier）
	腸管細胞機能実験法（共編　学会出版センター）

放送大学大学院教材　8910677-1-1511（テレビ）

新訂　食健康科学

発　行　　2015 年 3 月 20 日　第 1 刷
編著者　　小城勝相・清水　誠
発行所　　一般財団法人　放送大学教育振興会
　　　　　〒105-0001　東京都港区虎ノ門 1-14-1　郵政福祉琴平ビル
　　　　　電話　03（3502）2750

市販用は放送大学大学院教材と同じ内容です。定価はカバーに表示してあります。
落丁本・乱丁本はお取り替えいたします。

Printed in Japan　ISBN978-4-595-14047-1　C1347